"十二五"职业教育国家规划教材

经全国职业教育教材审定委员会审定

供高职高专护理、助产等医学相关专业使用

中医护理学

（第3版）

主　编　刘桂瑛　马秋平

副主编　刘　佳　张立群

编　者　（按姓氏汉语拼音排序）

李　敏　雅安职业技术学院

刘　佳　湖南中医药高等专科学校

刘桂瑛　广西医科大学护理学院

马秋平　广西中医药大学护理学院

聂　莎　广西中医药大学护理学院

王健红　广西医科大学护理学院

张立群　锡林郭勒职业学院

张英军　邢台医学高等专科学校

科 学 出 版 社

北 京

内 容 简 介

《中医护理学》是"十二五"职业教育国家规划教材之一，经过本轮修订编写，教材更符合现代护理职业教育的需要和临床的需求。本教材主要包括中医护理学发展简史、中医护理学的基本特点、中医基本理论、中医护理诊断及辨证防治知识、方药基础知识、中医辨证护理原则及护理的基本内容、中医护理基本技能及中医养生保健等内容。

教材将现代护理学的思想与传统中医学护理，以及现代信息化教育手段有机结合起来，体现了"古为今用、洋为中用"的辩证思想，具有传承、创新、发展传统医学的作用，能培养学生为患者的身心健康提供全面护理服务的思维。

本教材主要供高职高专护理、助产等医学相关专业学生使用。

图书在版编目（CIP）数据

中医护理学 / 刘桂瑛，马秋平主编. —3 版. —北京：科学出版社，2020.6
"十二五"职业教育国家规划教材
ISBN 978-7-03-064894-5

Ⅰ.中… Ⅱ.①刘… ②马… Ⅲ.中医学-护理学-高等职业教育-教材
Ⅳ.R248

中国版本图书馆 CIP 数据核字（2020）第 065202 号

责任编辑：丁海燕 白会想 / 责任校对：杨 赛
责任印制：李 彤 / 封面设计：涿州锦晖

科学出版社 出版
北京东黄城根北街 16 号
邮政编码：100717
http://www.sciencep.com
固安县铭成印刷有限公司 印刷
科学出版社发行 各地新华书店经销
*
2010 年 6 月第 一 版 开本：787×1092 1/16
2020 年 6 月第 三 版 印张：11 1/2
2023 年 7 月第二十六次印刷 字数：272 000
定价：38.00 元
（如有印装质量问题，我社负责调换）

前　言
Preface

　　党的二十大报告指出："人民健康是民族昌盛和国家强盛的重要标志。把保障人民健康放在优先发展的战略位置，完善人民健康促进政策。"贯彻落实党的二十大决策部署，积极推动健康事业发展，离不开人才队伍建设。党的二十大报告指出："培养造就大批德才兼备的高素质人才，是国家和民族长远发展大计。"教材是教学内容的重要载体，是教学的重要依据、培养人才的重要保障。本次教材修订旨在贯彻党的二十大报告精神和党的教育方针，落实立德树人根本任务，坚持为党育人、为国育才。

　　现代信息化社会的迅速发展，对中医护理的教学也产生了深刻的影响。为满足职业院校对数字化教材不断增长的需求，推进数字化课程建设，科学出版社组织了全国医药院校数字化课程建设规划教材的编写工作。《中医护理学》成为本轮数字化规划教材建设的一本教材。本教材编委对此项工作倾注了极大的热情，投入了相当的精力，希望能打造出一本符合现代信息化社会发展要求的中医护理学教材。

　　这次教材的重新编写，我们对教材的知识结构和具体内容进行了适当的调整，使之更加适合于数字化课程建设的设计和制作，更能满足当今医药院校护理专业学生学习中医护理学的需要。还考虑到课程思政的重要性，更注重思想教育目标的培养，使学生通过学习中医学的基本知识，激发对中华文明深厚历史底蕴的热爱，培养学生强烈的爱国情怀；通过使学生学习课程内容中古代中国医学家的高尚道德品质，严谨、负责、科学的从医态度，培养学生救死扶伤、尊重生命的高尚职业道德，让护理、助产等医学相关专业学生成为人类健康事业真正的白衣天使。

　　本次教材的修订还考虑到了对本系列教材传统优势的传承，如典型案例分析、考点标识等，同时也结合了现代社会人们对健康养生的重视，增加了中医养生保健的相关内容，为学生适应现代社会健康需求的变化，拓展职业技能和服务社会等能力目标的培养打下良好的基础。

　　由于我们水平的限制，教材中可能存有不足之处，衷心希望广大读者提出宝贵意见。

编　者

2023 年 7 月

配 套 资 源

欢迎登录"中科云教育"平台，**免费** 数字化课程等你来！

本教材配有图片、视频、音频、动画、题库、PPT 课件等数字化资源，持续更新，欢迎选用！

"中科云教育"平台数字化课程登录路径

电脑端

- 第一步：打开网址 http://www.coursegate.cn/short/YFYJX.action
- 第二步：注册、登录
- 第三步：点击上方导航栏"课程"，在右侧搜索栏搜索对应课程，开始学习

手机端

- 第一步：打开微信"扫一扫"，扫描下方二维码

- 第二步：注册、登录
- 第三步：用微信扫描上方二维码，进入课程，开始学习

PPT课件，请在数字化课程中各章节里下载！

目　录

C o n t e n t s

第1章

绪　论

"天地玄黄，宇宙洪荒"，自从人类诞生开始，原始的医药应用就伴随着人类发展。从原始的砭石疗伤到自成体系，中医学历经数千年的发展和积累，为中华民族的繁衍生息，为人类社会的发展进步，做出了不可磨灭的贡献。至今，中医学仍然是现代文明中不可或缺的重要组成部分。

中医学的传播对世界各地的传统医学也产生了巨大的影响，在世界传统医学的发展史中发挥了重要的作用。随着现代科学的发展，中医学的理论和防病治病体系也越来越受到世人的重视，现代科学正在重新认识这门古老的医学科学体系。

中医护理学是中医学的重要组成部分，它以中医药学知识为基础，结合预防、保健、康复和养生等技术，运用独特的中医护理技术，与现代护理学的思想有机结合，为患者的身心健康提供顺应自然、科学的护理服务。

第 1 节　中医护理学发展简史

中医学历史源远流长，在三千多年前商代的甲骨文中就已经有了医药和治病的有关记载，而其理论体系的形成则主要是在战国至两汉时期。

中医学历来强调"三分治，七分养"，其治疗与护理都是中医学活动中的重要内容。中医的护理理论和护理技术散在记载于历代的医学著作中。

一、远古的医疗活动

远古时期，原始人类为了生存，狩猎为食，掘草充饥，串树叶为衣蔽体，披兽皮为毡御寒。为避洪水猛兽，雨雪骄阳，巢穴而居；为能获取食物，繁衍生息，集群耕作狩猎，互相帮助……在原始生活和劳动过程中，出于对身体本能的保护，人们学会了包扎伤口；对疼痛不适本能地抚摸按压，形成了最古老的按摩推拿；充饥果腹的过程中，认识了一部分动物、植物的营养价值和毒性，原始人类这些本能身体保护、减轻痛苦的方法和活动即是医药应用的开始。人们渐渐地发现这些本能的方法和措施能够防治疾病和恢复健康，便有针对性地去反复实践，最原始的"医与药"知识就产生了。

夏商周时期，人类文明进入到了奴隶社会阶段，社会生产力较原始社会有了更进一步的发展，医药知识的积累更是日益丰富，人们对疾病的防治和保健的知识等有了更多的认识。《周礼·天宫》中已出现了"医师""食医""疾医""疡医""兽医"等医学的专用术语。《礼记》中记载了"炮生为熟，令人无腹疾"等饮食保健的知识，医学经验已经积累得相当丰富。

二、中医学理论体系的形成与发展

中医学发祥于人类早期的生命活动，是我们的祖先在与大自然的生存斗争中，逐渐积累起来的丰富医疗保健经验。它以自然科学为主体，交融了多学科知识，经过后人的不断整理和完善，形成了一套完整的医药理论体系，成为中国古代研究人体生命、健康、疾病的学科，有丰富的临床经验和科学的思维方法，几千年来成为中国人民防病、治病、保健的重要科学体系。

中医学理论体系的形成，经历了一个漫长的历史过程，系统理论的形成主要在战国至两汉时期。

（一）战国秦汉时期

中医学四大经典著作的出现，标志着中医学理论体系的初步形成。

战国至秦汉时期经过无数医家的整理完善，出现了《黄帝内经》《难经》《伤寒杂病论》《神农本草经》等医学专著，这些著作也被后世尊为中医学的四大经典著作。这些著作历经数朝数代，有的作者已无从考证，托名为圣人所作，以彰显其权威性和对先祖的尊重，如《黄帝内经》《神农本草经》等。

《黄帝内经》（简称《内经》）是我国现存最早的医学巨著，约成书于战国至秦汉时期。为众多医学家结合古代阴阳五行等哲学思想和辩证唯物主义的思维方法，整理、总结前人积累的医学知识，并加以理论化、系统化而成。《黄帝内经》包括《素问》《灵枢》两大部分，全面论述了中医学的思维方法，人与自然的关系，人体生理、病理及疾病的诊断、防治等知识，被视为中医学理论体系最经典的权威著作。

《难经》相传为名医扁鹊所作。全书涉及生理、病理、诊断、病证、治疗等多方面内容，尤其对脉学有了更为详细而精准的论述，在《黄帝内经》的基础上又有所发展。

《伤寒杂病论》为东汉名医张仲景所著，该书首创了辨证论治理论，为临床医学的发展提供了重要的理论依据。

《神农本草经》是我国现存最早的药物学专著，又称《本经》或《本草经》，提出"四气五味"的药性理论，明确了"治寒以热药，治热以寒药"的用药原则，使药理学与病机学密切结合，更进一步充实了中医学理论体系。

这一时期产生了不少著名的医家，如三国时期的名医华佗，能用自己配制的"麻沸散"作为麻醉剂开展外科手术，倡导运动养生，创造了"五禽戏"，把运动健身和医疗护理结合起来，对后世的健康养生学有很大影响。遗憾的是华佗宝贵的医学经验未能传于后世。

（二）魏晋隋唐时期

随着社会经济文化的进步，医药学的发展也进入了一个辉煌时期，无论是医学基础理论、还是临床各个学科均取得了显著的成就，推动了中医学理论体系的进步和发展。

王叔和（晋）整理了《伤寒论》，编写了我国的第一部脉学专著《脉经》，丰富了诊断学的内容。葛洪（晋）的《肘后救卒方》对各种急重症、传染病，以及内、外科疾病等都有论述，并对疾病护理有了更为具体的描述，如对创伤大出血的患者，应禁食刺激性食物，避免过度活动，宜安静勿使情绪波动等；特别值得一提的是，书中还记载了用青蒿治疗疟疾的方法。

巢元方（隋）的《诸病源候论》是我国第一部病因病机学专著，它广泛、详细而准确地记载了各种疾病，并对疾病的病候、病机进行了新的探讨，对中医病理学的形成做出了极大的贡献。

随着药物学知识不断增加，人们逐渐发现了《神农本草经》中的不足与谬误，更新后出版了《本草经集注》等更多的药学专著，唐朝政府颁行的《新修本草》成为世界上最早的官方药典。《本草拾遗》《蜀本草》等著作则对《新修本草》作了更进一步地补充和修正。

孙思邈（唐）的《备急千金要方》和《千金翼方》博采众家之长，从基础理论到临床各科，从医到药，都作了更进一步地研究和发挥。他所提出"大医精诚"的医德规范要求，成为后世医德的典范。书中记载的"葱管尖端纳尿道三寸，以口为吹，便自通"是世界上最早的导尿术。为纪念这位伟大的医药学大师，人们将孙思邈尊称为"药王"，将其行医的五台山称为"药王山"。

王焘（唐）的《外台秘要》总结了当时医药学方面的创造性成就，内容丰富，涉及内、外、妇、儿、五官、精神病、外伤急救与兽医等。书中记载对黄疸治疗的观察"每夜小便中浸白帛片，取色退为验"是有关尿的物理检验的最早记载，又有"消渴者……每发即小便至甜"的记载，是世界上关于糖尿病病人小便发甜的最早记载。

唐代的医学教育已发展得比较成熟，政府设立的"太医署"兼具了培养医学生的功能，对医学教育的重视又促进了唐代医药学的发展和繁荣。

（三）宋辽金元时期

宋辽金元时期是我国科学技术发展较快、成果较多的时期。这一时期国家设有比较完善的医药卫生行政机构和管理系统，有一系列医事管理制度和法规，如宋代中央设了翰林医官院、太医局等，这些体制上的改进促进了该时代医药卫生的进步。

这一时期，医学发展迅速，流派纷呈，建树较多，对后世医学的发展影响很大。宋代成书的《三因极一病证方论》将病因归纳为三大类：外感六淫为外因，七情内伤为内因，饮食所伤、叫呼伤气、虫兽所伤、中毒、金疮等为不内外因。这种三因分类法对后世病因学的发展影响极为深远。

金元时期的刘完素、张从正、李杲、朱震亨等人所创学派对中医学理论的发展起到了极其重要的作用，被后人尊称为"金元四大家"。他们的理论各有创见，从不同角度丰富和发展了中医学理论。

（四）明清时期

明清时期是中医学理论的综合汇通和深化发展阶段，既有许多新的发明和创见，又有对医学理论基础和经验的综合整理。

李时珍（明）的《本草纲目》为世界医药学做出了重大贡献。全书载药 1800 余种，药方 11 000 余个，成为我国医药学史上的重要里程碑。书中记载的"取初患者的衣服，于甑上蒸过，则一家不染"，已知通过物理消毒法预防疾病传播。

温病学理论的形成是这一时期中医学理论的创新与突破。吴有性（明）著《温疫论》创"戾气"学说，指出温病的病因非一般的六淫病邪，多是"戾气""从口鼻而入"，具有传染性、流行性等。这比西方发现细菌和微生物致传染病早了 200 余年。清代对温病学体系的理论又有了进一步的发展，著名医家有叶桂、薛雪、吴瑭、王士雄等。吴瑭的《温病条辨》是温病学中一部很有价值的著作。

　　王清任（清）的《医林改错》改正了古医籍中人体解剖方面的某些错误，其解剖位置和形态的描述都相当准确，指出了"灵机记性不在心在脑"的事实，与现代医学理论已非常接近。

　　明清时期中外医药交流频繁。郑和下西洋，把常用的中药带到了国外，同时也从国外带回了乳香、血竭、安息香等药物及有关的知识。在这期间，我国医学更广泛地传入了朝鲜、日本等国家。17 世纪以后，我国的药物学、针灸学以及人痘接种术等，还传到了欧洲一些国家，并产生了一定的影响。同时，国外的一些科学技术与医学知识也传入我国，对我国的科学技术和医学也产生了很大的影响。

（五）近代与现代

　　近代（鸦片战争后）随着社会制度的变更，西方科技和文化的传入，中西方文化出现了大碰撞，近代中国医药学的发展处在一个极其复杂的特殊阶段，中医学的发展呈现了缓慢状态。中医理论的发展呈现出新旧并存的趋势，一是继续走收集整理前人学术成果之路，二是出现了中西汇通和中医学理论科学化的思潮，认为中西医互有优劣，主张汲取西医之长以发展中医，三是更有崇洋媚外的学者和政府实行歧视、限制、消灭中医的政策，广大中医药界在大众百姓的支持下，进行了激烈的反消灭斗争，虽然迫使当局未能达到消灭中医的目的，但是中医学在此时受到了严重的摧残。

　　中华人民共和国成立以来，党和政府大力支持扶植发展中医药事业，倡导中西医结合，提倡以现代多学科方法研究中医，中医学的发展呈现出日益向好的趋势。一是中医学理论经过整理研究而更加系统规范；二是用哲学、信息论、系统论、现代实证科学等多学科方法研究中医，大量的专著和成果出现；三是对中医学理论体系的构建的思维方法进行研究，探讨中医学理论的产生与继续发展的创新之路。党和政府对祖国医药学的重视和支持，极大地保护和发展了中医学，也取得了举世瞩目的成果。屠呦呦团队根据《肘后备急方》中"青蒿一握，以水二升渍，绞取汁，尽服之"等有关青蒿抗疟的文献记载，研发出青蒿素治疗疟疾的方法，挽救了无数人的生命，为人类的健康做出了重大贡献。屠呦呦也因此获得了 2015 年诺贝尔生理学或医学奖，中医学在人类健康和世界科学中的作用正在被世人重新认识。科学技术的发展给传统的中医学带来了更多的机遇与挑战。

第 2 节　中医护理学的基本特点

　　中医学理论体系是古代哲学和医学的结合，是在朴素唯物论和自然辩证法思想指导下逐步形成和完善的。它是以整体观念为指导思想，以脏腑经络学说为理论核心，以临床实践为依据，以辨证论治为诊疗特点的医学理论体系。它的基本特点主要是整体观念和辨证论治。中医护理学在中医学的基础上分化发展成为有自身特点的理论体系，其主要特点是整体观念和辨证论治、辨证施护。

一、整体观念

　　中医学不仅认为人体本身是一个有机的整体，而且认为人与自然、社会也是一个统一体。中医学在讨论生命、健康、疾病等问题时不仅从人体本身考虑，还重视自然环境

考点
中医护理学的基本特点：整体观念、辨证论治和辨证施护

和社会环境对人体的影响，强调疾病防治过程中，既要顺应自然法则，因时因地制宜，又要注意调整人与社会因素导致的精神情志和生理功能的异常，提高其社会适应能力。这与"生物–心理–社会"的现代医学模式是高度一致的。

（一）人体是一个有机的整体

整体观念认为，人体自身是一个有机的整体。构成人体的各个部分、各个脏腑形体官窍之间，在结构、功能、生理、病理等各个方面都是互为协调、互为作用、互为影响的。在生理上，以五脏为中心通过经络把六腑、五体、五官、四肢、九窍等全身组织器官紧密地连接成一个表里相连、上下沟通、密切联系、协调共济的统一体，并通过气、血、精津的作用共同完成人体的生理活动。而一旦发生病变，脏腑之间、体表组织之间也会相互影响，《黄帝内经》中提到"视其外应，以知其内脏，则知所病矣"，足见中医诊治强调人体整体或局部发生病变时要着眼于整体考虑，应用整体观念的思想方法来诊治疾病和对人体的健康进行整体护理。

（二）人与自然环境的统一性

整体观念还认识到，人与自然也是一个不可分割的有机的整体。人生活在自然环境中，人体的生理机能和病理变化必然要受到自然环境的影响，人与自然也是不可分割的，即所谓"天人合一"，中医学在对人体的健康维护中始终都强调自然因素的重要性。《黄帝内经》就提出了"人以天地之气生，四时之法成"，认为人体的生命过程必然会受到大自然规律的影响，自然环境的变化会对人体的生理病理产生直接或间接的影响，在治疗与护理患者的过程中要充分考虑人体健康与自然环境的相关性。

（三）人与社会环境的统一性

整体观念还认识到，人的身心健康与社会环境是不可分割的有机整体。人生活在复杂的社会环境中，生命活动和健康必然受到社会环境的影响，人与社会是相互联系的，同样是一个统一的有机体。人之所以区别于其他物种，就在于人是具备社会属性的，每个人都是社会的一员，不仅是单个的生物体。人体的生命活动不仅受到自然环境的变化影响，而且也会受到社会环境的影响，如政治、经济、宗教、文化、法律、婚姻、人际关系等社会因素，这些因素很自然地通过与人的信息交换影响着人体的各种生理、心理活动和病理变化，而人也在社会环境的各种活动中维持着生命活动的平衡和协调，这就是人与社会环境的统一性。

二、辨证论治

辨证论治是中医学认识疾病和处理疾病的基本原则，是中医学对疾病的一种特殊的研究和处理方法，是运用中医学理论辨析有关疾病的资料以确立证候，论证其治则治法方药并实施的实践过程。

（一）辨证

辨证，是将四诊（望、闻、问、切）所收集到的有关疾病的资料，运用中医学理论进行分析、综合，辨清疾病的原因、性质、部位及发展趋势，然后做出诊断的过程。

由于证候只是疾病过程中某一阶段或某一类型的病理概括，只能反映疾病某一阶段和某一类型的病变本质，故中医学在认识和处理疾病的过程中，既强调辨证论治，又讲究辨证与辨病相结合。辨证与辨病都是认识疾病的过程，辨证是对证候的辨析，以确定证候为目的，从而根据证候来确立治法，据法处方以治疗疾病；辨病是对疾病的辨析，以确定疾病的诊断为目的，从而为治疗提供依据。辨证与辨病都是以患者的临床表现为依据，区别在于前者为确立证候，后者为确诊疾病。

病，即疾病，是病邪作用于人体，人体正气与之抗争而引起的机体阴阳失调、脏腑组织损伤、生理机能失常或心理活动障碍的一个完整的过程。疾病的概念反映了某一种疾病全过程的总体属性、特征和规律，如麻疹、感冒、痢疾等都属于疾病的概念。

证，即证候，是疾病过程中某一阶段或某一类型的病理概括，一般由一组相对固定、有内在联系、能揭示疾病某一阶段或某一类型病变本质的症状或体征组成。证候揭示的是病变的机理和发展趋势，中医学将其作为确定治法、处方用药的依据，如风寒感冒、肝阳上亢、心血亏虚等都属于证候的概念。

症，即症状和体征的总称，是疾病过程中表现出的个别、孤立的现象，可以是患者异常的主观感觉或行为表现，如抑郁、恶心呕吐等，也可以是医生检查发现的异常征象，如舌苔、脉象等。同一症状可以由不同的病因引起，可以出现在不同的疾病中，孤立的症状体征不能反映疾病或证候的本质，一般不能作为治疗的依据，须结合"证"方能论治。

病、证、症三者既有区别又有联系，病与证虽然都是对疾病本质的认识，但病的重点是全过程，证的重点在现阶段；症状和体征是病和证的基本表现，疾病和证候都是由症状和体征构成的。有内在联系的症状和体征组合在一起即构成证候，反映疾病某一阶段或某一类型的病变本质；各阶段或类型的证候串联在一起便是疾病的全过程。

（二）论治

论治，是在通过辨证得出诊断的基础上确立相应的治疗原则和方法，选择适当的治疗手段和措施来处理疾病的实践过程。论治过程一般有几个步骤：因证立法，即根据辨证的结果确立相应的治疗方法；依法选方，即依据确立的治法选择相应的治疗手段或措施，并予以处方；据方施治，即按照处方实施治疗方法。

辨证与论治是诊治疾病过程中相互衔接不可分割的两方面，辨证是认识疾病确立证候，论治是依据辨证结果确立治法和处方用药；辨证是论治的前提和依据，论治是辨证的延续，也是对辨证的检验。

三、辨证施护

中医护理继承和发扬中医学的理论，并与现代护理学的相关知识结合，将中医学辨证论治的原则进一步应用到护理工作中，衍生出了中医护理的又一主要特点：辨证施护。辨证施护就是按照辨证原则，运用中医学理论进行分析、综合，辨清疾病的原因、性质、部位及发展趋势，因时、因地、因人制宜地开展护理工作。

辨证施护分为辨证和施护两部分。辨证即将四诊所收集的有关疾病的各种症状和体征进行分析、综合、概括，诊断为某种性质的证候；施护即根据辨证的结果，遵循辨证的理论确定相应的护理措施。辨证是施护的前提和依据，施护是护理疾病的方法，同时也是检验辨证的手段。辨证施护的过程，就是认识和护理疾病的过程。辨证和施护在诊断和护理疾病的过程中，是相互联系和相互依赖的，是理论和实践相结合的体现，是中医护理的基本法则。

辨证施护强调根据不同的证候给予相应的护理，如寒证患者要注意防寒保暖，饮食药物均宜偏热服，给予助阳散寒食品，忌食生冷；热证患者起居要通风凉爽、食物宜清淡易消化，多予清热生津之品等。

辨证施护不同于"对症护理"，辨证施护的主要特点是能辩证地看待病和证的关系，既看到一种病可以出现几种不同的证，又能认识到不同的病在发展过程中可以出现同一种证，从而能对各种疾病采取灵活的护理方法。

对同一疾病根据其病程各时期所表现出的不同的证候，给予不同的护理称为"同病异护"；不同的病由于病机相同而出现了相同的证候，采取了同一种护理方法称为"异病同护"。在对"病""证""症"的认识处理上，决定治疗和护理原则的主要是证候。

中医护理还重视个体差异和自然环境、社会因素对人体的影响，强调对疾病的诊治和护理要因时、因地、因人制宜，针对疾病发展过程中不同矛盾采用不同方法解决的原则，是中医辨证施护的核心所在。

第3节 中医护理学的发展与展望

一、中医护理学的发展

几千年来，中医学医、药、护不分家，主张"三分治，七分养"。作为一种客观存在的事实，有关护理方面的记述散落于历代众多的中医文献中，如将护、调护、调理、调摄、抚养、侍候等具有护理意义的记载在诸多医学典籍中每每出现。战国初期成书的《五十二病方》就有了关于伤口冲洗和消毒的记载。《黄帝内经》提出的"人与天地相应也"，"四时阴阳者，万物之根本也，所以圣人春夏养阳，秋冬养阴"等顺应自然，调护养生的思想对现代生活起居护理仍有重要指导意义。"怒伤肝，喜伤心，忧伤肺，悲伤脾，恐伤肾"说明了情志过激会伤害人体内脏，应当注意心理护理。《伤寒杂病论》中记载的坐浴法、坐药法、灌肠法等更是护理技术的先导。唐宋时期的"葱管导尿术"应用，比1860年法国人发明的橡皮管导尿术早了1200余年。历经数千年，中医护理以其独特的方式并存于中医学的整个发展过程中，但没能独立发展成为一门专业的学科。

中华人民共和国成立后，党和政府对中医学的重视和支持，使得中医学各方面都有了较大的改革，得益于中西医结合工作的开展，中西医结合护理积累了更丰富的经验，为中医护理学的独立发展创造了条件，中医护理学正逐渐形成自己独立的学科体系，在继承与发扬自身特色优势的同时，吸收和借鉴现代护理理论技术，使中西医护理有机结合，发挥具有中医特色的护理模式的优势，将会再次为人类健康事业做出有深远意义的贡献。

二、中医护理学的展望

随着医学模式的转变，以及健康观念的改变，人们对医药模式的需求也在发生变化，人类正重新审视自身健康与自然的整体协调和统一性，中医学的整体观念、辨证论治的特点再次被医学界所重视，中医护理的地位和作用也不断凸显。《全国护理事业发展规划（2016—2020 年）》（以下简称《规划》）指出："大力开展中医护理人才培养，促进中医护理技术创新和学科建设，推动中医护理发展。国家中医药管理局组织制定并实施中医护理常规、技术规范和人才培养大纲等。中医医疗机构和综合医院、专科医院的中医科要积极开展辨证施护和中医特色专科护理，创新中医护理模式，提升中医护理水平。充分发挥中医护理在疾病治疗、慢病管理、养生保健、康复促进、健康养老等方面作用。"《规划》为中医护理学的发展指明了方向。

中医自古以来就强调整体观念，中医护理强调以人为中心的整体护理，重视对患者生理、心理、社会等方面进行护理，这种观念和护理方法与现代护理学提出的"整体护理"观是一致的。中医护理的内容涉及面广，包含了养生保健、情志调养、饮食调理、起居调适及药物调护等与人的生命活动息息相关的内容，中医还强调不治已病治未病，未病先防，既病防变的预防思想，完全突破了传统的疾病护理的范畴，这些都是现代护理学正在发展和研究的重要方向。

中医护理方法和技术是临床护理实践中的重要手段，具有操作简便、疗效确切、成本低廉的特点，在广大人民群众中具有很广泛的影响力，是广大老百姓乐于接受和使用的疗护措施，中医护理技术在临床上应用越来越广泛，中医护理技术在疾病的治疗、预防保健和康复中的作用得到了更好的发挥。

改革开放为中医药的国际交流带来了机遇和挑战，中医护理发展的国际化也是中医药国际化和现代化的重要内容。随着中医药的国际化发展，中医护理的地位和作用也越来越受到国际护理界的关注和重视，中医护理的传播、发展、创新将使中医药文化不断完善，创造具有中国特色的护理模式并逐渐走向国际化，古老的中医药文化将会更好地服务人类的健康。

三、学习中医护理学的意义

中医药学是我国具有原创优势的独特的卫生资源，中国优秀传统文化的瑰宝。中医护理学是中医药学的重要组成部分，伴随着中医药事业的发展也越来越受到世人的瞩目。中医护理与现代护理在护理理念、护理内容及方法上有着许多共同和相似之处，中医护理天人合一的整体观、辨证施护的原则，体现了中医强调人与自然、社会相统一的整体观念，又体现出考虑到个性化护理的智慧，与现代的系统护理概念不谋而合，展现出中医护理不仅具有传统性，也蕴含了深刻的未来科学思想，对现代护理学的发展有重要的启示意义。

传承和发展中医药事业，促进中医药沿着正确健康的方向发展，推动中医药的国际化和现代化进程，对人类健康事业具有重要意义。中医护理学作为中国传统医学中的重要组成部分，对这项伟大事业的发展也担负着重大的历史使命。根据党和政府提出的"健康中国"的战略思想，围绕社会需求，更好地发挥中医护理在预防、保健、康复中的特色优势，是广大中医护理工作者面临的机遇和挑战，学习和传播中医护理学知识，充分发挥中医护理在疾病预防、康复和保健中的作用，不仅是健康事业发展的迫切要求，也是发展中医药学及传承中国传统优秀文化的需要。

自测题

A₁ 型题

1. 以下哪一部典籍属于中医的四大经典著作
   A.《难经》　　　　　B.《伤寒杂病论》
   C.《黄帝内经》　　　D.《神农本草经》
   E. 以上都是

2. 唐代由政府颁布的药典，也是世界上第一部由政府颁布的药典是
   A.《神农本草经》　　B.《新修本草》
   C.《本草纲目》　　　D.《蜀本草》
   E.《本草拾遗》

3. 首创了辨证论治理论的古籍是
   A.《黄帝内经》　　　B.《难经》
   C.《伤寒杂病论》　　D.《小儿药证直诀》
   E.《本草纲目》

4.《伤寒杂病论》的作者是
   A. 张景岳　　　　　B. 扁鹊
   C. 张从正　　　　　D. 张仲景
   E. 李时珍

5. 决定治疗和护理原则的主要是
   A. 患者主观感受
   B. 医生检查发现的异常征象
   C. 病名
   D. 症状
   E. 证候

6. 中医护理学既继承又发展了中医学的理论，形成了中医护理的基本特点

   A. 整体观念和辨证论治、施护
   B. 异病同治和同病异治
   C. 因地制宜和因人制宜
   D. 因证立法和依法选方
   E.以上都不是

7. 以下哪一项是中医学的基本特点之一
   A. 异病同治　　　　B. 同病异治
   C. 标本同治　　　　D. 辨证论治
   E. 审因论治

8.《黄帝内经》中"人以天地之气生，四时之法成"体现了
   A. 人体是一个有机的整体
   B. 人与自然环境的统一性
   C. 人与社会环境的统一性
   D. 人与社会是相互联系的整体
   E. 辨证施护的原则

9. 以下属于证候的是
   A. 麻疹　　　　　　B. 鼻塞
   C. 肝阳上亢　　　　D. 发热
   E. 感冒

10. 我国科学家屠呦呦因提取某种中药成分用于抗疟疾取得成功，因此获得了 2015 年诺贝尔生理学或医学奖，这种中药成分是
    A. 苏木素　　　　　B. 熊果苷
    C. 麻黄碱　　　　　D. 丹参素
    E. 青蒿素

（刘桂瑛　王健红）

第 2 章

中医基本理论

中医基本理论是中医学中的基础部分，是中医认识人体结构、生理功能、病理现象和进行诊断、防治疾病的基本理论。它是指导中医、中药、针灸以及临床各学科的理论基础。

第 1 节 阴 阳 学 说

阴阳，是中国古代哲学中一对范畴。阴阳学说，是研究阴阳的内涵及其运动变化规律，并用以阐释宇宙间万事万物的发生、发展和变化的一种古代哲学理论。它是人们探求宇宙本原和解释宇宙变化的一种世界观和方法论，是中医理论体系密不可分的一个重要组成部分。

一、阴阳学说的基本概念与特征

考点

阴阳学说的基本概念

阴阳概念的起源，可以追溯到夏商时代，西周末年人们已用阴阳的矛盾运动来解释节气、地震等自然现象。《易经》中用阴爻（－－）和阳爻（—）两种符号形式来表示阴阳。

（一）阴阳的含义

阴阳是对自然界相互关联的某些事物或现象对立双方属性的概括，它既可代表两个相互对立的事物，也可代表同一事物内部存在的相互对立的两个方面。阴阳最初的含义是指日光的向背，向日光则为阳，背日光则为阴。随着阴阳理论的发展，阴阳不再特指日光的向背，而引申为概括自然界中具有对立属性的事物和现象双方的抽象概念。凡是运动的、外向的、上升的、温热的、无形的、明亮的、兴奋的都属于阳；相对静止的、内守的、下降的、寒冷的、有形的、晦暗的、抑制的都属于阴。将阴阳的相对属性应用于医学领域，则将人体具有中空、外向、弥散、推动、温煦、兴奋、向上等特性的事物和现象都归属于阳，而凡具有实体、内守、凝聚、宁静、凉润、抑制、向下等特性的事物和现象都归属于阴。如就人体的生理结构而言，脏为阴而腑为阳。阴阳的属性归类（举例）可参见表 2-1。

表 2-1 阴阳属性归类

属性	空间方位					时间	季节	温度	湿度	亮度	运动状态				
阳	上	外	左	南	天	昼	春夏	温热	干燥	明亮	升	动	兴奋	亢进	化气
阴	下	内	右	北	地	夜	秋冬	寒凉	湿润	晦暗	降	静	抑制	衰退	成形

阴阳学说认为，自然界中凡相互关联的事物或现象，或同一事物内部相互对立的两

个方面，都可以用阴阳来概括分析其各自的属性，既可以表示相互对立的事物或现象，又可以表示同一事物或现象内部对立的两个方面。

（二）阴阳的基本特性

1. 阴阳的相关性　是指用阴阳所分析的事物或现象，应该是在同一范畴、同一层次或同一交点的，即在相互关联的基础上的事物或现象分阴阳。不相关的事物或现象不宜分阴阳。以水火为例，其划分事物或现象阴阳属性最为典型、最具有代表性，水可作为阴性事物或现象的代表，火可作为阳性事物或现象的代表。

2. 阴阳的相对性　指各种事物或现象的阴阳属性不是一成不变的，在一定条件下可转化。如四季的更迭便是阴阳转化的例子，十月份的气候较之七月份的炎夏更为阴凉，相对而言则属阴；但较之十二月份的严冬则较为温暖，相对严冬则又属于阳，这就是阴阳的相对性和转化性。

3. 阴阳的可分性　事物或现象的阴阳属性具有无限可分的特点。以昼夜为例，昼为阳，夜为阴；白昼的上午与下午相对而言，则上午为阳中之阳，下午为阳中之阴；黑夜的前半夜与后半夜相对而言，则前半夜为阴中之阴，后半夜为阴中之阳。

4. 阴阳的普遍性　是指凡属于相互关联的一对事物或现象，或是一个事物的两个方面，都可以用阴阳对其各自的属性加以概括分析。阴阳普遍存在于自然界各种事物或现象之中，代表着相互对立而又相互联系的两方面，如水与火、动与静、上与下等。

二、阴阳学说的基本内容

阴阳学说的基本内容，包括阴阳对立制约、互根互用、消长平衡和相互转化四个方面。

（一）阴阳对立制约

阴阳对立制约，用阴阳来说明事物或现象相互对立的两个方面及其相互制约关系。一方面是指凡阴阳属性都是对立的；另一方面则是指在属性相对立的基础上，阴阳之间相互制约。任何事物的双方都是在对立和斗争中推动事物不断发展；而相互的制约则防止了对方过于亢盛，从而保持了事物的相对稳定。

在人体的正常生理状态下，阴阳两个对立面，不是平静和互不相关的存在的，而是在相互排斥、相互斗争的过程中完成着人的生长壮老已的生命历程。若阴阳的对立制约关系受到破坏，不能维持相对平衡，即出现"阴阳失调"的病变。

（二）阴阳互根互用

阴阳是对立统一的，二者既相互对立，又相互依存，互为根本，任何一方都不能脱离另一方而单独存在。阴阳互根互用理论，在中医学中广泛地用于说明人体生理活动中的物质与物质、功能与功能、功能与物质之间相互依存、相互为用的关系。如果人体阴阳之间互资互用的关系失常，就会发生"阴损及阳"、"阳损及阴"的各种病态表现。

（三）阴阳消长平衡

阴阳消长，是指相互对立、相互依存，不是处于静止不变的状态，而是始终处于"阴消阳长"和"阳消阴长"的运动变化中。阴阳双方是在消长变化的运动中，维持着阴阳之间的相对平衡。一年中的四时气候的变化，从冬至夏，气候由寒冷逐渐转热，即是阴消阳长的过程；由夏至冬，气候从炎热逐渐转寒，即是阳消阴长的过程。以人体的生理

考点
阴阳学说的基本内容

功能而言，各种功能活动（阳）与营养物质（阴）之间，也处于不断地阳长阴消和阴长阳消的运动变化之中。如果这种消长超过一定的限度，不能保持相对平衡，就会出现阴阳的偏盛偏衰的病理状态。

（四）阴阳相互转化

阴阳相互转化，是指事物或现象对立的双方，在一定条件下，可以各自向其相反的方向转化，即阴转化为阳，阳转化为阴。阴阳转化实际上是阴阳的消长运动发展到一定阶段，使事物属性发生了量变基础上的质变的结果，正如《素问·阴阳应象大论》所说的"重阴必阳，重阳必阴"、"寒极生热，热极生寒"。

三、阴阳学说在中医护理学中的应用

（一）说明人体的组织结构

阴阳学说认为，人体是一个有机的整体，而各个组成部分，又都可以根据阴阳对立互根的理论，来划分人体组织结构的阴阳两部分，如表 2-2。

表 2-2　阴阳学说说明人体组织结构

属性	人体部位	人体内外	脏腑	气血	十二经脉分布
阴	下部、腹部	体内、内侧	五脏	血	四肢内侧
阳	上部、背部	体外、外侧	六腑	气	四肢外侧

（二）说明人体的生理功能

中医学认为人体正常的生命活动是阴阳两方面保持着对立统一的平衡协调关系的结果。如人体生理活动属阳，物质基础属阴，生理活动是以物质为基础的，没有物质就无以产生生理功能，而生理活动的结果，又不断促进着物质的新陈代谢。如果人体的阴阳相对平衡协调遭到破坏，则标志着人体处于疾病状态；若人体阴阳双方不能相互维系而分离则人的生命活动也就终止了。

（三）说明人体的病理变化

在人体复杂的生理活动中，阴阳失调是一切疾病发生的根本原因。疾病发生发展关系到正气和邪气，二者皆可分阴阳，病邪有阴阳，正气分阴阳。正邪斗争引起机体阴阳的偏盛偏衰而发生疾病。阴阳失调的病理变化虽然复杂，但总的不外乎阴阳偏盛和偏衰两个方面，如表 2-3。

表 2-3　阴阳学说说明人体病理变化

阴阳盛衰	病理状态	病理	临床表现	证候性质
阴偏盛	阴高于正常水平	阴胜则寒	恶寒、怕冷、无汗、全身冷痛、脉紧	实寒证
阳偏盛	阳高于正常水平	阳胜则热	发热、汗出、面赤、口渴、脉洪数	实热证
阴偏衰	阴低于正常水平	阴虚则内热	五心烦热、盗汗、舌红少津、脉细数	虚热证
阳偏衰	阳低于正常水平	阳虚则外寒	形寒肢冷、面色苍白、舌淡、脉沉迟无力	虚寒证

（四）指导疾病的诊断

由于疾病发生和发展的根本机制是阴阳失调，所以尽管疾病的临床表现错综复杂，千变万化，但都可以用阴证或阳证加以概括。诊察疾病时，若能将望、闻、问、切四诊收集的资料，运用阴阳两分法辨析阴阳属性，就能抓住疾病的关键。如望诊时面部色泽晦暗属阴，面部色泽鲜明属阳，口渴喜温属阴，口渴喜冷属阳等。

（五）确立疾病的治疗和护理原则

疾病治疗和护理的基本原则就是调整阴阳，补其不足，泻其有余，恢复阴阳的相对平衡。如在治疗方面上，阴阳偏盛实寒证用温热药、实热证用寒凉药以泻其有余；阴阳偏衰虚寒证用扶阳法、虚热证用益阴法以补其不足。在护理方面，阳盛发热患者选择清凉的环境条件，阴盛畏寒患者选择温热的环境条件。都是在调整阴阳这一基本原则指导下确立的。

（六）归纳药物的性能

阴阳也适用于概括药物的性味功能，作为指导临床用药的依据。中药的性能，是指药物具有四气、五味、升降浮沉的特性。四气（又称四性）有寒、热、温、凉。五味有酸、苦、甘、辛、咸，有些具有淡味附于甘。四气属阳，五味属阴。四气之中，温热属阳，寒凉属阴。

（七）用于指导养生防病

阴阳学说认为，人体的阴阳变化与自然界四时阴阳变化协调一致，就可以延年益寿：因而主张顺应四时，必须适应自然界的阴阳变化规律，如春夏季节要保养阳气，秋冬季节须固护阴精，并采取相应的护理措施，维持体内外环境的统一，达到养生防病健身的目的。

第 2 节 五 行 学 说

五行学说，是以木、火、土、金、水五种物质的特性及其运动变化规律来阐释宇宙万物的运动变化及其相互关系的一种世界观和方法论。五行学说作为一种思维方法贯穿于中医学理论体系的各个方面，用以说明人体的生理病理，并指导疾病的诊断和治疗，成为中医学理论体系的重要组成部分。

考点
五行学说
的基本概
念

一、五行学说的基本含义

（一）五行的含义

"五行"的概念来自木、火、土、金、水五种常见的物质。"五"指木、火、土、金、水五种物质；"行"指运动变化，生生不息之意。"五行"又称"五材"，是中国古代人民在长期的生活和生产实践中认识到木、火、土、金、水是构成世界必不可少的最基本物质，宇宙万物都是五类属性物质发生、发展、运动、变化的结果，五行之间存在着既相互资生又相互制约的因果关系，在不断的相生相克运动中维持着动态的平衡。

（二）五行的特性

五行的特性，是古人在长期的生活和生产实践中对木、火、土、金、水五种物质的直观观察和朴素认识的基础上，进行抽象总结而逐渐形成的理性概念，是用以识别各种事物的五行属性的基本依据。《尚书·洪范》记载："水曰润下，火曰炎上，木曰曲直，金曰从革，土爱稼穑"是对五行特性的经典性概括。

1. **木的特性**　"木曰曲直"。"曲直"是指树木主干挺直向上、枝条曲折向外舒展的生长势态，进而引申为凡具有升发、生长、条达、舒畅等作用或性质的事物和现象，均归属于木。

2. **火的特性**　"火曰炎上"。"炎上"是指火具有温热、上升、光明的特性，进而引申为凡具有温热、升腾、光明等作用或性质的事物和现象，均归属于火。

3. **土的特性**　"土爰稼穑"。"稼穑"是指庄稼的播种与收获，所谓"春种曰稼，秋收曰穑"。指土有播种和收获庄稼，生长万物的作用，进而引申为凡具有受纳、承载、生化等作用或性质的事物和现象，均归属于土。

4. **金的特性**　"金曰从革"。"从革"是指顺从、变革的意思。是指金有刚柔相济之性：金之质地虽刚硬，可作兵器以杀戮，但有随人意而更改的柔和之性。进而引申为凡具有肃杀、沉降、收敛等作用或性质的事物和现象，均归属于金。

5. **水的特性**　"水曰润下"。"润"，即滋润、濡润；"下"即向下、下行。"润下"是指水具有滋润、寒凉、向下的特性，进而引申为凡具有寒凉、滋润、向下、闭藏等作用或性质的事物和现象，均归属于水。

（三）事物与现象的五行归类

五行归类，是依据五行各自的抽象特性，采用取象比类和推演络绎的方法按照事物的不同性质、作用与形态分别将其归属于木、火、土、金、水五行之中，构建五行系统，借以阐述人体脏腑组织之间的复杂联系及其与外界环境之间的相互关系。表 2-4 中可以看出，每一行所属各种现象之间的关系，也可能说明事物变化发展互相推移的综合关系。

表 2-4　事物属性的五行归类

自然界							五行	人体								
五音	五味	五色	五化	五气	五方	五季		五脏	五腑	五官	五体	五志	五声	变动	五神	五液
角	酸	青	生	风	东	春	木	肝	胆	目	筋	怒	呼	握	魂	泪
徵	苦	赤	长	暑	南	夏	火	心	小肠	舌	脉	喜	笑	忧	神	汗
宫	甘	黄	化	湿	中	长夏	土	脾	胃	口	肉	思	歌	哕	意	涎
商	辛	白	收	燥	西	秋	金	肺	大肠	鼻	皮毛	悲	哭	咳	魄	涕
羽	咸	黑	藏	寒	北	冬	水	肾	膀胱	耳	骨	恐	呻	栗	志	唾

考点
五行学说的基本内容

二、五行学说的基本内容

五行之间并不是孤立、静止的关系，而是存在着生、克、乘、侮的相互联系、相互制约和协调的平衡关系。五行的相生相克关系可以解释事物之间相互滋生和相互制约的正常关系，而五行的相乘相侮则可以用来表示事物之间平衡被打破后的异常现象。

（一）五行相生与相克

1. **相生**　即互相滋生、助长、促进之意。五行之间存在着有序的递相滋生、助长和促进的关系，称为五行的相生关系。五行相生的次序是木生火，火生土，土生金，金生水，水生木（图 2-1）。

2. 相克　即相互制约、克制、抑制之意。五行之间相互制约、抑制和克伐的关系称之为五行的相克关系。五行相克的次序是木克土，土克水，水克火，火克金，金克木，这种关系也是往复无穷的（图 2-1）。

相生相克是密不可分的，没有生，事物就无法发生和生长；没有克，事物无所约束，就无法维持正常的协调关系。只有保持相生相克的动态平衡，才能使事物正常地发生与发展。

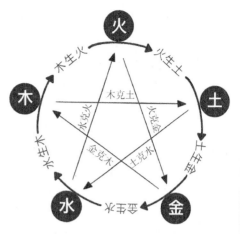

图 2-1　五行相生相克示意图

（二）五行相乘与相侮

1. 相乘　乘，即乘虚侵袭的意思。相乘是指五行中某一行对其所胜一行的过度制约或克制。五行之间相乘的顺序与相克的顺序是一致的，只是相克是正常现象，相乘为异常现象。在人体，相克表示生理现象，相乘表示病理变化。相乘分为太过导致的相乘和不及所致的相乘两种情况。

2. 相侮　侮，即欺侮，有恃强凌弱之意。相侮是指五行中某一行对其所不胜一行的反克和反向制约。五行中相侮的规律与相克的顺序相反，即反侮，木侮金、金侮火、火侮水、水侮土、土侮木。相侮也可以分为太过和不及所致的两种情况。

相乘和相侮均因五行中的任何一行的太过或不及所引起，两者可同时发生，如木过强时，既可以乘土，又可以侮金；木不足时，既可以受到金乘，又可以受到土的反侮。

（三）五行的母子相及

1. 母病及子　是指五行中的一行异常，可累及其子行，导致母子两行皆异常。母病及子的一般规律是，母行虚，引起子行亦虚，终致母子两行皆虚。例如，水生木，水为母，木为子，若水不足，不能生木，导致木亦虚弱，终致水竭木枯，母子俱衰。

2. 子病及母　是指五行中的一行异常，可累及其母行，终致子母两行皆异常。子病及母的一般规律有两种：一是子行亢盛，引起母行亦亢盛，结果是子母两行皆亢盛，一般称为"子病犯母"，如火旺导致木亢，终至木火皆亢。二是子行虚弱，上累母行，引起母行亦虚弱，终致子母俱虚弱，一般称为"子盗母气"。

三、五行学说在中医护理学中的应用

五行学说运用于中医学领域，主要是阐述人体脏腑的生理、病理及其与外界环境的相互关系，从而指导临床诊断与治疗和临床辨证施护，它是中医学的独特理论，也是中医护理学理论体系的一个组成部分。

（一）说明人体组织结构和五脏生理功能

五行学说被广泛用于认识人体的生理结构及其相互关系。

1. 归属人体的组织结构　运用五行类比联系的方法，将人体的形体、官窍、精神、情志等分归于五脏，构建以五脏为中心的生理病理系统。并将自然界的五方、五气、五色、五味等与人体的五脏联系起来，建立了以五脏为中心，配合六腑，主持五体，开窍于五官，外荣于体表等脏腑组织结构系，并将人体内外环境联系起来，形成天人一体的五脏系统。

2. 说明五脏的生理功能　按五行学说的分类方法，将人体的五脏归属于五行，并以五行抽象的特点来说明五脏的生理功能。如木有生发条达的特性，肝喜条达恶抑郁，具有疏泄的功能，故以肝属木；火性温热炎上，心阳温煦，故以心属火；土性敦厚，生化万物，脾为气血生化之源，故以脾属土；金性清肃、收敛，肺气肃降，故以肺属金；水性滋润下行，肾藏精主水，故以肾属水。

3. 说明五脏间的相互关系　五脏的功能活动不是孤立的，而是互相联系的。五行学说以五行生克制化理论说明各脏生理功能的内在联系。如肾水之精以养肝，肝木藏血以济心，心火之热以温脾，脾土之谷以充肺，肺金清肃下行以助肾水，这就是五脏相互滋生的关系。肝木的条达，可疏泄脾土的壅郁；脾土之运化，可制止肾水泛滥；肾水之滋润，可防止心火的亢烈；心火之阳热，可制约肺金清肃太过；肺金清肃下行，可抑制肝阳的上亢，这就是五脏相互制约的关系。

（二）阐明五脏病变的传变规律

脏腑病变的相互影响和传递，谓之传变，即本脏之病可以传至他脏，他脏之病亦可以传于本脏。传变分相生关系传变和相克关系传变。相生关系的传变，如肾病及肝称"母病及子"，肝病犯肾称"子病犯母"；相克关系的传变，如肝病传脾称"木乘土"，脾病及肝称"土侮木"。

（三）指导疾病的诊断

五行学说把五脏与五色、五味等以五行分类归属联系起来，作为诊断疾病的理论基础。在临床诊断上，通过观察分析望、闻、问、切四诊所搜集的外在表现，根据五行所属及其生克乘侮规律来推断病位、病情进展和疾病的预后。如面见青色，喜食酸味，两胁胀痛，脉弦，即可诊为肝病；脾虚患者，面色见青，口泛酸水，则可诊为肝木乘土，即肝脾不和之证。五行学说还将色诊和脉诊结合起来，即色脉合参，结合五行生克规律来推断疾病的预后。如肝病色青而见弦脉，色脉相符；如果不得弦脉而反见浮脉，则属相胜之脉，即克色之脉，为逆，预后不佳；若得沉脉，则属相生之脉，即生色之脉，为顺，预后较好。

（四）指导疾病的治疗

五行学说用于治疗方面，则主要在于控制疾病的传变和确定治疗的原则两方面。运用五行生克乘侮关系可以推断和概括疾病的传变规律，并能确定预防性治疗原则。

1. 控制疾病传变　疾病的发生，主要在于机体脏腑阴阳气血功能的失调。而脏腑组织的功能失调也必然反映于内脏生克制化关系的失常。因此，疾病的传变，则常是一脏受病而波及他脏，或他脏受病而传及本脏。因此，在临床上除对所病本脏进行适当处理外，特别应考虑到与其有关脏腑之间的传变关系，并应根据五行的生克乘侮规律来调整其太过或不及，以控制或防止其疾病的传变，使之恢复正常的功能活动。

2. 指导脏腑用药　按照五行归属来确定药物性能。青色、酸味入肝，赤色、苦味入心，黄色、甘味入脾，白色、辛味入肺，黑色、咸味入肾。如白芍药、山茱萸味酸入肝经，以补肝之精血。

3. **确定治则治法**　在临床上还经常用五行的生克规律来确定治疗原则和治法。

（1）依据五行生克规律确定：临床上依据五行相生规律指导和确定治疗方法。依据五行相克规律确定治则和治法，抑强扶弱，如有"培土生金""扶土抑木""泻南补北（补肾清心）"法等。

（2）指导针灸选穴：在针灸疗法中，手足三阴三阳十二经脉四肢末端的穴位亦分属于五行，即井、荥、输、经、合五种穴位，分属于木火土金水，临床上即可根据不同病情，运用五行生克规律进行选穴针刺治疗。

（3）指导情志疾病的治疗：五行中的生克关系，对于精神疗法亦有一定的指导意义，精神疗法主要用于情志疾病。情志生于五脏，五脏之间有着生克关系，所以情志之间也存在这种关系。临床上可以用情志的相互制约关系来达到治疗的目的。如"怒伤肝，悲胜怒"，悲为肺志，属金，怒为肝志，属木，金能克木，所以悲胜怒。临床上依据五行生克规律确定治疗方法，有其一定的实用价值。但并非所有的疾病都可从五行生克这一规律来治疗，绝不要机械地生搬硬套。

第 3 节　藏 象 学 说

藏象，是人体内脏的生理活动和病理变化反映于外的征象。藏象是人体系统现象与本质的统一体。"脏腑"是中医学特有的概念，与现代医学"脏器"的概念不同。

藏象学说是主要研究各脏腑的形态结构、生理功能、病理变化及其与气、血、津液、神等之间的相互关系，以及脏腑之间、脏腑与形体官窍之间的相互关系的学说。以五脏为中心的整体观是藏象学说的基本特点，在学习中要注意运用整体观念，理解分析五脏的生理、病理及其相互关系，不能完全用现代医学的观念去理解中医的脏腑。

案例 2-1

患者，女性，28 岁。结婚 2 年来未避孕未孕，月经 14 岁初潮，周期 28～30 天，经期 5 天，经量中等，经色鲜红，末次月经为 2015 年 12 月 5 日，经行第 5 天，现经量少，经色红，质地稠厚，时五心烦热，盗汗，纳寐可，二便调，舌红苔少，脉细数。B 超检查卵泡中有成熟卵泡，丈夫精液检查正常。

问题：1. 你认为患者的主要病变在哪一个脏？

　　　　2. 应用藏象学说理论解释患者临床症状发生机制。

一、五脏

（一）心

心位于胸腔，两肺之间，外有心包护卫。

1. 心的主要生理功能

（1）心主血脉：是指心气推动血液在脉管中运行，以发挥营养周身的作用。心主血脉的基本条件是心气充沛，血液充足，脉管通利。故心主血脉功能正常则心脉搏动如常，面色红润，脉搏和缓有力；若心主血脉功能异常则可出现心、脉、面、舌的异常表现，

考点

五脏的主要生理功能

如心气虚可见心悸、舌淡、脉细无力等症。

（2）心主神志：也称心藏神。神有广义和狭义之分，广义的神是指人体生命活动的外在表现，反映脏腑经络等组织器官的生理功能。狭义的神是指心所主的神志，即人的精神、意识思维活动。血是神志活动的物质基础，心主血脉和心主神志的功能密切相关。因此心主血脉的功能异常，可出现神志的改变，如心血不足，心神失养，可见失眠、多梦、记忆力减退等症。

2. 心的联属功能

（1）心在体合脉，其华在面：在体合脉，是指全身的血脉都统属于心。其华在面是指心的生理功能是否正常，可以从面部的色泽变化显露出来。如心气不足，可见面色淡白、晦滞；若心气旺盛，血脉充盈，则面部红润有光泽；心血瘀阻，则面色青紫。

（2）心开窍于舌：心的经络上系于舌，通过对舌的观察，可以了解心的生理功能。心的生理功能正常，则舌体柔软、红润，运动灵活，味觉灵敏。若心有病变亦反映于舌，如心血不足可见舌体瘦薄，舌色淡，心火上炎可见舌质红，心血瘀阻可见舌质紫暗有瘀斑。

（3）心在志为喜：是指心的生理功能与精神情志的"喜"有关。喜，属于机体对外界刺激产生的良性反应，有益于心主血脉的生理功能，但喜乐过度，则可使心神涣散不收，注意力不集中。

（4）心在液为汗：是指汗液的生成、排泄与心血、心神的关系密切。心精、心血为汗液化生之源，血液与津液同源互经，故又有"血汗同源"和"汗为心之液"之说。如精神紧张则冷汗淋漓。

附：心包络

心包络，简称心包。是包在心脏外面的包膜，具有保护心脏的作用。故当外邪侵犯心脏时，首先使心包受病。如外感热病出现的神昏、谵语等称"热入心包"。

（二）肺

肺位于胸腔，上通喉咙，左右各一。

1. 肺的主要生理功能

（1）肺主气司呼吸：肺主气的功能包括两个方面，即主呼吸之气和主一身之气。肺主呼吸之气是指肺有主管呼吸的作用，肺是体内外气体交换的场所。肺主一身之气是指肺有主持、调节全身之气的作用，即肺通过呼吸参与气的生成和调节气机的作用。气的生成，主要与宗气的生成有关，宗气由肺吸入的清气和脾胃运化的水谷之精气构成。肺司呼吸功能正常，则宗气和全身之气生成旺盛，反之则可出现少气不足以息，气短，声低，乏力等气虚的表现。

（2）肺主宣发和肃降：宣发和肃降是指肺气的两种运动形式，宣发是肺气的向上、向外运动；肃降是肺气的向下、向内运动。肺主宣发的生理作用有三个方面：呼出体内的浊气；向上向外输布水谷精微和津液；宣发卫气到体表。肺主肃降的生理作用也有三个方面：吸入自然界的清气；将津液、水谷精微向下布散；清除呼吸道异物。肺的肃降是保证肺气宣降运动正常的重要条件。

（3）肺主通调水道：是指肺的宣发肃降作用能疏通调节水液运行的道路，推动水液的输布和排泄。肺通调水道功能正常，则体内水液可正常输布和排泄，若肺失宣降，影响通调水道功能，则可出现水肿，或形成痰饮等病理变化。

2. 肺的联属功能

（1）肺合皮毛：皮毛是机体抵抗外邪的屏障，由肺所宣发的卫气和津液温养润泽。肺的宣降功能正常，则皮肤致密，毫毛光泽，抵御外邪的能力亦强；若肺宣发卫气和输精于皮毛的功能减弱，则机体抵抗外邪的能力低下，易感冒或出现皮毛憔悴、枯槁等症。

（2）肺开窍于鼻：鼻与喉相通，连于肺。鼻的嗅觉与喉的发音都依赖于肺气的作用，肺气通利，则嗅觉灵敏，声音能彰；而外邪袭肺亦多从口鼻而入，肺的病变，也可出现鼻塞、流涕、音哑等症状。

（3）肺在志为悲（忧）：过度悲哀或过度忧伤，最易消耗肺气，使机体的抗病能力下降，娇嫩之肺更易受外邪侵袭。

（4）肺在液为涕：涕，即鼻涕，是鼻黏膜的分泌液，有润泽鼻窍的作用。肺的功能正常，则鼻涕润泽鼻窍而不外溢。若寒邪袭肺，则鼻流清涕；若肺热壅盛，则流涕黄浊，若燥邪犯肺，则可见鼻干而痛。

（三）脾

脾位于腹腔上部，左膈之下。

1. 脾的主要生理功能

（1）脾主运化：是指脾能将水谷化为精微，并将精微物质吸收转输至全身的生理作用。脾主运化包括运化水谷和运化水液两个方面。①运化水谷：是指对食物的消化吸收和转输作用。食物入胃，经过胃的初步消化下达小肠，再经小肠进一步消化，分解成水谷精微和糟粕，但胃和小肠的作用必须依赖于脾的运化功能，才能使水谷化为精微。脾的运化功能正常，则机体消化功能健全，水谷精微不断产生，而水谷精微是人出生以后，生长发育和维持生命活动必需营养物质的主要来源，也是生成气血的主要物质基础。所以称脾为"气血生化之源""后天之本"。若脾运化功能减弱，则可出现食欲不振、腹胀、便溏以及倦怠消瘦等症。②运化水液：是指脾有吸收输布水液，防止水液在体内停滞的作用。脾运化水液功能强健，人体水液代谢相对平衡；若脾运化水液的功能异常，则可形成水湿、痰饮等水液代谢障碍的病理产物，甚则出现水肿。

（2）脾主升清：脾的运化功能特点是升清，脾气通过升的作用，将水谷精微上输到心肺，化生为气血，以营养全身。脾气的升举还能维持体内脏器位置恒定。所以说脾气升，则气血生化有源，生命活动旺盛；若脾气不升，则可出现头晕目眩、腹胀泄泻等；若脾气下陷，还可出现脱肛或内脏下垂等病症。

（3）脾统血：是指脾有统摄血液在脉管内运行，防止其逸出于脉外的作用。脾统血的功能正常，血液循脉而行；若脾不统血则可出现各种出血，如衄血、便血、崩漏等。

2. 脾的联属功能

（1）脾主肌肉四肢：脾运化功能正常，气血生化有源，则肌肉丰满健壮，活动有力。若脾的运化功能减弱，则形体消瘦，肌肉松弛，倦怠乏力。

（2）脾开窍于口，其华在唇：脾开窍于口，脾运化功能正常，则食欲口味正常，若脾失运化，则可出现食欲不振、口淡乏味。口唇的色泽是脾运化功能状态的反映，如脾气健运，气血充足，则口唇红润有光泽；若脾失健运，气血衰少，则可出现口唇淡白无华或萎黄不泽。

（3）脾在志为思：思即思虑，是人体情志活动的一种状态。思虑太过，或思虑不解，就会导致脾气郁结，影响脾胃的运化功能而出现不思饮食、脘腹胀闷等症。

（4）脾在液为涎：涎为唾液中较清稀的部分，具有保护口腔黏膜，润泽口腔的作用，由脾精、脾气化生并转输布散。脾胃不和，或脾气不摄，则导致涎液化生异常增多，可见口涎自出。脾精不足，津液不充，或脾气失却推动激发之能，则见涎液分泌量少，口干舌燥。

（四）肝

肝位于腹腔，横膈之下，右胁之内。

1. 肝的主要生理功能

（1）肝主疏泄：是指肝有保持全身气机疏通畅达的作用。肝主疏泄功能包括调畅气机、调畅情志和促进消化三个方面。①调畅气机：肝的疏泄功能正常，则气、血、津液运行正常，脏腑功能活动正常和调；若肝失疏泄，气行不畅，则可出现胸胁两乳或少腹的胀痛不适；若肝升太过，则可出现头目胀痛，面红目赤，急躁易怒，甚则出现咯血、呕血，或猝然昏倒不省人事。②调畅情志：肝主疏泄功能正常，气机调畅，气血和调，精神愉悦，心情舒畅；若肝失疏泄，气机不畅，则可表现为精神抑郁，心情不畅；若肝升太过，则可出现头胀头痛、急躁、易怒等。③促进消化：脾升胃降是食物消化吸收的过程，肝疏泄功能正常，有助于脾升胃降及二者之间的协调，若肝失疏泄，影响脾升胃降，既可出现脾气不升的表现，如眩晕、泄泻等，又可出现胃气不降的症状，如嗳气、脘痞、呃逆等；肝疏泄功能正常，还能促进胆汁的分泌和排泄，有助于饮食物的消化吸收；若肝失疏泄，影响胆汁的分泌和排泄，可出现胁痛、口苦等症。

（2）肝藏血：是指肝有贮藏血液，调节血量的作用。肝是人体贮藏血液的主要器官，能根据机体的需求进行调节，当机体活动量增加时，肝将贮藏的血液向外周输布，当人体处于安静状态时，则部分血归于肝脏。肝藏血的另一个含义是固摄血液，防止出血。所以肝藏血的功能异常既可见血虚的症状，如头晕目眩、肢体麻木、妇女月经量少等，又可见出血的病证，如咯血、呕血、妇女月经过多等。

2. 肝的联属功能

（1）肝主筋：筋即筋膜，是连接关节、肌肉，主管运动的组织，其依赖于肝血的濡养。如肝血不足，筋失所养，则表现为动作迟缓、屈伸不利、肢体麻木、震颤等。

（2）肝开窍于目，其华在爪：目的视觉功能依赖于肝血的濡养。若肝血不足，则出现视物不清或夜盲；若肝阴不足，则两目干涩，视物昏花；若肝火上炎，则目赤肿痛。爪即爪甲，乃筋之延续，故称"爪为筋之余"，包括指甲和趾甲，肝血充足，爪甲红润，坚韧明亮，若肝血不足，则爪甲软薄，色泽枯。

（3）肝在志为怒：怒是人在情绪激动时的一种情志变化，由肝血、肝气所化。怒由肝血、肝气所生，若肝血充足，肝气亢盛，或肝阴不足，肝阳偏亢，则稍有刺激，即发怒。大怒暴怒，可导致肝气升发太过，表现为烦躁易怒，激动亢奋。

（4）肝在液为泪：泪有濡润、保护眼睛的功能。若肝血不足，泪液分泌减少，则见两目干涩。若风火赤眼，肝经湿热，可见目眵增多、迎风流泪等。

（五）肾

肾位于腰部，脊柱两侧，左右各一，故称"腰为肾之府"。肾藏先天之精，主生殖，为生命之本原，故又称为"先天之本"。

1. 肾的主要生理功能

（1）肾主藏精，主生长、发育和生殖：是指肾有贮存和封藏精气的作用。精是构成人体和维持人体生命活动的基本物质，肾所藏的精包括两个方面：来源于父母的先天之精和脾胃运化的水谷之精（也称后天之精）。先天之精和后天之精相互依存为用，密切结合构成了肾中之精，精能化气，肾气有促进机体生长、发育和生殖的作用。肾中精气的功能可概括为相互制约依存的肾阴和肾阳两个方面的作用，肾阳对人体有温煦、推动作用，是人体阳气的根本；肾阴对全身脏腑组织有滋养濡润作用，是人体阴液的根本。

（2）肾主水：是指肾脏有主持和调节人体水液代谢的作用，肾主水的作用，亦称肾的气化作用。水液的代谢，主要是通过胃的摄入，脾的运化转输，肺的宣发肃降布散到全身，被组织利用后的水液经三焦下归于肾，经肾的气化作用分为清浊两部分，清的运行到脏腑，浊的下输膀胱，在肾和膀胱的气化作用下排出体外。故肾的气化功能正常，则膀胱开合有度，水液排出正常。若肾的气化功能减弱，膀胱开合失度，则可出现尿少、尿闭、水肿等症状。

（3）肾主纳气：是指肾摄纳肺所吸入的清气，调节呼吸，维持一定呼吸深度的作用。肾纳气功能正常，则呼吸均匀通畅；若肾纳气功能减弱，则可出现呼吸表浅，动则气喘，呼多吸少等表现。图 2-2 为肾主纳气示意图。

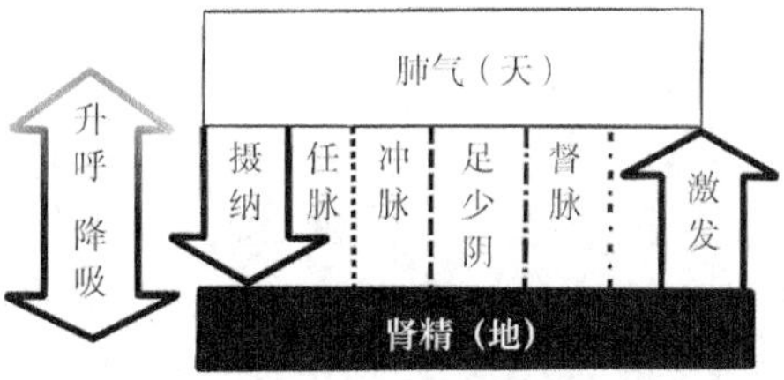

图 2-2　肾主纳气示意图

（4）肾主骨、生髓、通于脑：肾藏精，精能生髓，髓包括脑髓和脊髓，脑为髓聚而成，故称"脑为髓海"。髓居于骨中，肾中精气充盈，则骨髓、脑髓、脊髓得以充养，脑的发育健全，骨坚硬有力；若肾中精气不足，小儿可出现生长发育迟缓，成人可出现头晕耳鸣，腰膝酸软，骨骼脆弱，易发生骨折等表现。齿与骨同出一源，故有"齿为骨之余"之说。肾精充沛，则牙齿坚固不易脱落；肾中精气不足，则牙齿易于松动或早期脱落。

2. 肾的联属功能

（1）肾开窍于耳和二阴：肾开窍于耳是指耳的听觉功能依赖于肾中精气的充养，肾中精气充沛，则听觉灵敏；肾精不足，可出现耳鸣、耳聋。二阴是指前阴和后阴，前阴有排尿和生殖功能，后阴有排泄粪便功能。二者的功能都依赖于肾的气化作用。若肾虚气化失职，小儿可见遗尿，老人则小便频数，甚则小便失禁；若肾虚不固，可见男子遗精，女子滑胎等；若肾阳虚，水湿不运，可出现大便溏泄；若肾阴不足，可出现大便秘结。

（2）肾其华在发：肾藏精，精能化血，血能养发，肾精充足则血旺，毛发黑而润泽，若肾中精气虚衰，则毛发变白，枯槁而脱落。

（3）肾在志为恐：恐是一种恐惧、害怕的情志活动，与肾的关系密切。过度的惊恐，则损伤脏腑精气，导致心气逆乱，肾气不固，神不守舍，二便失禁。

（4）肾在液为唾：唾，是唾液中较稠厚的部分，具有润泽口腔、滋润食物及滋养肾精的功能。若多唾久唾，易耗伤肾精。

考点

六腑的主要生理功能

二、六腑

（一）胆

胆为六腑之一，又属奇恒之腑，与肝相连。胆的主要生理功能是贮存排泄胆汁，并受肝疏泄功能的控制和调节。肝疏泄功能正常，胆汁排泄于小肠，助饮食物消化；若肝失疏泄，胆汁排泄不利，可出现胸胁胀痛、食欲不振、厌食油腻等症，胆汁上逆可见口苦，胆汁外溢于肌肤可出现黄疸。此外胆有主决断的功能，若胆气虚弱，可见善恐易惊、失眠多梦等症。

（二）胃

胃位于膈下，上接食管，下通小肠。胃的主要生理功能：①主受纳，腐熟水谷。胃接受容纳饮食物，经过初步消化形成食糜，下传于小肠。若胃受纳与腐熟水谷功能异常，可见胃脘胀痛、纳呆、厌食等症。②胃主通降，以降为和。饮食物经过胃的腐熟后，必须下行于小肠，才能进一步消化吸收，所以说胃主通降，以降为和。胃通降是受纳的前提，若胃失通降，不仅影响食欲，还可因浊气在上而出现口臭、脘腹胀痛、大便秘结等；若胃气不降而上逆，可出现恶心、呕吐、呃逆、嗳气等症状。

（三）小肠

小肠位于腹中，上端与胃相通，下端与大肠相连。小肠的主要生理功能：①主受盛和化物。小肠接受胃初步消化后的食物，进一步消化。若小肠的受盛化物功能减弱，可出现腹胀、腹痛、便溏等症。②泌别清浊。小肠将消化的饮食物，分为水谷精微和食物残渣两部分，水谷精微吸收，食物残渣下输到大肠，小肠在吸收水谷精微的同时也吸收了大量的水液，多余的水液下渗于膀胱。若小肠泌别清浊功能异常，可出现小便少、大便稀薄等症。

（四）大肠

大肠位于腹中，其上接小肠，下接肛门。大肠的主要生理功能是传化糟粕。大肠接受小肠泌别清浊后所剩的食物残渣，吸收其多余的水液，将粪便排出体外。若大肠传导功能失调，可出现腹痛、排便异常等。

（五）膀胱

膀胱位于下腹中央。膀胱的主要生理功能是贮尿和排尿。水液在肾的气化作用下，下输于膀胱，形成尿液，通过肾的气化作用，使膀胱开合有度，及时排出体外。若膀胱贮尿排尿功能异常，可见尿频、小便不利或尿失禁等症。

（六）三焦

三焦是中医藏象学说中的一个特有名词，是上焦、中焦、下焦的合称。三焦是位于胸腹腔的一个大腑，所以三焦概括了五脏六腑的生理功能和生理特点。上焦一般是指膈以上的胸腔，包括心和肺。中焦是膈以下，脐以上的腹部，主要包括脾和胃。下焦指脐以下的部位，主要包括肾和膀胱等。三焦的主要生理功能是通行诸气，运行水液。其部位划分和功能特点是"上焦如雾、中焦如沤、下焦如渎"。上焦的功能特点是宣发卫气，布散水谷之精微，"雾"形容水谷精微物质的一种弥漫状态，故又有"上焦如雾"之说。中焦的功能特点是消化吸收，化生气血，"沤"形容饮食水谷腐熟成乳糜的状态，故有"中焦如沤"之说。下焦的功能特点是排泄糟粕和尿液，"渎"是沟渠、水道的意思，故有"下焦如渎"之说。

三、奇恒之腑

奇恒之腑包括脑、髓、骨、脉、胆、女子胞。它们多为空腔脏器，与腑相似，生理功能主要是贮藏精气，与脏相似，藏精气而不泻；既有别于脏，又不同于腑，故称奇恒之腑。本节仅介绍脑及女子胞的功能。

（一）脑

脑，又名髓海，居颅腔之中，深藏于头部，其外为头面，内为脑髓，是精髓和神明汇聚之处，又称为"元神之府"。元神是人在出生之前，随形具而生之神，元神藏于脑中。脑的主要生理功能是主宰人体的生命活动，主司人的精神活动，包括思维、意识和情志活动等，都是客观外界事物反映于脑的结果。脑主精神活动的功能正常，则精神饱满，意识清楚，思维灵敏，记忆力强，语言清晰，情志正常，否则为异常。

（二）女子胞

女子胞，又称胞宫、子宫、胞脏，位于小腹部，在膀胱之后，直肠之前，下口与阴道相连，呈倒置的梨形。女子胞是女性的内生殖器官，其主要生理功能是主持月经和孕育胎儿。

四、脏腑之间的关系

（一）脏与脏之间的关系

1. 心与肺的关系　心主血，肺主气。心与肺是气和血的关系。肺主气的作用能助心行血，而血液的正常运行，有助于维持肺的呼吸功能。若肺主气功能异常，可影响心行血的功能，出现胸闷、心悸，甚至出现唇青舌紫等血瘀表现。若心不主血，影响肺的宣发肃降，可出现咳嗽、气促等症。

2. 心与脾的关系　心主血，脾统血，又为气血生化之源。脾运化功能正常，生血旺盛，则心有所主；心主血，脾得濡养，则脾的运化、统血功能正常。若思虑过度，耗伤心血，则影响脾的运化功能，而脾气虚弱，气血生化无源，则心失所养，二者均可出现心悸、失眠、多梦、腹胀、食少、体倦乏力等心脾两虚之证。

3. 心与肾的关系　心属火，肾属水。心火必须下降于肾，使肾水不寒，肾水必须上济于心，使心火不亢，心肾之间协调平衡的关系被称为"心肾相交"，若心肾相交平衡失调，可出现心烦、失眠、腰膝酸软、男子遗精或女子梦交等心肾不交的表现。

4. 心与肝的关系　心主血，肝藏血，共同维持血液的正常运行。心的行血功能正常，则肝有所藏，若肝不藏血，心无所主则血液运行异常。心主神志，肝主疏泄，共同维持正常的精神情志活动，若心火亢盛引动肝火可见心烦失眠、急躁易怒等症。

5. 肝与肾的关系　肝藏血，肾藏精。精能生血，血能化精，二者都来源于水谷之精，故有"肝肾同源""精血同源"之称。故肾精亏损与肝血不足常相互影响，而出现头晕目眩、腰膝酸软、耳鸣耳聋等肝肾不足之证。

6. 肝与脾的关系　肝主疏泄，脾主运化；肝藏血，脾统血。肝的疏泄功能正常，则脾的运化功能健旺，若肝失疏泄，气机郁滞，脾失健运，可见精神抑郁、胸胁胀满、腹痛便溏等症。肝藏血和脾统血的功能协调，才能维持气血的正常运行。

7. 肺与脾的关系　气的生成主要依赖于肺的呼吸和脾的运化功能；若肺气虚影响到脾，或脾气虚累于肺，均可见咳嗽、懒言、食少、便溏、乏力等肺脾两虚之证。肺的宣降，通调水道及脾运化水液的功能协调配合，才能维持津液的代谢和正常输布与排泄。若脾失健运，聚湿生痰影响肺的宣降，可出现咳嗽、痰多、气喘等症。

8. 肺与肝的关系　肺主肃降，肝主升发，升降协调，气机调畅。若肝升太过或肺失肃降，均可致气火上逆而出现咳嗽、咯血等症。

9. 肺与肾关系　肺的宣发肃降、通调水道功能，依赖于肾阳的推动，肾的气化主开合作用，依赖于肺的宣发肃降功能。若肺失宣降，通调水道失职，损及肾脏可出现水肿、尿少等症；肺主呼吸，肾主纳气功能正常，则呼吸均匀，故有"肺为气之主，肾为气之根"之说。若肺病日久伤及于肾可见气短喘促，呼多吸少等肾不纳气之证。

10. 脾与肾的关系　"脾为后天之本""肾为先天之本"。脾的运化功能依赖于肾阳的推动，肾中精气亦赖于水谷精微的培育和补充。若脾气虚弱可影响到肾，肾精亏损亦可影响到脾而出现腹胀便溏、腰酸耳鸣等症。

（二）六腑之间的关系

六腑之间的关系，主要体现在饮食物的消化吸收、津液的生成输布、糟粕形成排泄过程中的相互联系和紧密协调。由于六腑传化水谷，不断地受纳排空，故有"六腑以通为顺""六腑以通为用"之说。

（三）五脏与六腑之间的关系

考点
五脏与六腑之间的关系

脏与腑是阴阳表里配合的关系。脏属阴，腑属阳，阴主里，阳主表，构成了一脏一腑，一阴一阳的表里关系。

1. 心与小肠的关系　心与小肠相表里，若心经有热可下移于小肠出现少尿、尿热、尿赤、尿痛等症；而小肠有热循经上炎于心，可见舌红、口舌生疮等症。

2. 肺与大肠的关系　肺与大肠相表里，若大肠实热可影响肺的肃降出现胸满、喘咳等症。若肺气不降，津液不能下达可见大便秘结。

3. 脾与胃的关系　脾与胃相表里，若脾为湿困，运化失职，清气不升，可影响胃的受纳和降浊，而出现纳呆、脘腹胀满等症；若食滞胃脘，浊气不降，亦可影响脾的运化和升清功能，而出现腹胀、泄泻等症。

4. 肝与胆的关系　肝与胆相表里，如肝气郁滞，影响胆汁的排泄，胆腑湿热，影响肝的疏泄则可出现肝胆气滞、肝胆湿热等证。

5. 肾与膀胱的关系　肾与膀胱相表里，若肾气不足，气化失常，膀胱开合失度，可出现小便不利、遗尿或尿失禁等症。

第4节　精、气、血、津液

气和精、血、津液一样是构成人体的基本物质，精、血、津液均由气化生。

一、精

（一）精的含义

精有广义和狭义之分。广义的精泛指由气化生，构成人体和维持人体生命活动的精微物质；狭义的精是指肾所藏的精，是促进人体生长发育和生殖功能的基本物质。

（二）精的来源

精来源于先天，由后天充养。所以精的来源有先天和后天之分。先天之精禀受于父母，是构成脏腑组织的原始生命物质。后天之精来源于饮食水谷，是脾胃运化的水谷之精和五脏六腑之精。后天之精也包括自然界的清气。

（三）精的主要生理功能

精的主要生理功能是繁衍生殖，促进人体的生长发育，生髓化血，滋养脏腑。

二、气

气是构成和维持人体生命活动的最基本物质，具有运动的属性。

（一）气的生成与运行

1. 气的来源　气来源于先天之精和后天之精。气的形成依赖于脏腑组织的综合作用，与先天禀赋和后天营养及肾、脾胃、肺的功能密切相关。

2. 气的运动　气在人体内不停地运动，气的运动称气机。气运动的基本形式是升、降、出、入。人体脏腑经络的生理活动，是气升降出入运动的具体体现。如肺的呼吸功能，呼气体现了"出"和"升"的运动，吸气体现了"入"和"降"的运动；脾胃的消化功能表现为脾升清、胃降浊。气的运动协调平衡被称为"气机调畅"，若气机不畅，则出现气滞、气逆等病理现象。

（二）气的功能

1. 气具有推动作用　气对人体的生长、发育，各脏腑经络等组织器官的生理活动有激发促进作用。若气的推动作用减弱，可见生长发育迟缓或早衰，脏腑经络功能减退等。

2. 气具有温煦作用　气是人体热量的来源，气的温煦作用维持着人体正常的体温、脏腑经络等组织器官的生理活动、血和津液的运行等。若气的温煦作用减弱，可出现体温降低，四肢不温，以及血和津液运行迟缓等寒象。

3. 气具有防御作用　是指气具有护卫肌表，防御外邪入侵和驱邪外出的作用。若气的防御功能减退，抵抗能力下降，则机体易患疾病或患病后难愈。

4. 气具有固摄作用　气有统摄控制血、津液、精等液态物质，防止流失的作用。若气的固摄作用减退，可出现衄血、崩漏、自汗、尿失禁、泻痢不止等症。

5. 气具有气化作用　气化是指通过气的运动而产生的各种变化。气的运动促进了精、气、血、津液各自的新陈代谢和相互转化。如饮食物转化为水谷精微，津液经过代谢转化成汗液和尿液等。所以说气化运动是生命最本质的特征，若气化功能异常，可导致各种代谢异常的病变。

（三）气的分类

气分元气、宗气、营气和卫气四类。

1. 元气　又名原气、真气，是人体生命活动的原动力，由肾中精气所化生，依赖于后天水谷之精的培育，其盛衰与肾、脾胃功能密切相关，主要生理功能是推动人体的生长发育，温煦激发脏腑经络等组织器官的生理活动。元气充沛，则生长发育良好，脏腑经络等组织器官的活动旺盛，机体健壮而少病。若元气衰少，则生长发育迟缓，脏腑功能低下。

2. **宗气**　由肺吸入的自然界清气和脾胃运化生成的水谷精气结合而成，宗气的盛衰主要与肺、脾胃的功能密切相关。宗气聚集于胸中，主要生理功能是走息道而司呼吸；贯心脉而行气血，故声音、呼吸、心脉搏动的强弱等都与宗气的盛衰有关。若宗气不足，可见语声低微、脉软无力等。

3. **营气**　来源于脾胃运化的水谷精气，由水谷精气中的精华部分化生，分布于血脉之中，是血液的重要组成部分。主要生理功能是化生血液和营养周身。

4. **卫气**　由水谷精微中的慓疾滑利部分组成，运行于经脉之外。主要生理功能是护卫肌表，防御外邪入侵，温养脏腑、肌肉、皮毛，调节肌腠的开合、汗液的排泄，维持体温的恒定。营气和卫气都来源于水谷之精气，但营气营养于内为阴，卫气护卫于外为阳，营卫协调，才能发挥正常的生理功能。

宗气、营气、卫气的生成与分布关系见图 2-3。

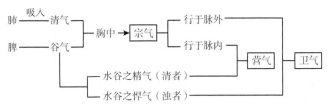

图 2-3　宗气、营气、卫气的生成与分布关系

三、血

血，即血液，是循行于脉中的富有营养的红色液体物质，是构成人体和维持人体生命活动的基本物质之一。

（一）血的生成

血主要由营气和津液组成。二者都来源于脾胃运化的水谷精微，所以说水谷精微是生成血液的最基本物质，肾藏精，精能生髓，精髓能生血，精髓也是化生血液的基本物质。所以说血以水谷精微、精髓为主要物质基础，以营气和津液为构成成分。血的生成主要与脾胃、心、肺、肝、肾等脏有关。

（二）血的功能

血有营养和滋润全身的生理功能。血的濡养功能，可以从面色、肌肉、皮肤、毛发等方面反映出来，如面色红润、肌肉丰满壮实等；若血的濡养功能减弱，可出现头昏目眩、面色不华、毛发干枯、肢端麻木等症。血是神志活动的主要物质基础，血旺盛则精神充沛，思维敏捷。若血虚则可见失眠、健忘、多梦等。

（三）血的循行

血在脉管中正常循行主要依赖于气的推动和固摄作用。气的推动作用是血液循环的动力，依赖于心主血、肺主气和肝主疏泄的功能；固摄作用是保证血液不外溢的因素，主要依赖于脾统血和肝藏血的功能。这两种作用的协调平衡，维持着血液的正常循行。

四、津液

津液是人体一切正常水液的总称。清稀的为津，分布于皮肤、肌肉和孔窍等部位；稠浊的为液，灌注于骨节、脑、髓、脏腑等组织器官。

（一）津液的生成、输布和排泄

津液由脾、胃、小肠和大肠吸收的饮食物所化生，津液的输布和排泄主要依赖脾运化水液，肺宣降、通调水道，肾气化，肝调畅气机，三焦疏通水道等多脏腑协调完成，代谢产物最终以汗、尿、便等形式排出体外。若肺、脾、肾等脏腑功能失调，影响了津液的生成、输布和排泄，可出现津液生成不足或津液代谢障碍的病变。

（二）津液的功能

津液有滋润濡养、化生血液的功能。津液含有丰富的营养物质，经输布内至脏腑筋骨，外达皮肤毫毛，起营养滋润作用；津液渗入血脉之中化生血液，有濡养滑利血脉的作用；津液在其自身的代谢过程中，能将代谢产物以尿、汗等形式排出体外。

案例 2-2

2011 年 11 月 18 日，患者，男，30 岁。自诉 3 年前出现浮肿，头昏乏力，腰腿酸软，病情时轻时重，曾 2 次住院治疗，当时诊断为"慢性肾炎"。上月中旬因劳累后又发生浮肿，服药无好转。现全身浮肿，下半身尤甚，尿少，身倦无力，畏冷，腰膝酸软，纳食减少，大便溏薄，一日两三次。

查体：面色唇淡、四肢不温，双足按之凹陷不起。尿常规：蛋白质（+++）。舌质淡稍胖，舌苔薄白，脉沉细。

问题： 1. 本例患者病位主要在哪些脏腑？

2. 试用藏象学说和津液代谢的理论解释此次水肿是怎么发生的？

五、精、气、血、津液、神的关系

（一）精、气、神的关系

精、气和神都是构成和维持人体生命活动的基本物质。精主要指肾中之精，精依赖于气的化生，气化为精，而精的生理活动依赖于气的推动和激发；神由精气化生，精气养神，而神统驭精和气，主宰着脏腑经络等组织的生理活动，所以精、气、神有不可分离的关系。

（二）气和血的关系

气和血的关系可概括为气为血之帅，血为气之母。

1. 气为血之帅　气能生血，指气化是血液生成的动力，故气旺则血充，气虚则血少。气能行血，指气是推动血液循行的动力，故气行则血行，气滞则血瘀。气能摄血，指气对血的统摄作用，若气不摄血，则可见多种出血症状。

2. 血为气之母　血能化气，为气的生成和功能提供营养。血能载气，气依赖于血的运载而达全身。故血盛则气旺，血衰则气少，若失血过多则气随血脱。

考点

气、血、津液的主要功能及相互关系

（三）气与津液的关系

气与津液的关系，表现为气能生津、气能行津、气能摄津、津能载气四个方面。气能生津，是指气是津液生成的物质基础和动力。气能行津，是指津液的输布、排泄依赖于气的升降出入和气化作用，气行则水行，气虚或气滞则水停。气能摄津，是指气对津液的固摄作用，若气虚可见自汗、遗尿等症；津能载气，气依附于津液而存在。

（四）血和津液的关系

血和津液都来源于脾胃所化生的水谷精微，血行脉中，渗于脉外可化生为津液；津液不断渗于脉中，成为血液的组成部分，故有"津血同源"之说。如失血过多，则出现口渴、尿少、皮肤干燥等津液不足的证候。

第5节　经络腧穴

一、经络基本知识

经络，是人体结构的重要组成部分。经络学说，是研究人体经络系统的概念、构成、循行分布、生理功能、病理变化及其与脏腑形体官窍、精气血神之间相互联系的基础理论，是中医学理论体系的重要组成部分。经络学说对临床各科，尤其是针灸、推拿、按摩、气功等，都起到极其有效的指导作用。

（一）经络的基本概念

经络，是经脉和络脉的总称，是运行全身气血，联络脏腑形体官窍，沟通上下内外，感应传导信息的通路系统，是人体结构的重要组成部分，是一种运行气血，沟通联系脏腑肢节及上下内外的通道。

经络，分为经脉和络脉两大类。经脉的"经"，有路径、途径之意，是经络系统中的主干，即主要通路。络脉的"络"，有联络、网络之意，络脉是经脉的分支，错综联络，遍布全身。

（二）经络系统的组成

人体的经络系统由经脉、络脉及其连属部分组成，见图2-4。

1. **经脉**　是经络系统的主干，主要有正经、经别和奇经三大类。正经有十二条，故又称"十二正经"或"十二经脉"，包括手三阴经、足三阴经、手三阳经、足三阳经。十二正经有一定的起止部位，一定的循行部位和交接顺序，在肢体的分布及走向有一定的规律，与脏腑有直接的络属关系，相互之间也有表里关系。十二正经是气血运行的主要通道。

奇经有八条，即督脉、任脉、冲脉、带脉、阴跷脉、阳跷脉、阴维脉、阳维脉，合称为"奇经八脉"。奇经具有统率、联络和调节十二经脉中气血的作用。奇经八脉与十二经脉不同，不属气血运行的主要通道，与脏腑没有直接的属络关系，相互之间也无表里关系。

经别，是从十二经脉别出的重要分支，又称"十二经别"。分别起于四肢肘膝以上部位，具有加强十二经脉中相为表里的两条经脉的联系和补充十二正经的作用。十二经别虽然是十二经脉的最大分支，与十二经脉有别，但也属于经脉的范畴。

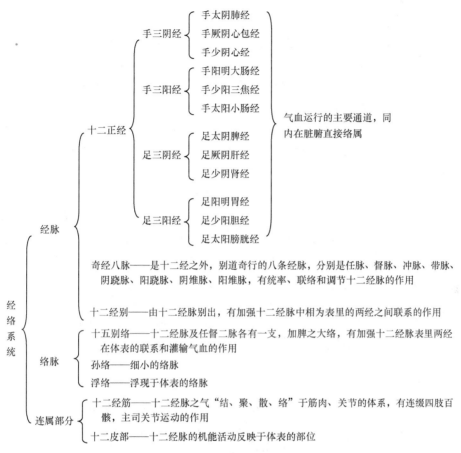

图 2-4　经络系统简图

2. 络脉　是经脉的小分支，有别络、孙络、浮络之分。别络是络脉中较大者，有本经别走邻经之意，能加强十二经脉相为表里的两经之间在体表的联系，并能通达某些正经所没有到达的部位，可补正经之不足，还有统领一身阴阳诸络的作用。一般认为别络有十五支，即十二正经与任督二脉各有一支别络，加上脾之大络，合称"十五别络"。

孙络，是最细小的络脉，属络脉的再分支，分布全身，难以计数。孙络在人体内有"溢奇邪""通荣卫"的作用。

浮络，是循行于人体浅表部位，"浮而常见"的络脉。其分布广泛，没有定位，起着沟通经脉，输达肌表的作用。

3. 连属部分　经络系统的组成中，还包含了其连属部分。经络对内连属各个脏腑，对外连于筋肉、皮肤而称为经筋和皮部。

经筋，是十二经脉之气"结、聚、散、络"于筋肉、关节的体系，为十二经脉的附属部分，具有连缀百骸，维络周身，主司关节运动的作用。

皮部，是十二经脉功能活动反映于体表的部位，也是络脉之气散布之所在。十二皮部分布区域的划分，是以十二经体表的分布范围为依据，把全身皮肤划分为十二部分，分属于十二经脉。

（三）十二经脉

考点
十二经脉
的走向、
交接、分
布规律

1. 十二经脉的名称　十二经脉中每一经脉的名称，都是据其分布于手足内外、所属脏腑的名称和阴阳属性而命名的。

十二经脉对称地分布于人体的两侧，分别循行于上肢或下肢的内侧或外侧，每一经脉又分别隶属于一脏或一腑，因此十二经脉的名称各不相同。行于上肢，起于或止于手的经脉，称"手经"；行于下肢，起于或止于足的经脉，称"足经"。分布于四肢内侧面的经脉，属"阴经"；分布于四肢外侧面的经脉，属"阳经"。阴经隶属于脏，阳经隶属于腑。

十二经脉按照阴阳的三分法，一阴分为三阴——太阴、厥阴、少阴；一阳分为三阳——阳明、少阳、太阳。胸中三脏，肺为太阴，心包为厥阴，心为少阴，其经脉皆行于上肢，故肺经称为手太阴经，心包经称为手厥阴经，心经称为手少阴经，并依次分布于上肢内侧的前、中、后线；与此三脏相表里的大肠、三焦和小肠，则分属阳明、少阳和太阳，其经脉分别称为手阳明经、手少阳经和手太阳经，并依次分布于上肢外侧的前、中、后线。腹中三脏，脾为太阴，肝为厥阴，肾为少阴，其经脉皆行于下肢，故分别称为足太阴经、足厥阴经和足少阴经，并依次分布于下肢内侧的前、中、后线（在小腿下半部，足厥阴经在前缘，足太阴经在中线）；与此三脏相表里的胃、胆和膀胱，则分属阳明、少阳和太阳，其经脉分别称为足阳明经、足少阳经和足太阳经，依次分布于下肢外侧的前、中、后线，见表2-5。

表2-5　十二经脉名称分类表

手足分布	阴经（属脏）	阳经（属腑）	循行部位（阴经行内侧、阳经行外侧）	
手	太阴肺经	阳明大肠经	上肢	前缘
	厥阴心包经	少阳三焦经		中线
	少阴心经	太阳小肠经		后缘
足	太阴脾经	阳明胃经	下肢	前缘
	厥阴肝经	少阳胆经		中线
	少阴肾经	太阳膀胱经		后缘

2. 十二经脉的走向、交接规律　手三阴经，从胸腔内脏走向手指端，在手指端与手三阳经交会；手三阳经，从手指走向头面部，在头面部与足三阳经相交会；足三阳经，从头面部走向足趾端，在足趾端与足三阴经交会；足三阴经，从足趾走向腹部和胸部，在胸部内脏与手三阴经交会。如此，手经交于手，足经交于足，阳经交于头，阴经交于胸腹内脏，十二经脉就构成了"阴阳相贯，如环无端"的循环路径，如图 2-5。

3. 十二经脉的分布规律　十二经脉在体内的分布虽有迂回曲折，交错出入的状况，但基本上是纵行的。除足阳明

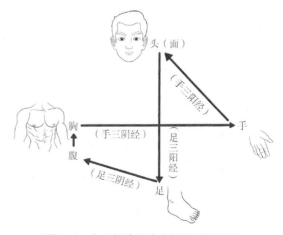

图 2-5　十二经脉走向交接规律示意图

胃经外，阴经均行于四肢内侧或躯干的胸腹面，阳经均行于四肢外侧或躯干的背面。手经主要行于上肢；足经主要行于下肢。十二经脉在身体不同部位的分布特点如下（图 2-6）。

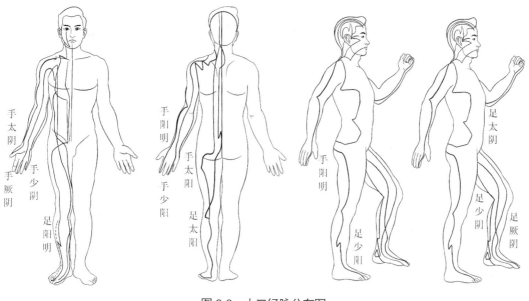

图 2-6　十二经脉分布图

（1）头面部的分布：手三阳经从手走头，足三阳经从头走足，手足六阳经均行经头面部。阳经在头面部的分布特点：阳明经主要行于面部，其中足阳明经行于额部；少阳经主要行于侧头部；手太阳经主要行于面颊部，足太阳经行于头顶和头后部。阴经中手少阴心经、足厥阴肝经均上达目系，足厥阴肝经与督脉会于头顶部，足少阴肾经上抵舌根，足太阴脾经连舌本、散舌下，均行达头面之深部或巅顶。

（2）四肢部的分布：阴经行于内侧面，阳经行于外侧面。上肢内侧为太阴在前，厥阴在中，少阴在后；上肢外侧为阳明在前，少阳在中，太阳在后；下肢内侧，内踝尖上八寸以下为厥阴在前，太阴在中，少阴在后；内踝尖上八寸以上则太阴在前，厥阴在中，少阴在后；下肢外侧为阳明在前，少阳在中，太阳在后。

（3）躯干部的分布：手三阴经均从胸部行于腋下，手三阳经行于肩部和肩胛部。足三阳经则阳明经行于前（胸腹面），太阳经行于后（背面），少阳经行于侧面。足三阴经均行于胸腹面。循行于胸腹面的经脉，自内向外依次为足少阴肾经、足阳明胃经、足太阴脾经和足厥阴肝经。十二经脉循行于躯干胸腹面、背面及头面、四肢，均左右对称分布于人体两侧，每侧十二条。左右两侧经脉除特殊情况（如手阳明大肠经在头面部走向对侧）外，一般不走向对侧。相为表里的阴阳两经在体内与脏腑相互属络，在四肢则行于内外相对应的部位，并在手足末端相交接。

4. 十二经脉的表里关系　手足三阴与三阳经通过各自的经别和别络相互沟通，组成六对表里相合关系，如表 2-6。

表 2-6 十二经脉表里关系表

表	手阳明大肠经	手少阳三焦经	手太阳小肠经	足阳明胃经	足少阳胆经	足太阳膀胱经
里	手太阴肺经	手厥阴心包经	手少阴心经	足太阴脾经	足厥阴肝经	足少阴肾经

5. 十二经脉的流注次序 十二经脉是气血运行的主要通道，它们首尾相贯、依次衔接，如环无端，因而脉中气血的运行也是循经脉依次传注的，如图 2-7。

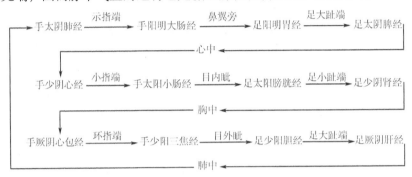

图 2-7 十二经脉流注次序图

（四）奇经八脉

奇经是与正经相对而言的，其分布不如十二经脉那样有规律，与五脏六腑没有直接的属络联系，相互之间也没有表里关系，有异于十二正经，故曰"奇经"。又因其数有八，故曰"奇经八脉"。奇经八脉，是督脉、任脉、冲脉、带脉、阴跷脉、阳跷脉、阴维脉、阳维脉的总称。

其中，带脉、督脉、任脉都只有一条而单行，冲脉除小部分外也是单行的。督脉行于人体后正中线；任脉行于人体前正中线；冲脉行于腹部、下肢及脊柱前；带脉横行腰部；阳跷脉行于下肢外侧、腹部、胸后及肩、头部；阴跷脉行于下肢内侧、腹胸及头目；阳维脉行于下肢外侧、肩和头项；阴维脉行于下肢内侧、腹部和颈部。其中除带脉外，均自下而上行，上肢没有奇经的分布，对内与脏腑没有直接的属络关系，但与脑、女子胞等联系较为密切。奇经八脉主要作用是密切十二经脉的联系，调节十二经脉气血，协调阴阳。对十二经脉的气血有蓄积和渗灌的调节作用。当十二经脉及脏腑气血旺盛时，可以进行蓄积，当人体需要时，可以渗灌。另外，奇经八脉与肝、肾等脏及女子胞、脑、髓等奇恒之腑关系密切，在生理和病理上也有一定联系。

二、腧穴基本知识

"腧"又作"俞"，转输、输注之意，"穴"意为孔隙、居所，腧穴即经络之气转输、输注所居之处。腧穴是脏腑经络之气血输注于人体表面的特殊部位。脏腑经络之气血通过腧穴内连脏腑，外连肌肉、皮肤。脏腑的病变可通过经络反映到体表的腧穴上；通过对腧穴的刺激，也可调节人体的脏腑、经络、气血而达到防病治病的目的。

（一）腧穴的分类

1. 十四经穴 简称经穴，指分布于十二经脉和任、督二脉循行路线上的腧穴，经穴有具体的名称、固定的位置，能反映本经经脉及其所属脏腑的病证，也能反映本经所联系的其他经脉、脏腑病证。

2. **经外奇穴**　简称奇穴，指有具体的名称和固定的位置，但不归属于十四经脉的穴位。这类腧穴主治范围较单一，对某些病证有特殊的疗效。

3. **阿是穴**　即"以痛为腧"，又称"天应穴"或"不定穴"，是指以压痛点为穴。这类腧穴没有具体的名称、固定的部位，一般在病变部位附近，也有的在距离病变部位较远的位置。

（二）腧穴的作用

1. **诊断作用**　腧穴是脏腑经络之气血输注于人体表面的特殊部位，通过经络与五脏六腑、四肢百骸紧密地联系，当人体的内部发生变化时，会通过体表腧穴有所反映。临床上可通过判断腧穴及其周围部位的反应如压痛、肿胀、结节等病理变化来协助诊断。如胃肠不适者常可在足三里、上巨虚等穴位处找到敏感的压痛点。

2. **治疗作用**

（1）近治作用：腧穴都能治疗其所在部位及邻近组织、器官、脏腑、经络的病证，这是所有腧穴的共同特点，又称为局部治疗作用。如眼部周围腧穴多能治疗眼疾；耳部周围的穴位多能治疗耳病等。

（2）远治作用：十二正经腧穴，尤其是位于四肢肘膝关节以下的穴位不仅能够治疗其所在局部的病证，还能治疗本经循行所及的远部组织、器官的病证，这种作用称为"循经作用"。如合谷穴不仅能治疗手部及上肢的病证，还能治疗头面部的病变等。

（3）特殊作用：指某些腧穴具备双向良性调节作用或相对特异的治疗作用。如针刺天枢穴，便秘时可以通便，泄泻时又可止泻，针刺水沟穴可以开窍醒神，艾灸至阴穴可矫正胎位等。

（三）腧穴的定位方法

1. **体表解剖标志定位法**　指根据人体表面的自然解剖标志来取穴的方法，也称自然标志定位法。

（1）固定标志定位法：根据人体表面的自然解剖标志如五官、爪甲、毛发、乳头、肚脐、骨节的凸起及凹陷等不受人体活动的影响，位置固定不移的体表解剖标志来取穴的方法。如鼻尖取素髎，肚脐正中取神阙，两眉中间取印堂，两乳中间取膻中，腓骨小头下缘取阳陵泉等。

（2）活动标志定位法：利用体表某些不固定的标志如皮肤、肌肉、关节随活动而出现的皱纹、凹陷及空隙等活动体表解剖标志来取穴。如张口取耳门，闭口取下关穴，利用屈肘时出现的肘横纹头取曲池，上臂外展时肩峰外侧缘呈现的两个凹陷处取肩髎等。

2. **骨度分寸法**　以骨节为主要标志测量躯体各部的长短、大小，并依其尺寸按比例定位取穴的方法。各部主要骨度分寸见图 2-8。

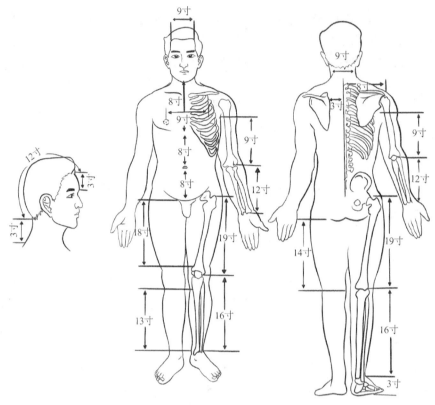

图 2-8 骨度分寸定位法

3. **指寸定位法** 是指以被取穴者本人手指所规定的分寸来量取腧穴的方法。常用的有以下三种。

（1）中指同身寸：当被取穴者拇指与中指屈曲成环形时，中指中节两横纹之间的距离作为一寸，如图 2-9。

（2）拇指同身寸：以被取穴者拇指指间关节的宽度作为一寸，如图 2-10。

（3）横指同身寸：当被取穴者示指、中指、环指和小指并拢时，中指近端指间关节横纹水平的四指宽度作为 3 寸，又称"一夫法"，如图 2-11。

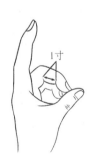

图 2-9 中指同身寸

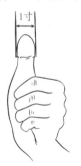

图 2-10 拇指同身寸

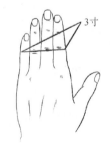

图 2-11 横指同身寸

4. **简便取穴法** 临床上长期实践摸索得出的一种简便易行的取穴方法。如让被取穴者两虎口交叉，上位手示指尖置于另一手桡骨茎突之上，示指尖端的凹陷处即为列缺穴；

人体直立，双手自然下垂，中指指尖处为风市穴等。

（四）常用腧穴定位与主治功效

1. 手太阴肺经常用腧穴　见表 2-7。

表 2-7　手太阴肺经常用腧穴

穴位名称	定位	主治
尺泽	在肘横纹上，肱二头肌腱桡侧凹陷中	咳嗽，气喘，胸胀满，咽喉肿痛，急性腹痛，吐泻，小儿惊风，肘臂挛痛
列缺	在前臂桡侧边缘，桡骨茎突上方，腕横纹上1.5寸处	咳喘，咽喉肿痛，偏正头痛，项强，口眼㖞斜，牙痛
少商	拇指桡侧指甲角旁 0.1 寸	咽喉肿痛，咳嗽，鼻衄，发热，昏迷，癫狂

2. 手阳明大肠经常用腧穴　见表 2-8。

表 2-8　手阳明大肠经常用腧穴

穴位名称	定位	主治
合谷	在手背，第1、2掌骨之间，约平第2掌骨中点处	头痛，目痛，齿痛，咽喉肿痛，鼻衄，耳聋，痄腮，牙关紧闭，口眼㖞斜，热病，无汗，多汗，腹痛，便秘，闭经，滞产，上肢不遂，疼痛
曲池	在肘区，屈肘成直角，当肘横纹外端与肱骨外上髁连线的中点	热病，瘾疹，瘰疬，头痛，目痛，齿痛，咽喉肿痛，腹痛，吐泻，月经不调，上肢不遂，手臂肿痛
迎香	在面部，鼻翼外缘中点旁，鼻唇沟中	鼻塞，鼻衄，口眼㖞斜，面痒，胆道蛔虫症

3. 足阳明胃经常用腧穴　见表 2-9。

表 2-9　足阳明胃经常用腧穴

穴位名称	定位	主治
四白	在面部，眶下孔处	目赤肿痛，眼睑瞤动，近视，口眼㖞斜，面痛，胆道蛔虫症，头痛，眩晕
天枢	在腹部，横平脐中，前正中线旁开2寸	腹胀，腹痛，便秘，泄泻，痢疾，月经不调，痛经
足三里	在小腿外侧，髌韧带外侧凹陷下3寸，距胫骨前缘一横指（中指）处	胃痛，消化不良，腹胀，腹痛，泄泻，便秘，咳喘，心悸，气短，头晕，失眠，膝痛，下肢痿痹

4. 足太阴脾经常用腧穴　见表 2-10。

表 2-10　足太阴脾经常用腧穴

穴位名称	定位	主治
三阴交	在小腿内侧，内踝尖上3寸，胫骨内侧缘后际	月经不调，崩漏，闭经，带下，不孕，滞产，遗精，阳痿，小便不利，遗尿，腹胀，肠鸣，泄泻，便秘，眩晕，失眠，下肢痿痹，脚气

穴位名称	定位	主治
阴陵泉	小腿内侧，胫骨内侧髁下缘与胫骨内侧缘之间的凹陷中	腹胀，泄泻，黄疸，水肿，小便不利，尿失禁，遗精，带下，膝关节痛
血海	大腿内侧，髌底内侧端上 2 寸，股内侧肌隆起处，简便取穴法为患者屈膝，医者以左手掌心按于患者右膝髌骨上缘，二至五指向上伸直，拇指呈 45°斜置，拇指指尖下是穴	月经不调，闭经，崩漏，痛经，湿疹，丹毒

5. 手少阴心经常用腧穴　见表 2-11。

表 2-11　手少阴心经常用腧穴

穴位名称	定位	主治
极泉	在腋窝正中，腋动脉内侧	胁痛，心痛，上臂内侧痛
少海	在肘前区，曲肘时当肘横纹内侧端与肱骨内上髁连线中点处	心痛，痫证，腋胁痛，肘臂挛痛，麻木，手颤，瘰疬
神门	在腕前区，腕掌侧远端横纹尺侧端，尺侧腕屈肌腱的桡侧缘	月经不调，闭经，崩漏，痛经，瘾疹，湿疹，丹毒

6. 手太阳小肠经常用腧穴　见表 2-12。

表 2-12　手太阳小肠经常用腧穴

穴位名称	定位	主治
少泽	小指尺侧指甲角旁约 0.1 寸	头痛，咽喉肿痛，乳痈，乳汁少，热病，昏迷
后溪	在手内侧，第 5 掌指关节尺侧掌横纹头赤白肉际凹陷处	头项强痛，急性腰扭伤，目赤，耳聋，咽喉肿痛，盗汗，疟疾，热病，癫狂，痫证
听宫	在面部，耳屏正中与下颌骨髁突之间的凹陷中	耳鸣，耳聋，聤耳，齿痛，癫狂，痫证

7. 足太阳膀胱经常用腧穴　见表 2-13。

表 2-13　足太阳膀胱经常用腧穴

穴位名称	定位	主治
睛明	在面部，目内眦上方眶内侧壁凹陷中	目赤肿痛，迎风流泪，夜盲，色盲，近视，目眩，急性腰痛
攒竹	在面部，眉头凹陷中，眶上切迹处	头痛，眉棱骨痛，眼睑瞤动，目赤肿痛，口㖞，面痛，腰痛
肺俞	在脊柱区，第 3 胸椎棘突下，后正中线旁开 1.5 寸	咳喘，咯血，潮热，盗汗，瘾疹，皮肤瘙痒
心俞	在脊柱区，第 5 胸椎棘突下，后正中线旁开 1.5 寸	失眠，健忘，梦遗，心悸，心痛，心烦，咳嗽，吐血，盗汗，癫狂，痫证
肝俞	在脊柱区，第 9 胸椎棘突下，后正中线旁开 1.5 寸	胁痛，黄疸，目赤，夜盲，眩晕，癫狂，痫证，吐血，衄血

穴位名称	定位	主治
脾俞	在脊柱区，第11胸椎棘突下，后正中线旁开1.5寸	腹胀，纳呆，呕吐，泄泻，痢疾，便血，水肿，黄疸，背痛
肾俞	在脊柱第2腰椎棘突下，后正中线旁开1.5寸	水肿，小便不利，遗尿，月经不调，带下，遗精，阳痿，耳鸣，耳聋，气喘，腰痛
委中	膝后，腘横纹中点，当股二头肌肌腱与半腱肌肌腱中间	腰痛，下肢痿痹，遗尿，小便不利，腹痛，吐泻，瘾疹，丹毒，皮肤瘙痒
至阴	足小趾外侧趾甲角旁约0.1寸	头痛，目痛，鼻塞，鼻衄，胎位不正，难产

8. 足少阴肾经常用腧穴　见表2-14。

表2-14　足少阴肾经常用腧穴

穴位名称	定位	主治
涌泉	在足底，屈足蜷趾时足前部最凹陷处	眩晕，头顶痛，失眠，癫狂，昏厥，小儿惊风，小便不利，便秘，舌干，失音，咽喉肿痛，足心热
太溪	在踝区，内踝尖下1寸，内踝下缘边际凹陷中	遗精，阳痿，月经不调，小便频数，腰痛，泄泻，消渴，头痛，眩晕，耳鸣，耳聋，齿痛，咽喉肿痛，失眠，健忘，咳喘，咯血

9. 手厥阴心包经常用腧穴　见表2-15。

表2-15　手厥阴心包经常用腧穴

穴位名称	定位	主治
内关	在前臂前区，腕掌侧远端横纹上2寸，掌长肌腱与桡侧腕屈肌腱之间	胸闷，心悸，心痛，呕吐，呃逆，胃痛，头痛，眩晕，失眠，癫痫，肘臂挛痛
劳宫	手掌心，当第2、3掌骨之间，握拳曲指时中指尖处	中风昏迷，中暑，心痛，癫狂，痫证，口疮，口臭
中冲	中指尖端的中央	昏迷，热病，心痛，中暑，舌强不语，小儿惊风，小儿夜啼

10. 手少阳三焦经常用腧穴　见表2-16。

表2-16　手少阳三焦经常用腧穴

穴位名称	定位	主治
中渚	握拳，第4、5掌骨小头后缘之凹陷	头痛，目赤，耳鸣耳聋，咽喉肿痛，热病，手指不能屈伸
外关	在前臂后区，腕背侧远端横纹上2寸，尺骨与桡骨间隙中点	头痛，目赤，耳鸣，耳聋，热病，胸胁疼痛，上肢痿痹
翳风	在颈部，耳垂后方，乳突下端前方凹陷中	口眼㖞斜，齿痛，耳鸣，耳聋，颊肿，呃逆，瘰疬

11. 足少阳胆经常用腧穴　见表2-17。

表2-17　足少阳胆经常用腧穴

穴位名称	定位	主治
风池	在颈后区，枕骨之下，胸锁乳突肌上端与斜方肌上端之间的凹陷中	头痛，目赤肿痛，目不明，耳鸣，耳聋，鼻塞，鼻衄，鼻渊，咽喉肿痛，眩晕，中风，失眠，健忘，热病，感冒
肩井	在肩胛区，第7颈椎棘突下与肩峰最外侧点连线的中点	颈项、肩背疼痛，上肢不遂，乳痈，乳少，难产，瘰疬
环跳	在臀区，股骨大转子最凸点与骶管裂孔连线的外1/3与内2/3交点处	腿痛，下肢痿痹，半身不遂

12. 足厥阴肝经常用腧穴　见表2-18。

表2-18　足厥阴肝经常用腧穴

穴位名称	定位	主治
太冲	在足背，第1、2跖骨之间，跖骨底结合部前方凹陷中，或触及动脉搏动	眩晕，头痛，耳鸣，耳聋，目赤肿痛，青盲，咽喉痛，口㖞，中风，癫痫，小儿惊风，痛经，月经不调，闭经，崩漏，带下，遗尿，癃闭，黄疸，胁痛，胃脘痛，呃逆，泄泻，下肢痿痹，足跗肿痛
期门	乳头直下，第6肋间隙	胸胁胀痛，腹胀，呕吐，乳痈

13. 任脉常用腧穴　见表2-19。

表2-19　任脉常用腧穴

穴位名称	定位	主治
神阙	在脐区，脐中央	虚脱，水肿，腹痛，久泄，痢疾，脱肛
中脘	在上腹部，脐中上4寸，前正中线上	呕吐，吞酸，呃逆，胃脘痛，腹胀，泄泻，咳喘痰多，癫狂，痫证，黄疸，失眠，心悸，怔忡
膻中	在胸部，横平第4肋间隙，前正中线上	心悸，胸痛，胸闷，咳喘，气短，乳痈，乳少，呕吐，呃逆

14. 督脉常用腧穴　见表2-20。

表2-20　督脉常用腧穴

穴位名称	定位	主治
长强	尾骨尖下0.5寸，约当尾骨尖端与肛门的中点	泄泻，便血，便秘，痔疾，脱肛，癫狂，痫证
命门	在脊柱区，第2腰椎棘突下凹陷中，后正中线上	尿频，遗尿，阳痿，早泄，遗精，月经不调，赤白带下，泄泻，腰痛，下肢痿痹
大椎	在脊柱区，第7颈椎棘突下凹陷中，后正中线上	热病，骨蒸潮热，疟疾，感冒，咳喘，癫痫，小儿惊风，风疹，痤疮，脊强，头项痛

续表

穴位名称	定位	主治
百会	在头部，前发际正中直上 5 寸	眩晕，头痛，癫狂，痫证，中风，失眠，健忘，久泄，脱肛，阴挺
人中	在面部，人中沟的上 1/3 与中 1/3 交点处	昏迷，晕厥，中风，抽搐，癫狂，痫证，鼻塞，鼻衄，口喝，牙关紧闭，齿痛，唇肿，闪挫腰痛，脊膂强痛，黄疸，消渴

15. 常用经外奇穴　见表 2-21。

表 2-21　常用经外奇穴

穴位名称	定位	主治
四神聪	在头部，百会前后左右旁开各 1 寸，共 4 穴	眩晕，头痛，失眠，健忘，癫狂，痫证
太阳	在头部，眉梢与目外眦之间，向后约一横指的凹陷中	头痛，目疾，面痛，齿痛
夹脊	在脊柱区，第 1 胸椎至第 5 腰椎棘突下两侧，后正中线旁开 0.5 寸，一侧 17 穴，左右共 34 穴	胸 1～胸 5 夹脊穴可治疗肺、心、胸部及上肢疾患，胸 6～胸 12 夹脊穴可治疗脾、胃、肝、胆疾病，腰 1～腰 5 夹脊穴可治疗腰骶、盆腔及下肢病变
四缝	在手指，第 2～5 指掌面的近端指间关节横纹的中央	小儿疳积、百日咳
十宣	手指十指尖端，距指甲游离缘 0.1 寸（指寸），左右共 10 穴	高热，中暑，昏迷，晕厥，癫狂，痫证，咽喉肿痛，指端麻木

自测题

A₁ 型题

1. 中医精气神学说的"精"是指
　　A. 先天之精　　　　B. 水谷之精
　　C. 气、血、津、液　　D. 肾中所藏之精
　　E. 以上都不是

2. 中医精气神学说中"神"的含义是指
　　A. 人体生命活动的主宰
　　B. 人的精神意识
　　C. 人体生命的基本物质
　　D. 人体生命活动的动力
　　E. 以上都不是

3. 在下列相反事物中，不易划分阴阳属性的是
　　A. 反与正　　　B. 上与下　　　C. 动与静
　　D. 明与晦　　　E. 左与右

4. 事物发展过程中的质变属于
　　A. 阴阳对立　　　B. 阴阳互根

　　C. 阴阳消长　　　D. 阴阳转化
　　E. 阴阳制约

5. 属于"阴中之阳"的时间是
　　A. 上午　　　B. 中午　　　C. 下午
　　D. 前半夜　　　E. 后半夜

6. 下列哪项不属于阴阳学说的基本内容
　　A. 阴阳对立制约　B. 阴阳互根互用
　　C. 阴阳相互转化　D. 阴阳俱虚
　　E. 阴阳相互消长

7. 按五行配属关系，哪项属于木
　　A. 心　　　　B. 脾　　　　C. 肝
　　D. 肾　　　　E. 肺

8. "动极镇之以静"主要说明的阴阳关系是
　　A. 阴阳相互转化　　　B. 阴阳互根互用
　　C. 阴阳相互消长　　　D. 阴阳相互对立
　　E. 阴阳相互为用

9. 藏象的基本含义是
    A. 五脏六腑的形象
    B. 内在组织器官的表象
    C. 五脏六腑和奇恒之腑
    D. 内脏及其表现于外的生理病理现象
    E. 以五脏为中心的整体观

10. 心脏的正常搏动，主要依赖于
    A. 心血   B. 心气   C. 心神
    D. 心阴   E 以上都不是

11. 肺主一身之气体现在
    A. 吸入清气   B. 宣发卫气
    C. 生成宗气和调节气机
    D. 助心行血   E. 呼出浊气

12. 脾主运化是指
    A. 运化水液   B. 运化水湿
    C. 运化水谷   D. 运化水谷和水液
    E. 化生血液

13. 肝主疏泄的中心是
    A. 调畅气机   B. 调节情志
    C. 促进脾胃消化   D. 调节性功能
    E. 分泌排泄胆汁

14. 成人牙齿松动，过早脱落，小儿发育迟缓，成人未老先衰的根本原因在于
    A. 心血不足   B. 肺阴不足
    C. 脾气不足   D. 肝血不足
    E. 肾精不足

15. 以下哪种说法是对的
    A. 肾为主水之脏，肺为水之下源
    B. 脾为主水之脏，肺为水之上源
    C. 脾为主水之脏，肝为水之下源
    D. 肺为主水之脏，肾为水之下源
    E. 肾为主水之脏，肺为水之上源

16. 脏与脏之间主要表现为气血关系的是
    A. 心与肺   B. 肺与肝
    C. 脾与肾   D. 肾与肝
    E. 肺与肾

17. 全身"水液"运行的通道是
    A. 肺   B. 脾   C. 肾
    D. 三焦   E. 膀胱

18. "泌别清浊"属于
    A. 胃的生理功能   B. 小肠的生理功能
    C. 大肠的生理功能   D. 膀胱的生理功能
    E. 肾的生理功能

19. "决渎之官"是指
    A. 肾   B. 膀胱   C. 肺
    D. 三焦   E. 脾

20. 具有"受纳腐熟"功能的腑是
    A. 大肠   B. 小肠   C. 胃
    D. 膀胱   E. 肾

21. 大肠的主要生理功能是
    A. 主降浊   B. 主决断   C. 主传导
    D. 主液   E. 主排泄

22. 主升，喜宁静是哪个腑的生理特性
    A. 胃   B. 大肠   C. 小肠
    D. 胆   E. 膀胱

23. 女子胞的主要生理功能是
    A. 主受纳腐熟   B. 产生月经
    C. 受盛化物   D. 泌别清浊
    E. 主二便

24. 禀受于父母的原始生命物质，称为
    A. 生殖之精   B. 先天之精
    C. 后天之精   D. 脏腑之精
    E. 肾精

25. 患儿，女，3岁。囟门未闭，身材矮小，骨骼痿软，行走无力。主要与哪种气的功能减弱有关
    A. 宗气   B. 营气   C. 卫气
    D. 元气   E. 肺气

26. 化生血液的主要物质基础是
    A. 肾精   B. 元气
    C. 脏腑之精   D. 水谷之精
    E. 生殖之精

27. 在机体内，除哪种物质外，其他所有正常的液体都属于津液的范畴
    A. 胃液   B. 肠液   C. 血液
    D. 泪液   E. 唾液

28. 大出血时往往导致气脱，其生理学基础是
    A. 气能生血   B. 气能行血
    C. 气能摄血   D. 血能载气
    E. 血能养气

29. 气外出太过而不能内守，称为
    A. 气滞   B. 气逆   C. 气陷
    D. 气闭   E. 气脱

30. 人体内何为物质新陈代谢的调控与主宰
    A. 心   B. 肾   C. 神
    D. 血   E. 气

31. 谷气与自然界清气相结合而生成的是
    A. 元气   B. 宗气   C. 真气
    D. 卫气   E. 营气

32. "吐下之余,定无完气"的理论根据是
    A. 气能生津   B. 气能行津
    C. 气能摄津   D. 津能载气
    E. 津能生气

33. 下列哪一项不是血液正常运行所必需的条件
    A. 心气充沛   B. 血液充盈
    C. 脉道通畅   D. 三焦通利
    E. 肺肝脾功能正常

34. 经络系统中,与脏腑有直接络属关系的是
    A. 奇经八脉   B. 十二经别
    C. 十五别络   D. 十二经筋
    E. 十二经脉

35. 内踝上八寸处以下,循行于下肢内侧中线的经脉是
    A. 足少阴肾经   B. 足太阴脾经
    C. 足厥阴肝经   D. 足阳明胃经
    E. 足少阳胆经

36. 上达头部巅顶的经脉是
    A. 足少阳胆经   B. 手少阳三焦经
    C. 手太阴肺经   D. 足厥阴肝经
    E. 手少阴心经

37. "头为诸阳之会"是由于
    A. 头居上部,且有阳经分布
    B. 同名的手足三阳经均在头面部交接
    C. 有"阳脉之海"之称的督脉上行于脑
    D. 与阴经相表里的阳经输送气血于脑
    E. 头为五脏六腑精气汇聚之所

38. 下列经脉中,具有表里关系的是
    A. 冲脉与任脉   B. 足阳明与足少阴
    C. 阴维脉与阳维脉   D. 阴跷脉与阳跷脉
    E. 手太阳与手少阴

39. 十二经脉在腹面的分布,由内向外的顺序为
    A. 足阳明经、足少阴经、足太阴经、足厥阴经
    B. 足阳明经、足太阴经、足少阴经、足厥阴经
    C. 足少阴经、足阳明经、足太阴经、足厥阴经
    D. 足少阴经、足阳明经、足厥阴经、足太阴经
    E. 足厥阴经、足阳明经、足少阴经、足太阴经

40. 与月经关系最密切的奇经是
    A. 阴维脉、阳维脉   B. 带脉
    C. 阳跷脉、阴跷脉   D. 任脉
    E. 督脉

41. 奇经八脉中与脑、髓、肾关系密切的是
    A. 带脉   B. 冲脉   C. 任脉
    D. 督脉   E. 阴跷脉

B₁ 型题
    A. 水   B. 火   C. 木
    D. 金   E. 土

42. 五行中具有"从革"特性的是
43. 五行中具有"润下"特性的是

（马秋平　王健红）

第3章

中医护理诊断及辨证防治知识

第1节 病因病机

一、病因

病因指导致人体疾病发生的原因。人体保持正常的生理活动，源于人体的脏腑、经络的生理活动正常，气血阴阳平衡协调，当这种平衡受到破坏，无法自行调节恢复时，就会产生疾病。《三因极一病证方论》提出的"三因学说"，将病因分为"外因""内因""不内外因"。现临床上则把病因分为：外感病因、内伤病因、病理产物病因及其他病因四大类，如图3-1。

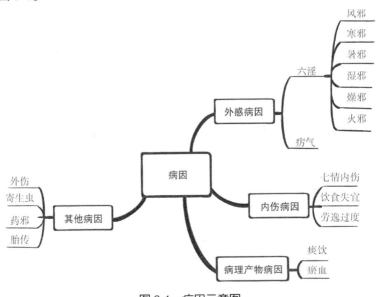

图 3-1 病因示意图

（一）外感病因

外感病因主要包括六淫和疠气。

考点
六淫的概念

考点
六淫致病的共同特点

1. 六淫 即风、寒、暑、湿、燥、火（热）六种外感病邪的总称。正常的情况下，风、寒、暑、湿、燥、火是自然界六种气候变化，称为"六气"。当气候变化异常，即六气发生太过或不及，或非其时而有其气，以及气候变化过于急骤，人体的正气不足，抵抗力下降时，六气则会导致疾病的发生，这种情况下的六气，被称为"六淫"。由脏腑功能失调产生的内风、内寒、内湿、内火、内燥等，属内生五邪，不在这个范畴。

六淫致病的共同特点：①外感性。六淫邪气多从肌表或口鼻入侵人体。②季节性。六淫致病与季节相关。如春季多风病，夏季多暑病，长夏多湿病，秋季多燥病，冬季多寒病等。③地域性。如北方多见寒证、燥证；南方易患热证、湿证。高温环境作业常有燥热或火邪为病等。④相兼性。六淫既可单独侵袭人体，又可以相兼侵犯人体而致病，如风寒感冒等。⑤转化性。在一定的条件下，六淫致病的病性可发生转化。如感受风寒不及时治疗，风寒郁久化热，由表寒证转化为里热证。

六淫的性质及各自的致病特点如下。

（1）风：为春季主气，但四季都有。

风为阳邪，其性开泄，易袭阳位：风具有升散开泄、向上向外的特点。风邪使腠理开泄，表现汗出、恶风等症状。风邪侵袭，常伤及人体上部、外部，引起头痛、项背痛等。

风性善行而数变：风邪致病具有发病迅速、病情变化多端、病位游走、行无定处的特性。如风疹皮肤瘙痒，常发无定处，忽起忽消。

风性主动：风邪侵犯人体可使机体出现动摇不定的症状。常见眩晕、震颤等。

风为百病之长：风邪常是其他病邪的先导。寒、湿、燥、热等邪气常依附于风邪入侵人体。

（2）寒：为冬季主气，亦见于其他季节。

寒为阴邪，易伤阳气：寒具有寒凉性，侵袭人体可见恶寒、脘腹冷痛等。

寒性凝滞主痛：寒邪使气血运行不畅或凝滞，经脉阻塞不通，引起疼痛。

寒性收引：寒邪侵犯机体时可使腠理闭塞，血脉收缩，筋脉拘挛。如寒邪侵犯关节，出现关节屈伸不利、疼痛等。

（3）暑：为夏季主气。

暑为阳邪，其性炎热：暑邪伤人，多出现壮热、烦渴、面赤、大汗、脉洪大等。

暑性升散，伤津耗气：暑邪致人体腠理大开、津液外泄，气随津泄，出现气短乏力、口渴喜冷饮等，甚至突然昏倒、不省人事的"中暑"症状。

暑多夹湿：暑邪常兼夹湿邪一起侵犯人体。可见四肢困倦、头重如裹、纳呆、便溏等。

（4）湿：为长夏之主气，久处潮湿地方也易受湿邪。

湿为阴邪，易阻遏气机，损伤阳气：湿邪侵犯人体，黏滞于脏腑经络，影响气机升降，导致头晕、纳呆、便溏等症。

湿性重浊：机体感受湿邪，多见头重如裹、面垢、身重、四肢困倦、便溏、小便不爽等。

湿性黏滞：湿邪为病，症状多黏滞不爽。如大便黏滞不爽、小便不畅、苔腻等，病情多缠绵难愈。

湿性趋下，易袭阴位：湿性像水，具有趋下的特性。湿邪致病，病位以腰以下为多见。如下肢水肿、阴囊湿疹等。

（5）燥：为秋季主气，燥邪有温燥、凉燥之分。

燥性干涩，易伤津液：燥邪最易耗伤津液，出现口鼻干燥、咽干口渴、皮肤干涩、皲裂，毛发干枯，小便短少，大便干结等。

燥易伤肺：燥邪伤人多由口鼻入，最易伤肺，多见干咳少痰，或痰黏难咯，痰中带血，咽干鼻燥等症。

考点

六淫的性质及各自致病特点

（6）火（热）：为夏季主气，热之极为火。火与热常并称。

火（热）为阳邪，其性炎上：火（热）伤人多在上部，如目赤肿痛、咽痛、口舌生疮等；还可扰乱神明，出现神昏、心烦、失眠等。

火（热）易耗气伤津：火（热）使腠理开泄，汗出过多伤津，可见口渴多饮、神疲、气短、乏力等。

火（热）易扰乱心神：心主血脉、藏神，火（热）邪入于营血，易影响心神，出现烦躁、失眠、神昏等。

火（热）易生风动血：火（热）伤津，筋脉失养，出现抽搐、两目上视、颈项强直或角弓反张等。火（热）入营，迫血妄行，引起如吐血、衄血等。

火（热）易致肿疡：火（热）盛肉腐，皮肤易发痈肿疮疡。

考点
疠气的概念和致病特点

2. 疠气　是一类具有强烈传染性、致病性的外邪，又称为"疫疠""疫毒"等。疠气多由口鼻入侵致病，也可由饮食、蚊虫叮咬、虫兽咬伤、皮肤接触等途径传染发病。疠气的致病特点：发病急骤，病情危笃；一气一病，症状相似；传染性强，易于流行。疠气所致疫病有大头瘟、白喉、霍乱、鼠疫、登革热等。疠气形成与流行，多与气候因素、环境和饮食卫生、预防和隔离工作、社会因素相关。

案例 3-1

刘先生，31 岁，2019 年 8 月初从柬埔寨打工回国后，在家出现了持续发热、浑身酸痛 3 天，到当地传染病医院检查后确诊为登革热。经过规范的对症治疗，大约 1 周后，刘先生痊愈出院。出院前刘先生复查达到出院标准后，才被准许出院。

问题：1. 运用中医知识分析登革热的病因属于哪类病因？
　　　2. 如何预防该病？

（二）内伤病因

与外感病因相对而言，内伤病因来自人体内部致病因素，直接伤及脏腑而致病，主要包括七情内伤、饮食失宜、劳逸失度等。

考点
七情内伤的概念

1. 七情内伤　七情即喜、怒、忧、思、悲、恐、惊七种正常的情志变化，是人体对客观事物的不同反应，一般不会致病。只有突然、强烈或长期持久的情志刺激，超过人体自身的调适范围，使人体气机紊乱、气血失调，脏腑功能失常，才会导致疾病的发生。这是引起内伤病的主要致病因素之一，故称"七情内伤"。

考点
七情的致病特点

七情的致病特点如下。

（1）影响脏腑气机：七情异常会使脏腑气机紊乱，升降出入失常，包括：①怒则气上；②喜则气缓；③悲则气消；④恐则气下；⑤惊则气乱；⑥思则气结。

（2）直接伤及内脏：七情过激可直接影响脏腑的生理功能，如"怒伤肝""喜伤心""思伤脾""忧伤肺""恐伤肾"。

（3）影响病情趋势变化：情志异常波动，可使病情加重，或迅速恶化。

2. 饮食失宜　可损伤脾胃，随之又可变生他邪产生疾病。

（1）饮食不节：包括饥饱失常、饮食规律失常。若食量无节制，过饥过饱，进食的时间不规律，势必损伤胃肠，还会变生他病。大病初愈，滋补过早、过度，可致疾病复发。

（2）饮食不洁：进食不洁净的食物，可引起多种肠胃疾病，出现腹痛、恶心呕吐、腹泻等症，或患寄生虫病；还可引发某些烈性传染病，甚则死亡。

（3）饮食偏嗜：长期饮食偏嗜，可导致人体脏腑、气血、阴阳失调，引发疾病。

3. 劳逸失度　劳逸结合，有助于保持人体健康，长期过劳、过逸可损伤脏腑气血，导致疾病发生。

（1）过度劳累：包括劳力过度、劳神过度和房劳过度三个方面。劳力过度，伤精耗气，导致脏腑功能减退，损伤形体，积劳成疾。劳神过度，用脑太过，耗伤心脾气血，导致心悸、健忘、纳少等。房劳过度，则肾精耗伤，可出现腰膝酸软、精神萎靡、遗精、早泄、月经不调等。

（2）过度安逸：包括体力过逸和脑力过逸。体力过逸，气血运行不畅，脾胃功能减弱，可见纳少、神疲乏力、肢体软弱、肥胖，动则心悸、气喘、汗出等。脑力过逸，用脑过少，精气神衰弱，可见失眠健忘、迟钝，表情淡漠等。

（三）病理产物病因

在疾病过程中，由于脏腑功能失调，气、血、津液代谢失常，机体内会产生病理性产物滞留体内，成为新的致病因素，引起各种新的病理变化。常见的有痰饮、瘀血等。

1. 痰饮　是人体水液代谢障碍所形成的病理产物。质地稠浊的为痰，质地清稀的为饮。咳咯而出，可见的痰液称有形之痰；无形之痰则是指停滞于脏腑、经络等组织中，不见其形、可见其症的未被排出的痰液。痰随气之升降，流行全身，无处不到，从而形成各种复杂的病理变化，而饮则常聚于胃肠、胸胁。痰饮的致病特点如下。

（1）阻滞经脉气血运行：痰饮流窜全身，可使经脉阻滞、气血运行不畅。如痰阻经络，出现肢体麻木，屈伸不利，甚至半身不遂等。

（2）阻滞气机升降出入：痰饮阻遏气机，使脏腑气机升降失常。如痰饮停肺，使肺失宣肃。

（3）易乱神明：痰浊随气上逆，最易蒙蔽清窍，扰乱心神，出现神昏谵语等。

（4）致病广泛、变化多端：痰饮形成后，随气流行，全身无处不到。在机体内停滞的部位不同，其临床表现各有不同。故有"百病皆由痰作祟"之说。

（5）病势缠绵、病程较长：痰饮具有水湿重浊黏腻的特性。因此，痰饮为病缠绵难愈，病程较长。

2. 瘀血　包括凝滞体内的离经之血，以及因血运不畅，阻滞于经脉或脏腑内的血液。瘀血形成多见于血液本身改变，如血热、血寒等。同时，气虚、气滞无法正常推动血液运行，也可导致瘀血。另外，跌打损伤出血也是致使瘀血产生的常见因素之一。

瘀血形成之后，不仅失去了正常血液的濡养作用，还会影响全身或局部血液的运行，产生多种病证。瘀血致病有以下临床表现特点：

（1）刺痛：瘀血阻滞气机，不通则痛，所致疼痛一般多为刺痛，固定不移，拒按。

（2）肿块：瘀血造成血液运行不畅，形成肿块固定不移，在体表色青紫或青黄，在体内为癥积，较硬或有压痛。短期难消。

考点
瘀血的概念

考点
瘀血致病临床表现特点

（3）出血：血色紫暗或夹有瘀血块。

（4）全身症状表现：久瘀不散，阻碍气血运行，影响新血生成，可见面色黧黑，唇甲青紫，肌肤甲错，或皮下紫斑、蜘蛛痣，以及腹壁青筋暴露等，舌质紫暗，或有瘀点、瘀斑，脉细涩或结代。

（5）病位固定，病证繁多：如瘀阻于心，可见心悸、胸闷心痛；瘀阻胞宫，可见少腹疼痛、痛经、闭经、经色紫暗成凝血块等。

（四）其他病因

1. **外伤**　是指因外力或其他外在因素引起人体的损伤，包括枪弹伤、金刃棍棒伤、跌仆损伤、烧烫伤、冻伤、虫兽抓咬伤等。轻者皮肉损伤，重者可损伤筋骨、内脏，甚至引起死亡。

2. **寄生虫**　虫体寄留于人体内，不仅消耗气、血、津液，而且会损伤内脏，导致疾病的产生。由于感染途径及虫体寄生的部位不同，临床表现各异。

3. **药邪**　指因药物加工或使用不当而引起疾病的一类致病因素。药物加工不当，或使用不当（包括用药过量、配伍不当、用法不当等），以及患者不遵医嘱乱服药物或自行滥用补药等，常可导致中毒、过敏，或病情加重、变生他病。

4. **胎传**　指出生前由父母体质或遗传而形成的致病因素，包括胎儿孕育期和分娩时所形成的致病因素。

二、病机

病机，是指疾病发生、发展与转归的机制。尽管疾病的种类繁多，但基本病机主要包括邪正盛衰、阴阳失调、气血津液失常等。

考点
病机的概念

（一）邪正盛衰

正指"正气"，是构成人体和维持人体生理功能的精微物质，具有推动人体生长发育、维持人体正常的机能活动、抵抗外邪和修复机体的作用；邪即"邪气"，泛指各种致病因素。

考点
邪正盛衰与发病

1. **邪正盛衰与发病**　邪正盛衰指在疾病过程中正气与邪气之间相互斗争所发生的盛衰变化。正气是决定发病的主导因素，邪气是疾病发生的重要条件。正邪斗争的胜负决定发病与否。邪气侵袭，若人体正气强盛，胜于邪气，正胜邪负，则病邪难以侵入，或侵入后被及时祛除，机体不发病；反之，邪胜正负，病邪入侵，致使脏腑、经络功能失常，则可导致疾病的发生。

2. **邪正盛衰与疾病转归**　邪正盛衰对于疾病的发展趋势及其转归起着决定性作用。正胜邪退，疾病向好转和痊愈方面转归；正邪相持，疾病缠绵迁延；邪盛正衰，病情加重，向恶化甚至死亡方面转归。正虚邪恋，疾病处于缠绵难愈的状态，由急性转为慢性，或留下某些后遗症，或慢性病持久不愈。邪去正虚，机体处于各项功能有待恢复的状态，多见于重病的恢复期。

3. **邪正盛衰与疾病虚实关系**　实主要指邪气亢盛，而机体的正气也未衰，能积极与邪相搏，正邪斗争剧烈，反应明显，表现出剧烈的、有余的证候。虚主要指正气不足，抗病能力低下，与邪气难以相争，表现出比较衰退和不足的证候。

（二）阴阳失调

阴阳失调，是指机体因各种致病因素的影响，机体的阴阳消长失去相对的平衡，形成阴阳的偏盛、偏衰、互损、格拒、亡失等一系列病理变化。

1. 阴阳偏盛　指人体阴阳双方中某一方出现病理性亢盛状态，属于邪气盛的实证。

（1）阳偏盛：机体以阳邪偏盛为主，属实热证。多是感受温热阳邪，或情志内伤，五志过极而化火，或因气滞、血瘀、痰浊、食积等郁久化热所致。阳邪偏盛，功能亢奋，临床表现多以热、动、燥为特点，因此"阳胜则热"。可见壮热、汗出、烦躁、面红、目赤、舌红、脉数等热象。在出现热象的同时，还会有口渴、小便短赤、大便秘结等阴液损伤不足的症状，即"阳胜则阴病"。

（2）阴偏盛：机体以阴邪偏盛为主，属实寒证。多由感受寒湿，或过食生冷、寒湿中阻等，阳不制阴而导致。阴邪偏盛，临床表现多以寒、静、湿为其特点，因此"阴胜则寒"。机体阴偏盛，则出现寒象，可见面色苍白、形寒肢冷、脘腹冷痛、小便清长、大便溏泻，舌淡脉迟等症。阴寒内盛损伤机体阳气，出现畏寒喜暖、四肢不温、面色白、舌淡胖、脉沉迟无力等症状，即"阴胜则阳病"。

2. 阴阳偏衰　指人体阴阳双方中的一方虚衰不足的病理状态。属于精气夺则虚的虚证。

（1）阳偏衰：即阳虚，指机体以阳气虚损为主。多是由于先天禀赋不足，或后天饮食失养和劳倦内伤，或久病损伤阳气所致。机体阳气虚衰不足、不能制约阴气，温煦功能减弱。"阳虚则阴盛""阳虚则寒"（虚寒），临床表现多见面色白、畏寒肢冷、小便清长、下利清谷、舌淡、脉迟等寒象，并且还见神疲乏力、喜静蜷卧、脉沉无力等。阳偏衰表现的寒是以虚为主的虚寒，而阴偏盛是实寒。

（2）阴偏衰：即阴虚，指机体以阴精不足为主，精、血、津液等物质亏耗，阴不制阳，导致阳相对亢盛，功能虚性亢奋。多由于阳邪伤阴，或因五志过极、化火伤阴，或因久病耗伤阴液所致。"阴虚则阳亢""阴虚则热"（虚热），可见虚烦躁扰、骨蒸潮热、两颧潮红、五心烦热等（虚）热象，又可见形体消瘦、盗汗、咽干口燥、舌红少苔、脉细数无力等。阴偏衰表现的热是以虚为主的虚热，而阳偏盛是实热。

3. 阴阳互损　指在阴或阳任何一方虚损的前提下，随着病变发展，都会影响到相对的一方，即"阳损及阴"，或"阴损及阳"，最终都会发展成为阴阳两虚的病理状态。

4. 阴阳格拒　指在阴或阳偏盛的基础上，阴阳双方互相对立排斥，偏盛的一方居于内，将偏衰的一方格于外，出现真寒假热证或真热假寒证。真寒假热证中阴寒盛于内是本质，因阳热被拒于外，反而表现出热的假象。而真热假寒证恰好相反，表现出寒的假象。

5. 阴阳亡失　指人体阴气或阳气突然大量亡失导致生命危急的状态。亡阳是因阳气突然大量脱失导致机体极端虚弱，表现出大汗淋漓、面色苍白、四肢逆冷、精神萎靡、呼吸微弱、舌淡苔润、脉微欲绝等。亡阴则是由于阴气突然大量丢失，导致机体极端虚弱，表现为汗出黏如油珠、颧红、潮热、四肢温热、烦躁不安、气息粗重、舌干红、脉数疾等。二者都可迅速导致阴阳离决，生命终止。

（三）气血津液失常

气血津液失常指在疾病过程中，由于邪正盛衰或脏腑功能的失调，导致气血津液的不足、运行失常，以及相互之间关系失调的病理变化。

1. 气的失常   包括气虚和气机失常两类。

（1）气虚：指元气耗损，功能失调，脏腑功能衰退，抗病能力下降的病理变化。多是由于气的生成不足或气的过度消耗所致。临床表现精神萎靡、少气懒言、倦怠、四肢无力、自汗、易于感冒、脉弱等。

（2）气机失常：气的升降出入失调而引起的气滞、气逆、气陷、气闭和气脱等病理变化。

气滞，气的流通运行不畅。多因情志不畅，或痰饮、水湿、食积、瘀血等阻滞，造成局部或全身的气机不畅或阻滞，脏腑功能失调。临床可见胀满、疼痛等。

气逆，气的上升太过或下降不及。多由情志所伤，或因饮食不当，外邪入侵，或因痰浊壅阻等所致。气逆最常见于肺、胃和肝等脏腑。肝气上逆，可见头痛头胀、面红目赤、烦躁易怒、咯血、吐血，或壅遏清窍而致昏厥；肺气上逆，则见咳逆、气喘；胃气上逆，可见恶心、呕吐、嗳气、呃逆等。

气陷，气的上升不足或下降太过，气虚升举无力。因素体虚弱，久病耗伤或思虑劳伤过度导致上气不足与中气下陷。脾主升清，脾气虚，升清乏力的情况下，即可导致头目清窍失养，出现头晕、眼花、耳鸣；脾虚升举无力，又会引起某些内脏的下垂，如胃下垂、子宫脱垂等。

气闭，指脏腑、经络气机闭阻不通，不能外出。主要因情志抑郁或巨大的精神创伤，或外邪入侵、痰浊闭阻等所致。气闭可见呼吸困难、面青唇紫、突然昏厥、不省人事等。

气脱，指气不内守而大量外脱。多是因失治误治，或慢性消耗，或因大出血、大汗导致正气骤伤，气不内守而外脱。常见面色苍白、汗出不止、目闭口开、全身瘫软、手撒肢冷、二便失禁、脉微欲绝等危象。

2. 血的失常   包括血虚和血的运行失常。

（1）血虚：指血液不足，濡养功能减退。形成的原因主要是失血过多，新血不生、生成不足，营养不足，或久病不愈、慢性消耗等。临床见神疲乏力、眩晕、心悸、面色淡白或萎黄、唇舌爪甲色淡无华、脉细等。

（2）血的运行失常：包括血瘀和出血。

血瘀，指血行不畅，或血液逸出脉外、停滞成为离经之血。多由气滞、气虚、血热、血寒，或跌闪外伤所致。常见刺痛，肿块，可伴见面目黧黑，肌肤甲错，唇舌紫暗或舌上有瘀点、瘀斑，脉涩等。

出血，指血行不循常道，溢出脉外。常见病因有火热迫血妄行、气虚失摄和脉络损伤。表现为各种出血证，如鼻衄、便血、尿血等。

3. 津液的失常   指津液不足或输布、排泄失常。

（1）津液不足：指津液亏虚，导致脏腑、孔窍、皮毛，失于濡养。多由津液生成不足或热邪伤津，或多汗、吐泻、多尿、失血，或过用、误用辛燥之剂等引起津液耗伤，或久病体虚，脏腑失调所致。津液不足分为伤津和脱液。伤津常表现为口渴，口、鼻、皮肤干燥，尿少便秘等丢失水分症状；热病后期或久病，伤津进一步加重出现脱液，脱液不仅有伤津表现，还出现丢失精微物质的症状，可见形瘦肉脱，肌肤毛发枯槁，甚则手足震颤蠕动等。

（2）津液输布、排泄失常：津液输布失常，指津液在体内环流迟缓，或在体内局部发生滞留不化，水湿内生，形成痰饮的一种病理变化。津液输布障碍的原因很多，涉及肺的宣发和肃降、脾的运化、肝的疏泄、三焦的水道是否通利等各个方面。津液的排泄失常，主要是指津液转化为汗液和尿液的功能减退，而致水液潴留发为水肿的一种病理变化。主要是由于肺和肾的功能减弱所致。津液输布、排泄失常可见口渴、咽干、尿少、水肿、痰饮、便溏、便秘等。

第 2 节　诊　　法

诊法，指望、闻、问、切四种中医诊察和收集病情资料的方法，又称"四诊"。临床诊病时，必须将四诊有机结合起来，才能全面系统真实地了解病情，做出正确的判断，称为"四诊合参"。

考点
四诊概念

一、望诊

望诊是运用视觉对人体进行有目的的观察，以了解健康或疾病状况的方法。进行望诊时需注意：要有充足的自然光线，避免有色光；要有适宜的诊室温度；要充分暴露受检部位。望诊的内容包括全身望诊（望神、色、形态）、局部望诊（望头面、五官、皮肤等）、舌诊（望舌质、舌苔）、望排出物（痰、涕、涎、呕吐物、大便、小便等）、望小儿指纹五个部分。

（一）全身望诊

1. 望神

（1）望神的意义：神是对人体生命活动的外在表现的高度概括。望神就是通过观察人体生命活动的外在表现来判断病情的方法。望神可以了解精气盛衰和形体强弱，判断病情轻重和预后。望神重点在于观察目光、神情、面色和体态。

考点
望神的临床意义

（2）神的表现类型

有神：即"得神"。表现为神志清楚，精力充沛，表情自然，双目灵活，面色荣润，呼吸平稳，反应灵敏，动作自如。表示正气充足，脏腑功能正常，是健康的表现；即使有病也是正气未伤，病轻易治，预后良好。

无神：亦称"失神"。表现为精神萎靡，表情淡漠，两目晦暗，面色无华，呼吸微弱或喘促无力，反应迟钝，动作艰难，甚至神志昏迷，语言错乱，循衣摸床，撮空理线。表明正气大伤，脏腑功能衰败，病重难治，多见于久病、重病之人，预后不良。

少神：亦称"神气不足"。介于有神和无神之间。临床表现为精神不振，两目乏神，面色少华，少气懒言，动作迟缓。表示正气不足，精气已轻度损伤，脏腑功能减弱，多见于素体虚弱者，或病情较轻，或病后恢复期，正气未复原者。

假神：久病、重病之人，突然出现精神好转的虚假表现。即所谓"回光返照"。临床表现为久病重病，本已无神，突然神志转清，言语不休，目光转亮，想见亲人，两颧泛红如妆，突然食欲增加等。表示脏腑精气极度衰竭，阴不敛阳，阴阳即将离决。常是患者临终征兆。

2. **望色**　指通过观察人体面部颜色和光泽来诊断病情。面部颜色鲜明、荣润，表明气血未衰，病情轻浅；面色晦暗、枯槁，表明精气受损，病情严重。

（1）常色：是健康人面部的色泽。健康黄种人的面色为微黄透红，明润，含蓄。常色受体质禀赋、季节、职业、情绪、运动等因素影响而有差异。

（2）病色：是疾病状态下面部的色泽。病色分为青、赤、黄、白、黑五种。明润光泽而含蓄的病色为善色，表示病轻，预后好；晦暗枯槁而显露的病色为恶色，表示病重，预后欠佳。

青色：主寒证、痛证、血瘀、惊风。青色说明有气血不通，经脉瘀阻。面色淡青，多为虚寒证；面色青黑，多为实寒证、痛证；面色青灰，口唇青紫，伴心胸憋闷疼痛，为心阳不振，心血瘀阻；小儿高热，见鼻柱、眉间及口唇周围青紫，多属惊风或惊风先兆。

赤色：主热证。赤色是血液充盈皮肤脉络引起。满面通红，为外感实热或脏腑阳盛；两颧潮红如妆，为阴虚阳亢；久病重病，面色苍白，时泛红如妆，游移不定，为戴阳证。

黄色：主脾虚、湿证。黄色是脾虚水湿内蕴的表现。面淡黄无光泽为萎黄，多属脾胃虚弱，气血不足；面黄虚浮为黄胖，多属脾虚湿蕴；面目全身黄为黄疸，黄疸色鲜明如橘皮为阳黄，属湿热熏蒸，黄疸色晦暗如烟熏为阴黄，属寒湿郁阻。

白色：主虚证、寒证、失血证。白色为阳虚气血不足表现。面色白而虚浮，多属阳虚；面色淡白无华，唇舌色淡者，多属血虚或失血证；急性病突见面色苍白，伴冷汗淋漓，多为阳气暴脱。

黑色：主肾虚、寒证、水饮、瘀血。黑色是肾阳虚衰、阴寒水盛、气血凝滞的表现。面黑而暗淡，属肾阳虚证；面黑而干焦，属肾阴虚证；眼眶周围发黑，属肾虚水饮；面色黧黑，肌肤甲错，属瘀血久停。

3. **望形态**

（1）望形体：观察患者的形体强弱、胖瘦及体质类型。

形体强弱：体强则表现为骨骼粗大，胸廓宽厚，肌肉坚实，筋强力壮，皮肤润泽，反映脏腑精气充足，气血旺盛，抗病力强，即使生病预后也较好。体弱则多骨骼细小，胸廓狭窄，肌肉瘦削，筋弱无力，皮肤枯槁，反映脏腑精气不足，气血虚衰，抗病力弱，容易患病，生病后难治，预后较差。

胖瘦：人体宜胖瘦适中，观察胖瘦应结合精神状态和食欲食量等来综合判断。体胖而肉松皮缓，食少乏力者，多见于脾气虚。体瘦乏力，气短懒言，多属后天不足，气血亏虚所致；体瘦多食，多为阴虚火旺。

体质类型：详见第5章体质调护。

（2）望姿态：指观察患者的动静姿态、异常动作。"阳主动，阴主静"。一般地说，喜动者、强者、仰者、伸者、卧时仰面伸足，面常向外者多属阳证、热证、实证；喜静者、弱者、俯者、屈者、卧时蜷缩成团，面常向里者多属阴证、寒证、虚证。

（二）局部望诊

1. 望头面

（1）望头：小儿头形过大或过小，伴智能不全者，多属先天不足，肾精亏损；小儿两额角突出，头顶平坦呈方形者，为方颅，多见于佝偻病。小儿囟门高突，属实证；囟门凹陷，多属虚证；囟门迟闭，多是先天肾气不足，发育不良。大人或小儿头摇不能自主，多为肝风内动或气血虚衰。

（2）望发：发色黑，粗密有光泽，是肾气盛、精血足的表现。发黄干枯，稀疏易落，属精血亏虚；突然片状脱发，为斑秃，属血虚生风；头发易脱，多屑多脂，多为血热化燥或兼痰湿所致；小儿发结如穗，属疳积，为先天不足或后天失养所致；青少年白发，伴腰膝酸软、失眠健忘，多为肾虚。

（3）望面部：面部浮肿，多见于水肿病；腮部漫肿，边缘不显，按之有柔韧感或压痛为痄腮。口眼㖞斜多为中风。

2. 五官

（1）望目：目眦红赤，为心火炽盛；白睛红赤，为肺经风热；目赤肿痛，多属肝经风热；眼睑如卧蚕，为水肿；目眦淡白，为气血不足；白睛发黄，多为黄疸；眼窝凹陷，多为伤津耗液或气血不足；目睛上视、直视或斜视，多为肝风内动；瞳仁散大，多为精气衰竭。小儿睡眠露睛为脾气虚弱。

（2）望耳：耳轮淡白为气血亏虚；耳轮甲错为久病血瘀；耳轮干枯色黑，多属肾精亏耗；小儿耳背有红络、耳根发凉，多为出麻疹的先兆。

（3）望鼻：鼻流清涕，多为外感风寒；鼻流浊涕，多属外感风热；浊涕腥臭，为鼻渊；鼻头色红生粉刺者，是酒渣鼻；鼻翼煽动，呼吸喘促，初病为肺热，久病为肺肾虚衰。

（4）望口唇：唇色红润为正常，淡白为血虚；青紫多是血瘀；红紫多属实热；鲜红为阴虚；口唇干为燥热伤津；口唇糜烂为脾胃积热。口角㖞斜为中风。口开不闭为虚证，牙关紧闭为实证。

（5）望齿、龈：齿干为胃热伤津；齿干如枯骨，为肾阴枯涸；齿松动，根外露，多为肾虚或虚火上炎；齿龈红肿疼痛，为胃火上炎。

（6）望咽喉：咽喉红肿疼痛，甚至有脓点，为肺胃有热；咽部色红，肿痛不甚，是肾水不足，虚火上炎；咽喉有灰白伪膜，不易拭去，重剥出血，为白喉。

3. 望皮肤

（1）色泽形态：大片红肿，色赤如丹，为"丹毒"。皮肤、面目俱黄者为黄疸。全身肌肤肿胀，按之凹陷不起者为水肿；皮肤粗糙如鱼鳞，抚之涩手，为肌肤甲错，血虚、血瘀所致。

（2）斑疹：色深红或青紫，点大成片，平铺于皮肤，抚之不碍手，压之不褪色者为斑；色红，点小如粟米，高出皮肤，抚之碍手，压之褪色者为疹。

（3）痈疽疔疖：是发于皮肤体表有形可征的外科疮疡。皮肤局部红肿热痛，根盘紧束者为痈；漫肿无头，皮色不变，不热少痛者为疽；初起如粟，根硬而深，或麻或痒，顶白痛剧者为疔；形小而圆，红肿热痛不甚，出脓即愈者为疖。

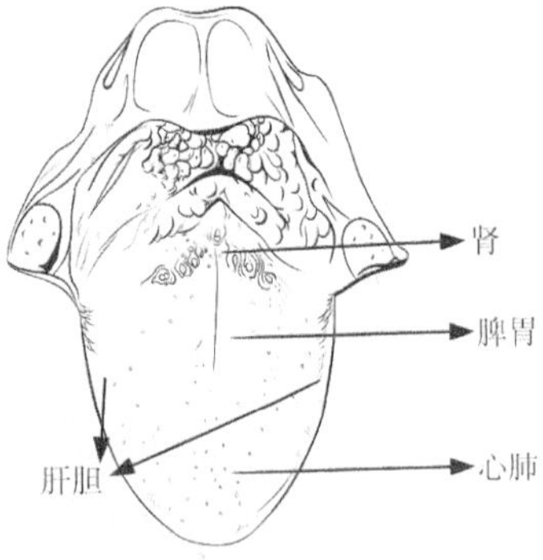

图 3-2　脏腑在舌面的分属部位

（三）舌诊

望舌，又称舌诊，是中医诊法的特色之一，是通过观察患者舌质和舌苔的变化以诊察疾病的方法。正常舌象特征为舌体柔软，活动自如，胖瘦适中，舌色淡红润泽，舌面上附有一层薄薄的、颗粒均匀、干湿适中的白苔，即所谓"淡红舌，薄白苔"。

舌与脏腑存在着密切的联系，通过舌诊可以了解脏腑虚实和病邪性质、轻重与变化。五脏病变反应于舌面，有一定的分布规律，即舌尖属心肺，舌边属肝胆，舌中属脾胃，舌根属肾。脏腑在舌面的分属部位如图3-2。

1. 舌诊的方法及注意事项

（1）望舌的方法：望舌应在白天充足而柔和的自然光线下，患者自然伸舌，舌体放松，舌面平展，充分暴露舌体；按舌尖、舌中、舌边、舌根顺序观察，先看舌质，后看舌苔。

（2）望舌的注意事项：望舌应避免有色光。进食、漱口、进食有色食物或刺激性食物均可影响舌苔。伸舌不可蜷缩，避免伸舌用力太过或时间过久。

考点
舌诊的内
容

2. 舌诊的内容

（1）望舌质：可以了解人体脏腑虚实、气血盛衰。主要观察舌色、舌形、舌态的变化。

望舌色：淡白舌，主虚证、寒证，为阳气虚弱、气血不足的表现。红舌，主热证。全舌鲜红，舌苔黄厚，多为实热证；舌红，少苔或无苔，多为阴虚内热。绛红舌，主热盛。舌绛有苔，为里热炽盛；舌绛，少苔或无苔，或有裂纹，为阴虚火旺；舌绛兼有瘀点、瘀斑，为血热夹瘀。紫舌，主热盛、寒盛、血瘀。青舌，主阴寒证、血瘀证。

望舌形：舌质纹理粗糙，苍老色暗为老舌，多见于实证；舌质纹理细腻，娇嫩色浅为嫩舌，多见于虚证。舌体胖大，色淡，伸舌满口为胖大舌，主水湿痰饮；舌体肿大，不能回缩闭口，称肿大舌，主热郁、中毒；舌体瘦小而薄，主气血两虚、阴虚火旺。舌面裂纹沟处无舌苔覆盖，主阴液亏耗。生来就有较浅的裂纹，裂纹沟有舌苔覆盖为先天性舌裂。舌面乳头增大，高起如刺，状如草莓，主邪热内盛。

望舌态：舌体强硬，屈伸不利，主热陷心包，高热伤津或风痰阻络。舌体震颤不能自主，主肝风内动。吐弄舌，多为心脾有热。舌歪斜，多见于肝风夹痰，中风或中风先兆。萎软，屈伸无力，主阴液亏损或气血亏虚。

（2）望舌苔：察舌苔变化有助于判断胃气强弱、病位深浅、病邪寒热、预后吉凶等。主要观察苔色和苔质的变化。

望苔质：透过舌苔能"见底"为薄苔，不能"见底"为厚苔。薄苔可见于正常人，亦主表证、病轻、疾病初起；厚苔主里证，或内有痰湿、食积，病重，病邪入里。舌苔干湿适中为润苔；舌面水分过多，伸舌欲滴，为滑苔；舌苔干燥无津，甚则干裂，为燥苔。润苔是津液未伤；滑苔主痰饮、水湿；燥苔是体内津液已伤，或输布障碍。苔质颗粒粗大，状如豆腐渣堆积舌面，揩之易去者，称腐苔，常见于食积、痰浊久积不化；苔质颗粒细小致密而黏，刮之难去，称为腻苔，常见于湿浊、痰饮、食积。舌苔部分或完全脱落，称为花剥苔，多为胃之气阴两伤。若舌苔突然全退，舌面光亮如镜，称为镜面舌，为胃阴枯竭、胃气大伤。

望苔色：白苔，主表证、寒证。苔薄白而润，属正常舌苔，或风寒表证；苔薄白而滑，多为外感寒湿；苔薄白而干，多为风热表证；苔白厚腻，多属痰湿、食积。苔白干厚如积粉，常见于瘟疫或内痈。黄苔，主里证、热证。淡黄为热轻，深黄为热重，焦黄为热极。苔薄黄常为风寒化热或外感风热；苔黄腻，为湿热内蕴、痰食阻滞；苔黄燥，为热盛伤津。灰苔，主里热证或寒湿证。苔灰而干燥，为热甚伤津或阴虚火旺；苔灰而润滑，为内有寒湿。黑苔，主里证，热极或寒盛。苔黑而干燥，是热极津枯；苔黑而润滑，是阳虚，阴寒内盛。

（四）望排出物

望排出物是观察患者的分泌物、排泄物和某些排出体外的病理产物的形、色、质、量的变化以诊察病情的方法。总体而言排出物色白、清稀者多属虚证、寒证；色黄、稠浊者多属实证、热证。

1. **望痰**　痰白清稀量多属寒痰。痰黄稠甚则结块属热痰。痰少质黏，难咯出多属燥痰。痰白量多，滑而易咯，多属湿痰。痰中带血，或咯血，属肺热伤络，常见于肺痨、肺癌、支气管扩张等病。痰为脓血或米粥状，多见于肺痈。

2. **望涕**　清涕，为外感风寒；黄浊涕，为外感风热；涕浊、质稠、量多、气腥臭者，多为鼻渊。

3. **望涎**　口流清涎量多为脾胃虚寒。时吐黏涎属脾胃湿热。小儿口角流涎，多为脾虚，亦见于胃热、虫积。

4. **望呕吐物**　呕吐物清稀无臭，为寒邪犯胃；呕吐物秽浊酸臭属邪热犯胃；呕吐酸腐，含未消化食物，多属伤食；呕吐黄绿苦水，多属肝胆郁热或湿热。呕吐暗红血块，夹食物残渣，属胃有积热，或肝火犯胃，热伤胃络。

5. **望大便**　大便清稀如水，为寒湿泄泻。大便黄褐溏黏恶臭，多为湿热泄泻。大便灰白呈陶土色，多见于黄疸。大便燥结如羊屎难排出，为肠燥津伤。大便脓血，赤白相杂，多为下痢。

6. **望小便**　小便清长，为寒证。小便短黄，为热证。小便浑浊如米泔，多因脾虚或湿热下注所致。尿黄赤有砂石，见于石淋患者。尿中带血，热涩刺痛为湿热蕴结下焦的血淋。

（五）望小儿指纹

望小儿指纹指观察小儿示指掌侧前缘部浅表络脉以诊察病情的方法，适用于 3 岁以内小儿。

1. **小儿指纹三关划分**　小儿示指按三指节分为风、气、命三关。第一指节为风关，第二指节为气关，第三指节为命关，见图 3-3。

2. **观察小儿指纹的方法及内容**

（1）望指纹的方法：家长抱小儿向光，用一手握小

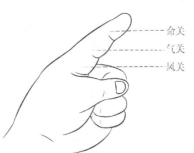

图 3-3　小儿示指三关示意图

儿示指，另一手的拇指在小儿示指掌侧前缘从指尖向指根部（即命关推向风关）直推几次，用力要适中，使指纹显露。

（2）望指纹的内容：正常指纹为隐隐显露于掌指横纹附近，纹色浅红，呈单支且粗细适中。望小儿指纹的要领是"浮沉分表里，色泽辨病性，淡滞定虚实，三关测轻重"。

浮沉：指纹浮而显露，病在表；沉隐不显，病在里。

色泽：指纹偏红，为表寒证；紫红为里热证；淡白为脾虚、疳积；青色为疼痛、惊风；紫黑为病危。

淡滞：指纹浅淡而纤细为虚证、寒证；指纹显现而增粗为实证、热证。

长短与形状：指纹显于风关，提示邪浅病轻；指纹达气关，提示邪深病重；指纹达命关，提示病入脏腑，病情严重。指纹直达指端，称透关射甲，提示病情凶险，预后不良。单支、斜形多病轻；多支、弯曲多病重。

二、闻诊

闻诊是指通过听声音和嗅气味来诊察病情的方法。

（一）听声音

1. 语声 发声高亢有力，多言者，为阳证、实证、热证；发声低微，声音断续，懒言者，为阴证、虚证、寒证。音哑或失声，新病属实证，多是外邪袭肺，肺气不宣；声哑病久属虚证，常是肺肾阴虚，津液不能上承。

2. 语言 语言异常主要与心神有关。神志不清，语无伦次，声高有力者称谵语，多为热扰心神之实证。神志不清，语言重复，断续，声音微弱者为郑声，多属心气大伤之虚证。喃喃自语，见人辄止者为独语；语言错乱，语后自知为错语；独语、错语多为心气不足或痰气蒙心，常见于癫病、郁证。精神错乱，语无伦次，叫骂，登高而歌者为狂言，多为痰火扰心或热入心包，多属阳证、实证，常见于狂病。神清，吐字困难，吐字不清称言謇，因风痰阻络所致，为中风先兆或中风后遗症。

3. 呼吸 气粗为实，气微为虚。呼吸微弱而声低为少气，主诸虚劳损。呼吸短促，不能接续为短气。短气分虚实，虚者为肺气不足，或元气大虚；实者为痰饮、气滞、瘀血等所致。呼吸困难，短促急迫，鼻翼煽动，甚则张口抬肩，难平卧者，为喘。气粗声高，为实喘，属病邪壅肺；声低息微，动则喘甚者，为虚喘，属肺肾亏损。呼吸急促似喘，喉间有哮鸣音者，为哮，内有痰饮，复感外邪引动而发。

4. 咳嗽 有声无痰为咳，有痰无声为嗽，咳声重浊，属实证；咳声无力，声低气怯，属虚证。干咳无痰或痰少而黏，不易咳出，为燥咳；咳声沉闷，痰多易咳，为寒痰或湿痰咳嗽；咳嗽阵作，终止时如鹭鸶叫声，为顿咳，又称百日咳，多见于小儿；咳声如犬吠，伴声音嘶哑，吸气困难，见于白喉。

5. 呕吐 为胃失和降，胃气上逆所致。有声有物为呕，有物无声为吐，有声无物为干呕。呕声低微无力，吐势徐缓，多属虚证、寒证；呕声响亮有力，吐势较猛，多属实证、热证。

6. 嗳气、呃逆与太息 嗳气俗称"打嗝"，嗳气酸腐，多为宿食内停；嗳气频作而响亮，发作随情志变化而增减者，多为肝气犯胃；嗳气低沉断续，伴食欲差，多为脾胃气虚。呃逆俗称"打呃"，呃声高亢连续，多为实热，反之，呃声低沉无力，良久一作，多为虚寒。太息指患者因胸闷不舒而发出的叹息声，为肝气郁结的表现。

（二）嗅气味

嗅气味包括嗅躯体气味及病室气味。气味酸腐臭秽，多为实证、热证；气味带腥味多为虚证、寒证。口气臭秽者，多属胃热；口气酸臭者，多是伤食；口气腐臭，是牙疮或内痈。大便酸臭，多为宿食或肠胃积热；小便臊臭，多为湿热下注；若病室中闻到有血腥味，多为失血；有腐臭气味，多为疮疡；有尿臊气味，多见于水肿晚期；有烂苹果气味，可见于消渴重症。

三、问诊

问诊，为"诊病之要领，临证之首务"，是医者对患者或陪诊者进行有目的地询问，以了解病情、诊察疾病的方法。通过问诊医者可以搜集到患者既往史、生活习惯、居住环境等望诊、闻诊、切诊不能获得的信息。问诊获得的病情资料有助于分析病情、判断病位、辨别证候，为诊断、治疗和制订护理计划提供依据。

（一）问诊的方法及注意事项

问诊时对患者的态度既要严肃认真，又要和蔼可亲。语言要通俗易懂，切忌使用医学术语。根据患者感到最痛苦的症状和体征，有目的有步骤地进行询问，既要抓住重点，又要仔细全面，收集有关临床资料，明确诊断。询问中要避免带主观意愿去暗示或套问患者，影响诊断的正确性。对危急患者应抓住重点询问，不必面面俱到，以便迅速抢救。

（二）问诊的内容

问诊的内容包括一般情况，患者的主要痛苦，疾病的起始、发展、诊治经过，现在症状，其他与疾病有关的既往史，个人生活史等。此处仅就问现在症状进行详细叙述。

现在症状是问诊的主体内容，也是医者诊病、辨证的主要依据。问现在症状的内容初学者可参考张景岳的《十问歌》，即"一问寒热二问汗，三问头身四问便，五问饮食六胸腹，七聋八渴俱当辨，九问旧病十问因，再兼服药参机变，妇女尤必问经期，迟速闭崩皆可见，再添片语告儿科，天花麻疹全占验"。

1. **问寒热**　通过问寒热，可辨别疾病的性质、部位和人体阴阳盛衰变化等情况。

（1）恶寒发热：指恶寒与发热同时出现，多见于外感表证。若恶寒重，发热轻，身痛无汗，为表寒证；发热重，恶寒轻，面红口渴等，为表热证；发热轻，恶风，汗出，为表虚证。

（2）但寒不热：只怕冷，不发热，多为里寒证；久病畏寒，为里虚寒证。

（3）但热不寒：只发热，不怕冷，或反恶热，多属里热证，可分为壮热、微热、潮热三种类型。高热（体温在 39℃ 以上）持续不退，称为壮热，属里实热证。热度不高（体温不超过 38℃），或仅自觉发热而体温正常，称为微热，常见于久病之阴虚或气虚者。像潮汐般定时发热或定时热甚，称为潮热。潮热分阳明腑实证、湿温病和阴虚证。热势较高，下午 3～5 时更甚，多属阳明腑实证；午后热甚，身热不扬，脘痞身重，苔黄腻多属湿温病。午后或夜间低热，心烦，骨蒸，多属虚证。

（4）寒热往来：指恶寒发热交替发作。发无定时为少阳病；发有定时为疟疾。

2. 问汗　汗是由阳气蒸化津液达于体表而成。

（1）有汗无汗：有汗，恶风发热，为表虚证，或表热证；无汗，恶寒发热，为表实证。里证有汗，见口渴、发热，因里热炽盛，迫津外出所致；里证无汗，因津血亏虚，化汗乏源，或阳虚，无力化汗所致。冷汗淋漓，肢冷脉微为"亡阳"。

（2）汗出时间：自汗指经常日间汗出，活动后尤甚，多见于气虚或阳虚证。盗汗指睡时汗出，醒则汗止，多见于阴虚证。绝汗又称脱汗，指在病情危急的情况下，出现大汗不止的症状，常是亡阳或亡阴的表现。战汗指先恶寒战栗而后汗出的症状，常见于邪正剧烈斗争的阶段，是病变的转折点，汗出热退身凉，疾病向愈；汗出热不退，烦躁脉急，病情恶化。

（3）汗出部位：头部或头颈部汗出较多，多由上焦热盛，中焦湿热上蒸，进食辛辣、热汤或虚阳上越所致。半身汗出，上或下，左或右，仅半身出汗，多见于中风、痿证或截瘫患者。手足心汗出，多为阳气内郁，脾胃湿热或阴虚阳亢；心胸汗多，可见于心脾两虚或心肾不交等证。

3. 问疼痛　主要问疼痛的性质、部位、程度、时间、喜恶等。下面主要介绍问疼痛的性质和部位。

（1）问疼痛性质：痛势较剧，持续不缓，拒按，属实证；痛势较缓，时作时止，喜按，属虚证。灼痛喜凉，痛处发热，遇寒减轻者，属热证；冷痛喜温，痛处不温，遇寒痛剧者，属寒证。疼痛胀满感，属气滞；疼痛如针刺，属瘀血；疼痛剧烈如刀绞，属实邪阻滞或阴寒凝滞；疼痛有沉重感，属湿邪困阻；疼痛隐隐不止，属虚证；疼痛游走不定，属气滞或风胜。

（2）问疼痛的部位：①头痛，前额痛，病在阳明经；头颞或两侧头痛，病在少阳经；枕部连项痛，病在太阳经；巅顶痛，病在厥阴经。凡发病急、病程短、头痛较剧、痛无休止，兼恶寒发热，多为外感；凡病程较长、头痛较缓、时痛时止，常伴眩晕，多为内伤。②胸痛，伴高热，咳喘气粗，多属肺实热证；伴身热，咳吐脓血腥臭痰，为肺痈；伴潮热盗汗，咳痰带血，属肺阴虚证或肺痨；胸痛憋闷，痛引肩背，为胸痹；胸背彻痛如针刺刀绞，面色青灰，脉微欲绝，为真心痛。③胁痛，胁肋胀痛，善太息易怒，属肝郁气滞；胁肋胀痛，身目发黄，属肝胆湿热黄疸；胁肋灼痛，面红目赤，属肝胆火盛；胁肋刺痛，或胁下可触及肿块，固定拒按，属肝血瘀阻。④脘腹痛，胃脘冷痛，得温痛减，为寒邪犯胃；胃脘灼痛，消谷善饥者，为胃火炽盛；胃脘隐痛，喜暖喜按，呕吐清水，属胃阳虚；胃脘灼痛嘈杂，饥不欲食，舌红少苔，属胃阴虚。腹痛：大腹隐痛，喜温喜按，食少便溏，多属脾胃虚寒；小腹胀满而痛，小便频急涩痛，多属膀胱湿热；少腹冷痛拘急，属寒凝肝脉。⑤身痛及四肢痛，身痛兼恶寒发热，多为表证；头身困重，脘腹闷，苔腻，为感受湿邪；久病卧床，周身疼痛，为营血不足，气血不和所致；腰身酸楚，小便清长，为肾阳不足；腰痛重坠，属湿邪过盛；腰痛如锥刺，多为瘀血。四肢关节疼痛，阴雨或天气变化加剧，多为痹证。

4. 问饮食口味

（1）问食欲与食量：消谷善饥，多为胃火炽盛；食少腹胀，便溏乏力，多属脾胃虚弱；食少厌油腻，身目发黄，为肝胆湿热；厌食脘胀，嗳气酸腐，为食滞内停；饥不欲食，胃中嘈杂，为胃阴不足。

（2）问口渴与饮水：口不渴，津液未伤，见于寒证、湿证；口渴，津液已伤，见于燥证、热证。大渴喜冷饮，壮热面赤，为热盛伤津的实热证；口渴多饮，小便量多，多食消瘦，为消渴病。渴不多饮，是轻度伤阴或津液输布障碍表现，见于阴虚、湿热、痰饮、瘀血等。

（3）问口味：口淡无味，为脾胃气虚；口甜而黏腻，为脾胃湿热；口中泛酸，多因肝胃郁热；口苦，属热；口中酸腐，多为食积；口咸，多属肾虚及寒证。

5. **问二便**　主要问排便次数，大小便性状、颜色、气味、便量、时间及排便感受和症状。

（1）问大便：大便秘结，伴腹痛或发热，多属实证、热证；久病、老人、产后便秘，多属津亏血少或气阴两虚。大便溏泄，伴纳呆腹胀，多为脾胃虚弱；腹泻，肛门灼热，小便短赤为热泻；腹泻，腹痛绵绵，腹部冷，为寒泻。黎明前腹痛泄泻，泻后则安，多为脾肾阳虚；腹痛泄泻，泻下酸腐，泻后痛减，属伤食。大便完谷不化，见于命门火衰或脾胃虚寒。大便中夹黏液脓血，里急后重，多见于痢疾。另外，若先便后血，便血紫暗，为脾不统血或瘀血内蕴；先血后便，为痔疮或湿热伤络。肛门下坠感，甚至脱肛，多因中气虚弱或久痢久泻。排便不畅，溏结不调常见于肝气犯脾。

（2）问小便：尿量多，常见于虚寒证及消渴病；尿量少，常见于热盛伤津或水湿内停。小便频数，多属下焦湿热或肾气不固；小便不畅，涩痛，多因湿热下注、瘀血或结石阻滞、肾阳不足所致；小便失禁、余沥不尽或遗尿，多属肾气不固或下焦虚寒。

6. **问睡眠**　不易入睡，心烦多梦，潮热盗汗，腰膝酸软，属心肾不交；睡后易醒，心悸健忘，纳少乏力，属心脾两虚；失眠而夜卧不安，脘闷嗳气腹胀，属食积。困倦嗜睡，伴身重脘闷，属痰湿；饭后困倦易睡，食少纳呆，多由脾气虚弱所致。病后嗜睡，为正气未复。

7. **问经带**

（1）问月经：月经先期，多为气虚或血热；月经后期，多因精血亏虚或邪气阻滞；月经先后不定期，多因肝气郁滞或脾肾虚损。经量多，色红质稠为实证、热证，色淡质稀为气虚证；月经量少，多是血虚或寒凝所致；闭经，多属肝肾不足、气血虚弱或气滞血瘀。经色紫暗夹有血块，多属血瘀。痛经，得温痛减者，多属寒凝或阳虚；经前或经期痛经，多属气滞或血瘀；经期或经后小腹隐痛，多属气血两虚。

（2）问带下：带下量多，色白质稀如清涕，淋漓不断，多属脾肾阳虚，寒湿下注；带下色黄质黏，气味臭秽者，多属湿热下注。

8. **问小儿**　对于小儿除上述相关内容，还需了解出生前后的情况、喂养史、生长发育史、痘疹史、预防接种史、传染病史、父母健康状况及家族遗传病史等，以及发病时有无受惊、伤食、受寒等情况。

四、切诊

切诊，包括脉诊和按诊，是医者通过对患者体表的一定部位进行触、摸、按、压，从而获得辨证资料的一种诊察方法。

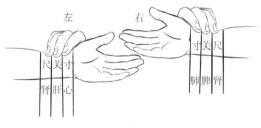

图 3-4 诊脉部位及布指示意图

（一）脉诊

1. 脉诊的部位 切脉分寸、关、尺三部。通常以腕后高骨（桡骨茎突）内侧桡动脉搏动处为关，关前（腕侧）为寸，关后（肘侧）为尺。左寸候心，左关候肝，左尺候肾。右寸候肺，右关候脾，右尺候肾（命门），即左候心肝肾，右候肺脾命。

诊脉部位及布指见图 3-4。

2. 脉诊方法 诊室安静，患者休息片刻，呼吸调匀。取坐位或仰卧位，手臂放平与心脏同一水平，手心向上，在腕关节背部垫上脉枕，医者面对患者，一般来说，以左手切按患者的右手，以右手切按患者的左手。医者先以中指定关部，示指定寸部，环指定尺部，布指疏密合适，要和患者的身长相适应，身高臂长者，布指宜疏，反之布指宜密。三指呈弓形，指端平齐，以指尖与指腹交界处的指目按触脉体。用指轻按在皮肤上为轻取，又称举；用指重按在筋骨间，为沉取，又称按；用不轻不重的指力按在肌肉上称中取。指力从轻到重，从重到轻，左右前后推寻，以寻找脉动最明显的特征，称为寻。切脉每手不少于 1 分钟，以 3 分钟左右为宜。诊脉时，医者的呼吸要自然均匀，用自己一呼一吸的时间去计算患者脉搏的次数，此即平息。一般一息四五至（60～90 次/分）为正常。

3. 正常脉象 亦称平脉、常脉，正常脉象是三部有脉，一息四五至，不浮不沉，不大不小，来去从容，和缓有力，节律一致。正常脉象可因性别、年龄、体格、情绪、劳逸、饮食、季节气候、地理、环境等因素而产生相应的生理性变化。

4. 常见病脉的脉象与临床意义 见表 3-1。

表 3-1 常见病脉的脉象及临床意义简表

脉名	脉象	临床意义
浮脉	轻取即得，重按稍减而不空	表证，虚证
沉脉	轻取不应，重按始得	里证
迟脉	脉来缓慢，一息不足四至（每分钟 60 次以下）	寒证
数脉	脉来急促，一息五至以上（每分钟 90 次以上）	热证
虚脉	三部脉举之无力，按之空虚	虚证
实脉	三部脉举、按皆有力	实证
洪脉	脉体宽大，若波涛汹涌，来盛去衰	热盛
细脉	脉细如线，但应指明显	气血两虚，诸虚劳损
滑脉	往来流利，应指圆滑，如珠走盘	痰饮、食滞、妊娠
涩脉	脉细而迟，往来艰涩不畅，如轻刀刮竹	气滞血瘀，精血不足
弦脉	端直而长，如按琴弦	肝胆病，痛证
紧脉	脉来绷急，状如牵绳转索	寒证，痛证
濡脉	浮而形细势软，重按不显	诸虚证，湿证
促脉	脉来急促，时有一止，止无定数	热盛，气血痰食瘀滞
结脉	脉来迟缓，时而一止，止无定数	阴盛气结，寒痰瘀血
代脉	脉来缓慢，时而一止，止有定数，良久复来	脏气衰，风证，痛证

5. 相兼脉　疾病可由多种致病因素相兼致病，疾病中正邪斗争的形势会不断变化，因而脉象也常是两种或两种以上的脉象相兼出现，为"相兼脉"或"复合脉"。如浮数脉、滑数脉等，这些相兼脉象的所主疾病，一般就是各组成脉象所主疾病的总和。

（二）按诊

1. 按肌肤　身热者，初按其皮肤热甚，久按热反转轻，为表热证；身热皮肤热，久按更热者，为里热证；皮肤凉多为阳虚；肌肤干燥者多为津液不足；肌肤甲错，为内有瘀血；按之凹陷不起者为水肿，随手而起者是气肿。肿物按之坚硬不热尚未成脓；肿物边硬顶软，灼热，重按跳痛，多为有脓。

2. 按脘腹　腹痛按之痛减者为虚证；腹痛拒按者，为实证。腹中肿块推之不移，痛有定处，按之有形，为癥积，病属瘀血；肿块推之可移，痛无定处，聚散不定，为瘕聚，病属气滞。腹满叩之如鼓，小便自利者为气胀；小便不利，推之辘辘有声，为水臌。

3. 按手足　手足俱冷，为阳虚寒盛；手足俱热，多为阴虚或阳盛。手心热，多为内伤发热；手背热，为表证；双足凉，多为阴寒内盛；双足心热，多为阴虚。

4. 按腧穴　病变时腧穴处可触及结节或条索状物，有压痛或敏感反应。如胃病时胃俞穴、足三里穴有压痛。

案例 3-2

患者，女，56 岁，胸闷、心悸、气短 3 年，活动后加剧，入夜不能安睡，面色㿠白，神疲乏力，语声低微，舌淡苔白，脉细弱。

问题： 1. 请按四诊归纳患者的临床表现。

　　　　2. 请判断该病的性质？

第 3 节　辨　　证

辨证论治是中医学的特点和精华，"辨证施护"则是中医对疾病的一种特殊的研究和护理方法。

辨证，就是将通过四诊（望、闻、问、切）收集到的资料、症状和体征综合分析，辨清病因、病位、病性和邪正关系，最终概括判断为何病、何证。

中医的辨证方法有很多，包括八纲辨证、脏腑辨证、气血津液辨证、卫气营血辨证、六经辨证和三焦辨证等，各种辨证方法自有其特点和适应病种，临床常相互为用。

考点
八纲辨证

一、八纲辨证

八纲辨证，即表、里、寒、热、虚、实、阴、阳八纲，是中医辨证的八个纲领。具体而言，是指根据四诊收集到的资料，经过综合分析，辨别疾病位置的深浅、病情性质的寒热、邪正斗争的盛衰和病症类别的阴阳。八纲辨证是最基本的辨证方法，是从各种具体证候的个性中抽象出来的带有普遍规律的共性。因此，八纲辨证也是各种辨证的总纲，广泛应用于临床各科的辨证，内、外、妇、儿、眼、耳、鼻喉等科，均可应用八纲来归纳概括。

（一）表里辨证

表里是辨别疾病病位深浅、病情轻重的一对纲领。它是一个相对的概念，就部位而言，皮毛、肌腠、经络等为表；脏腑、气血、骨髓等则属里。就病势深浅而言，表证，病在肌表，病位轻而病情浅；里证，病在脏腑，则病位深而病情重。通过表里辨证，可以察知病情之轻重，明确病位之深浅，预测病理变化之趋势，明了疾病的演变规律，进而采取更加适宜的治疗和护理措施。

1. 表证 是指六淫、疫疠等外邪经皮毛、口鼻侵入机体，正邪相争于机体浅表部位所表现出来的一系列轻浅证候。多见于外感病初期，具有起病急、病程短、病位浅的特点。

（1）临床表现：恶寒（恶风）、发热、头身疼痛、舌苔薄白、脉浮为主要表现，兼有鼻塞、流涕、咳嗽、喷嚏、咽喉痒痛等症。

（2）辨证要点：以恶寒发热并见，苔薄白、脉浮为主要特征。

2. 里证 是相对于表证而言，泛指疾病部位在内，由脏腑、气血、骨髓等受病所反映的一类证候，具有病位深、病情相对较重的特点。多见于外感病的中、后期或内伤疾病。里证的成因，大致有三种情况：一是表证失治，外邪内传入里，侵犯脏腑所致；二是外邪直接侵犯脏腑而成；三是七情刺激、饮食不节、劳逸过度等因素，损伤脏腑，引起功能失调，气血逆乱而致。

（1）临床表现：里证的范围广泛，涉及寒热虚实、脏腑、气血等，症状繁多，很难说哪几个症状是里证的代表症状，但里证的基本特点是以脏腑症状为主要表现，无新起恶寒发热并见。

（2）辨证要点：无发热恶寒并见，以脏腑证候为主，一般病情重，病程长。

3. 表证和里证的鉴别 见表3-2。

表3-2 表证与里证的主要鉴别点

证型	病程	病位	病势	寒热	舌脉
表证	短	浅	轻	恶寒发热同时并见	舌淡红，苔薄白或薄黄，脉浮
里证	长	深	重	但寒不热或但热不寒	舌象、脉象多有变化

4. 半表半里证 在六经辨证中通常称为少阳病证。是指外邪在由表入里，或里邪透表的过程中，邪正相争，少阳枢机不利，病位处于表里进退变化之中所表现出来的症候。以寒热往来，胸胁苦满，心烦喜呕，默默不欲饮食，口苦，咽干，目眩，脉弦等为特征性表现。

（二）寒热辨证

寒热，是辨别疾病性质的纲领。"阳盛则热，阴盛则寒""阳虚则外寒，阴虚则内寒"，寒热反映了机体阴阳的盛衰。辨别寒热是治疗时使用寒凉药或温热药的重要依据，正所谓"寒者热之""热者寒之"，因此寒热辨证，必须确切无误。

1. 寒证 是感受寒邪或过服生冷寒凉伤及阳气，或阳虚阴盛，机能活动衰减所表现的证候。根据病因、病位的不同，寒证有表寒证、里寒证、实寒证和虚寒证的区别。

（1）临床表现：各类寒证的临床表现不尽相同，常见症候主要有恶寒喜暖，肢冷蜷卧，口淡不渴，痰涎、涕清稀，小便清长，大便稀溏，舌淡苔白润滑，脉迟或紧等。

（2）辨证要点：临床症状以冷、白（淡）、静、润、稀、迟/紧为主要证候特点。

2. **热证**　是感受阳热之邪或阴虚阳亢，脏腑功能活动亢进所表现的症候。根据病因、病位的不同，热证有表热、里热、实热、虚热之别。

（1）临床表现：各类热证的临床表现不尽相同，常见症候主要有发热，恶热喜冷，口渴喜冷饮，面赤，烦躁不宁，痰、涕黄稠，小便短赤，大便干结，舌红苔黄，干燥少津，脉数等。

（2）辨证要点：临床症状以热、黄/赤、燥、稠、数为主要证候特点。

3. **寒证和热证的鉴别**　见表 3-3。

表 3-3　寒证和热证的主要鉴别点

证型	寒热喜恶	面色	口渴	四肢	大便	小便	神态	舌脉
寒证	喜热恶寒	白	否	不温	稀溏	清长	静	舌淡，苔薄润，脉迟
热证	喜寒恶热	红	是	热	干结	短赤	烦躁	舌红，苔黄少津，脉数

（三）虚实辨证

虚实是辨别邪正盛衰的两个纲领。"邪气盛则实，精气夺则虚"。实是指邪气盛实，虚是指正气不足。

1. **虚证**　是对人体正气虚弱、不足所致各种虚弱证候的概括。虚证反映人体正气虚弱、不足而邪气并不明显。虚证可由先天禀赋不足或后天失养或耗损太过所致。

（1）临床表现：人体阴、阳、气、血、津、液、营、卫等皆可有虚证，故虚证的表现极不一致，很难全面概括，其症状总体以"不足、虚弱、衰退"为特点。

（2）辨证要点：临床症状以阴、阳、气、血、津、液、营、卫等呈现出"不足、虚弱、衰退"为主要特点。

2. **实证**　是对人体感受外邪，或体内病理产物蓄积而产生的各种临床证候的病理概括。实证反映体内邪气充盛，停积为主，但正气尚未虚衰，邪正斗争剧烈，表现为有余，强烈，停聚的特点。

（1）临床表现：实证范围广泛，临床表现复杂，难以哪几个症状作为实证代表，一般新起、暴病多为实证，病情急剧者多为实证。

（2）辨证要点：临床症状以"有余、亢盛、停聚"为主要特点。

3. **虚证和实证的鉴别**　见表 3-4。

表 3-4　虚证与实证的主要鉴别点

证型	病程	声息	疼痛	舌象	脉象
虚证	长	声低息微	喜温喜按	舌质嫩，舌苔少	细小无力
实证	短	声高息粗	拒按，按之痛盛	舌质老，舌苔厚	洪大有力

（四）阴阳辨证

由于疾病的性质都可以根据阴阳的特性划分为属阳或属阴，因此，阴、阳辨证是基本的辨证大法，也是八纲辨证的总纲。一般将表证、热证、实证归纳为阳证；将里证、寒证、虚证归纳为阴证。

1. **阴证**　凡符合"阴"的一般属性的证候，称为阴证。如里证、寒证、虚证均属阴证。

（1）临床表现：阴证总体表现出沉静、抑制、衰退、晦暗等特点，如神疲倦怠，肢冷蜷卧，面色暗淡，语声低怯，口淡不渴，大便稀溏，小便清长，舌淡胖嫩，脉沉迟或微弱。

（2）辨证要点：临床症状以里、虚、寒等为临床特征。

2. **阳证**　凡符合"阳"的一般属性的证，称为阳证。如表证、热证、实证均属阳证。

（1）临床表现：阳证总体表现出亢进、躁动、明亮等特点：如心烦不宁，身热面赤，躁动不安，语声高亢，呼吸气粗，口渴欲饮，大便秘结，小便短赤，舌红绛，苔黄干，脉滑数有力。

（2）辨证要点：临床症状以表、实、热等为临床特征。

3. **阴证与阳证的鉴别**　见表3-5。

表3-5　阴证与阳证的主要鉴别点

证型	神态	面色	语声	大便	小便	舌象	脉象
阴证	萎靡	苍白/暗淡	低微	稀溏	清长	淡胖嫩	沉迟或微弱
阳证	烦躁不安	潮红	高亢	秘结	短赤	舌红苔黄	滑数有力

二、脏腑辨证

脏腑辨证，是根据脏腑的生理功能、病变特点，将四诊收集到的症状、体征及有关病情资料，进行归纳分析，进而判断疾病的病因、病机、病位、病性以及正邪盛衰情况的一种辨证方法。脏腑辨证是临床辨证的基本方法，是辨证体系中的重要组成部分。

脏腑辨证，包括脏病辨证、腑病辨证及脏腑兼病辨证。由于脏腑的病变复杂，证候多种多样，本节仅介绍临床常见的一些证候。

（一）心与小肠病辨证

心的病变主要表现为心脏本身及主血脉和主神明功能的失常等，如心悸、怔忡、心痛、失眠、神昏、精神错乱、脉结代或促等症常是心的病变表现。另外，某些舌体病变，如舌尖红、舌痛、舌疮等，亦归属于心的病变。

小肠的病变则主要反映在清浊不分，转输障碍等方面，如小便失常、大便溏泄等。另外，由于心与小肠相表里，心经火热下移于小肠，可出现小便短赤、尿道灼痛等证候。

心的病证有虚实之分。虚证多由先天禀赋不足，或思虑劳神太过，或久病伤心等，导致心气、心阳受损，心阴、心血亏耗；实证多由痰阻、火扰、寒凝、气郁、血瘀等引起。

1. **心气虚证、心阳虚证与心阳暴脱证**　心气虚证，是由于心气不足，鼓动无力，表现为以心悸为主的虚弱证候。心阳虚证，是由于心阳虚衰，鼓动无力，虚寒内生所表现的虚弱证候。本证常由心气虚进一步发展而来。心阳暴脱证，是由于心阳极度衰竭，阳气暴脱所表现的危重证候。本证是心阳虚进一步发展的结果，亦可因寒邪暴伤心阳或贪欲阻塞心窍所致。

（1）临床表现：心气虚证表现为心悸怔忡，胸闷气短，活动后加重，面色淡白，或自汗，舌淡苔白，脉虚。若在上述证候基础上兼见畏寒肢冷，心痛，面色㿠白或面唇青紫，舌淡胖，苔白滑，脉弱或结代，则为心阳虚证。若突然冷汗淋漓，四肢厥冷，呼吸微弱，面色苍白，口唇青紫，神志模糊或昏迷，则是心阳暴脱证的危象。

（2）辨证要点：心气虚证、心阳虚证和心阳暴脱证三种证型都具有心悸怔忡，胸闷气短，活动后加重，自汗等证候特点，但三者之间存在着层层递进，愈趋严重的特点。

2. 心血虚与心阴虚证　心血虚证，是由于心血不足，不能濡养心脏所表现的证候。心阴虚证，是由于心阴不足，不能滋养心脏，虚热内生所表现的证候。以上两种证型常因脾虚生血不足，或久病耗损阴血，或失血过多，或气火内郁，暗耗阴血等因素引起。

（1）临床表现：心血虚证主要表现为心悸，眩晕，失眠多梦，健忘，面色淡白或萎黄，唇舌色淡，脉细弱等症。心阴虚证主要表现为心悸心烦，失眠多梦，五心烦热，午后潮热，盗汗，两颧发红，舌红少津，脉细数。

（2）辨证要点：心悸怔忡，失眠多梦，为心血虚与心阴虚的共有症。在此基础上其兼见证候为血虚不能濡养为主的是心血虚证。若兼见证候为阴虚不能制阳，虚热内生为主的是心阴虚证。

3. 心火亢盛证　是由于心火炽盛，火热上炎所表现的证候。本证多由气郁化火，或外感火热，或过食辛辣火热、温补之品所致。

（1）临床表现：心烦失眠，面赤口渴，溲黄便干，口舌生疮，舌尖红绛，或兼见小便赤、涩、灼、痛，肌肤疮疡，红肿热痛，甚则狂躁谵语，或见吐血衄血。

（2）辨证要点：本证以心、舌、脉等部位出现实热证为临床特征。

4. 心脉痹阻证　是由于瘀血、寒凝、气滞、痰浊等因素痹阻心脉，心脉不通，出现心悸、胸闷、心痛为主的一类证候。常由年高体弱或病久正虚以致瘀阻、痰凝、寒滞、气郁而发作。

（1）临床表现：心悸怔忡，心胸憋闷疼痛，痛引肩背内臂，时发时止。若痛如针刺，并见舌紫暗有瘀斑、瘀点，脉细涩或结代，为瘀血内阻。若痛势剧烈，突然发作，得温痛缓，舌淡苔白，脉沉迟或沉紧，为寒凝内盛。若闷痛为主，并见体胖痰多，身重困倦，苔白腻，脉沉滑，为痰阻心脉。若胀痛为主，且发作与情志有关，兼见胁胀，善太息，舌淡红，苔薄白，脉弦等，为气机郁滞。

（2）辨证要点：本证以心悸怔忡、心胸憋闷疼痛为临床特征。

5. 痰火扰神证　是由于火热痰浊上扰心神，出现神志异常的证候。本证多因情志不畅，气郁化火，灼液成痰，痰火内盛或外感邪热，夹痰内扰心神所致。

（1）临床表现：发热烦躁，面红气粗，目赤口渴，喉间痰鸣，痰黄稠，狂躁妄动，或神昏谵语，或语言错乱，哭笑无常，舌红苔黄腻，脉滑数。

（2）辨证要点：本证以神志异常、痰火内盛的证候为辨证要点。

6. 小肠实热证　是指小肠里热炽盛所表现的证候。多由心火下移小肠所致。

（1）临床表现：心烦口渴，口舌生疮，小便短赤，尿道灼痛，舌红苔黄，脉数。

（2）辨证要点：本证以心火炽盛、小便短赤涩痛为辨证要点。

（二）肺与大肠病辨证

肺的病变主要为气失宣降，肺气上逆，或腠理不固及水液代谢方面的障碍，临床上常出现咳嗽、气喘、胸痛、咯血等症状。

大肠的病变主要是传导功能失常，主要表现为便秘与泄泻。

肺的病证有虚实之分，虚证多见气虚和阴虚，实证多见风寒燥热等邪气侵袭或痰湿阻肺。大肠病证有湿热内侵、津液不足以及阳气亏虚等。

1. 肺气虚证　是由于肺脏机能减弱，其主气、卫外等功能失司所表现的证候。多由久病咳喘，或气的生化不足所致。

（1）临床表现：咳喘无力，气少不足以息，动则益甚，语声低怯，咳痰清稀，面色㿠白，或伴自汗畏风，易于感冒，体倦懒言，舌淡苔白，脉虚弱。

（2）辨证要点：本证以咳喘无力、气虚易感、咳痰清稀等为辨证要点。

2. 肺阴虚证　是指肺阴不足，虚热内生所表现的证候。多由燥热伤肺，或久咳伤阴，或痨虫袭肺，或热病后期阴津耗损所致。

（1）临床表现：干咳无痰，或痰少而黏，不易咳出，口燥咽干，形体消瘦，五心烦热，午后潮热，盗汗，颧红，甚则痰中带血，声音嘶哑，舌红少津，脉细数。

（2）辨证要点：本证以干咳或痰少而黏、阴虚内热之症等为辨证要点。

3. 风寒犯肺证　是由于风寒外邪侵袭于肺，肺卫失宣所表现的证候。多由外感风寒表邪，侵袭肺卫，肺气失宣而致。

（1）临床表现：咳嗽，痰稀色白，鼻塞流清涕，恶寒发热，或见头身疼痛，无汗，苔薄白，脉浮紧。

（2）辨证要点：本证以咳嗽痰稀、风寒表证并见为辨证要点。

4. 风热犯肺证　是由于风热侵袭肺系，肺卫受病所表现的证候。本证多由外感风热表邪，侵袭肺卫，肺失宣降而致。

（1）临床表现：咳嗽，痰稠色黄，鼻塞流黄浊涕，发热，微恶风寒，口干咽痛，舌尖红，苔薄黄，脉浮数。

（2）辨证要点：本证以咳嗽痰黄、风热表证并见为辨证要点。

5. 燥邪犯肺证　是指外界燥邪侵犯肺卫，肺系津液耗损所表现的证候。本证多由感受秋燥，或风温化燥伤津所致。

（1）临床表现：干咳无痰，或痰少而黏，不易咳出，唇、舌、咽、鼻干燥，身热恶寒，无汗或少汗，苔薄而干燥少津，脉浮数。

（2）辨证要点：本证以肺系症状及干燥少津为辨证要点。

6. 痰热壅肺证　是指痰热互结，壅闭于肺，肺失宣降而表现的肺经实热证候。本证多由外邪袭肺，郁而化热，热伤津液，炼液成痰，或素有宿痰，日久化热，痰与热结，壅阻于肺所致。

（1）临床表现：咳嗽，痰多黄稠，胸闷，气喘息粗，甚则鼻翼煽动，或喉中痰鸣，烦躁不安，发热口渴，或咳吐脓血腥臭痰，胸痛，大便秘结，小便短赤，舌红苔黄腻，脉滑数。

（2）辨证要点：本证以咳喘痰多及里实热证并见为辨证要点。

7. 大肠湿热证　是指湿热侵袭大肠所表现的证候。多因感受湿热外邪，或饮食不节等因素引起。

（1）临床表现：腹痛泄泻，或下痢脓血，里急后重，或暴注下泻，色黄而臭，伴见肛门灼热，小便短赤，身热口渴，舌红苔黄腻，脉滑数或濡数。

（2）辨证要点：本证以腹痛泄泻，或下痢脓血，伴湿热证为辨证要点。

（三）脾与胃病辨证

脾的病变主要反映在运化功能的失常和统摄血液功能的障碍，以及水湿潴留，清阳不升等方面，常见腹胀腹痛、腹泻、便溏、出血等症；胃的病变主要反映在饮食不消化，胃失和降，胃气上逆等方面，常见脘痛、呕吐、嗳气、呃逆等症。

脾胃病证皆有虚实之分，脾病以虚证居多，多因饮食、劳倦、思虑过度所伤；胃病以实证居多，多由饮食倍伤，或误食不洁之品，或寒邪、热邪内犯所致。

1. 脾气虚证　是指脾气不足，运化失职所表现的证候。亦称脾失健运证。

（1）临床表现：肢体倦怠，少气懒言，面色萎黄或㿠白，腹胀纳少，饭后尤甚，大便溏薄，形体消瘦或浮肿，舌淡苔白，脉缓弱。

（2）辨证要点：本证以食少腹胀、便溏及气虚证为主要辨证要点。

2. 中气下陷证　是由于脾气亏虚，升举无力而下陷所表现的证候。

（1）临床表现：脘腹重坠作胀，食后尤甚，或便意频数，肛门重坠；或久泄不止，甚或脱肛；或子宫下垂；或小便浑浊如米泔。伴见气短乏力，肢体倦怠，声低懒言，头晕目眩，舌淡苔白，脉弱。

（2）辨证要点：本证以乏力倦怠、气坠、内脏下垂等为辨证要点。

3. 脾阳虚证　是指脾阳虚衰，失于温运，阴寒内生所表现的证候。

（1）临床表现：腹胀纳少，腹中隐痛，喜温喜按，畏寒肢冷，大便溏薄，或肢体浮肿，小便短少，或白带量多质稀，舌淡胖或边有齿痕，苔白滑，脉沉迟无力。

（2）辨证要点：本证以脾虚失运，运化功能减弱与虚寒证并见为辨证要点。

4. 脾不统血证　是指脾气虚弱不能统摄血液，而致血溢脉外所表现的证候。

（1）临床表现：面色无华或萎黄，便血或尿血，或肌衄，齿衄，或女子月经过多，崩漏等。常伴见食少便溏，神疲乏力，少气懒言，舌淡苔白，脉细弱等症。

（2）辨证要点：本证以脾气虚证和出血表现为主要辨证要点。

5. 寒湿困脾证　是由于寒湿内盛，中阳受困而表现的证候。

（1）临床表现：脘腹痞闷胀痛，口腻纳呆，泛恶欲吐，口淡不渴，头身困重，或肢体浮肿，小便短少，或肌肤面目发黄，黄色晦暗如烟熏，或女子白带量多，舌淡胖，苔白腻，脉濡缓或沉细。

（2）辨证要点：本证以脾胃纳运功能障碍及寒湿内盛表现为辨证要点。

6. 胃阴虚证　是指胃阴不足，胃失濡润、和降所表现的证候。

（1）临床表现：胃脘隐隐灼痛，饥不欲食，口燥咽干，或脘痞不舒，或干呕呃逆，大便干结，小便短少，舌红少津，脉细数。

（2）辨证要点：本证以胃失和降，与阴液亏损，失于濡养的表现为辨证要点。

7. 食滞胃脘证　是指饮食停滞胃肠，以脘腹胀满疼痛，呕泻酸馊腐臭等表现为主的证候。

（1）临床表现：脘腹胀满疼痛，拒按，胀闷疼痛，嗳气吞酸或呕吐酸腐食物，吐后胀痛得减，或矢气便溏，泻下物酸腐臭秽，舌苔厚腻，脉滑。

（2）辨证要点：本证以脘腹胀满疼痛、呕吐酸腐为辨证要点。

（四）肝与胆病辨证

肝的病变主要表现在疏泄失常，血不归藏，筋脉不利等方面。由于肝开窍于目，故多种目疾都与肝有关。肝的病变较为广泛和复杂，如胸胁少腹胀痛、窜痛，情志活动异常，头晕胀痛，手足抽搐，肢体震颤，以及目痒，月经不调，睾丸胀痛等，常与肝有关。胆病常见口苦发黄、失眠和胆怯易惊以及消化异常等。

肝的病证有虚实之分，以实证多见，如风阳妄动，肝火炽盛，以及湿热寒邪犯扰等。胆的病证多表现为胆郁痰扰证及肝胆湿热证。

1. 肝阴虚证　是由于肝的阴液亏损，阴不制阳，虚热内扰所表现的证候。多由情志不遂，气郁化火，或慢性疾病、温热病等耗伤肝阴引起。

（1）临床表现：头晕耳鸣，两目干涩，面部烘热，胁肋灼痛，五心烦热，潮热盗汗，口咽干燥，或见手足蠕动，舌红少津，脉弦细数。

（2）辨证要点：本证以头目、筋脉、肝络失于濡养之症，以及阴虚内热的表现为辨证要点。

2. 肝郁气滞证　是由于肝的疏泄功能失常，疏泄不及而致气机郁滞所表现的证候。

（1）临床表现：情志抑郁易怒，或胸闷善太息，或咽部异物感，或颈部瘿瘤，瘰疬，胸胁或少腹胀闷窜痛，妇女可见乳房胀痛，痛经，月经不调，甚则闭经，舌苔薄白，脉弦。病情轻重与情志变化关系密切。

（2）辨证要点：本证以情志抑郁，胸胁或少腹胀痛、窜痛，或妇女月经失调等为辨证要点。

3. 肝火炽盛证　是指肝经火盛，其火上逆，而表现以火热炽盛于上为特征的证候。

（1）临床表现：头晕胀痛，面红目赤，口苦口干，急躁易怒，耳鸣如潮，甚或耳聋，不眠或噩梦，胁肋灼痛，或便秘尿黄，吐血衄血，舌红苔黄，脉弦数。

（2）辨证要点：本证以肝经循行部位表现的实火炽盛症状为辨证要点。

4. 肝阳上亢证　是由于肝肾阴虚，阴不制阳，致使肝阳偏亢上扰所表现的上实下虚证候。

（1）临床表现：头目胀痛，眩晕耳鸣，面红目赤，急躁易怒，失眠多梦，腰膝酸软，头重脚轻，舌红少津，脉弦或弦细数。

（2）辨证要点：本证以头目胀痛、眩晕耳鸣、腰膝酸软、头重脚轻等为辨证要点。

5. 肝风内动证　是指肝阳化风、热极生风、阴虚动风、血虚生风所表现出的证候。

（1）临床表现：以出现眩晕欲仆、震颤、抽搐等具有动摇不定特点为主要表现的证候。临床上因肝阳化风、热极生风、血虚生风等病因不同表现有所不一。

（2）辨证要点：结合患者平素体质、病因、病机和临床证候进行辨证。

6. 肝胆湿热证　是由于湿热蕴结肝胆，疏泄功能失司所表现的证候。多由感受湿热之邪，或偏嗜肥甘厚腻，酿湿生热，或脾胃失健，湿邪内生，郁而化热所致。

（1）临床表现：胁肋胀痛，厌食腹胀，口苦，泛呕，大便不调，小便短赤，或寒热往来，或身目发黄，或阴囊湿疹，或阴部瘙痒，带下色黄秽臭等，舌红苔黄腻，脉弦数或滑数。

（2）辨证要点：本证以胁肋胀痛、厌食腹胀、身目发黄、带下黄臭及湿热内蕴等为辨证要点。

（五）肾与膀胱病辨证

肾的病变以虚证为主，主要反映在生长发育、生殖功能、水液代谢的异常方面，临床常见症状有腰膝酸软而痛，耳鸣耳聋，发白早脱，齿牙动摇，阳痿遗精，精少不育，女子经少经闭，以及水肿，二便异常等。膀胱的病变主要为小便异常及尿液的改变，临床常见尿频、尿急、尿痛、尿闭，以及遗尿、小便失禁等症。

1. 肾阳虚证　是由于肾阳虚衰，温煦失职，气化失权所表现的一类虚寒证候。多由素体阳虚，或年老阳衰，或久病伤肾，或房劳过度等因素引起。

（1）临床表现：精神萎靡，面色㿠白或黧黑，腰膝酸软疼痛，畏寒肢冷，尤以下肢为甚，或男子阳痿、早泄，女子宫寒不孕，或大便稀溏，五更泄泻，或小便频数，清长，夜尿频多，舌淡胖苔白，脉沉弱。

（2）辨证要点：本证以腰膝酸冷，形寒肢冷等虚寒征象伴见生殖功能减退等为辨证要点。

2. 肾阴虚证　是由于肾阴亏损，失于滋养，虚热内生所表现的证候。多由久病伤肾，或温热病消灼肾阴，或过服温燥劫阴之品所致。

（1）临床表现：腰膝酸痛，眩晕耳鸣，失眠多梦，男子遗精早泄，女子经少经闭，或见崩漏，形体消瘦，潮热盗汗，五心烦热，咽干颧红，溲黄便干，舌红少津，脉细数。

（2）辨证要点：本证以腰膝酸痛，眩晕耳鸣，男子遗精，女子月经失调，伴见虚热之象为辨证要点。

3. 肾精不足证　是由于肾精亏损，出现生长发育迟缓，生殖功能低下，早衰等表现的证候。多由禀赋不足，先天发育不良，或后天调养失宜，或房劳过度，或久病伤肾所致。

（1）临床表现：小儿发育迟缓，身材矮小，囟门迟闭，智力和动作迟钝，骨骼痿软。男子精少不育，女子经闭不孕，性功能减退。成人早衰，发脱齿摇，耳鸣耳聋，健忘恍惚，动作迟缓，足痿无力，精神呆钝等。

（2）辨证要点：本证以小儿生长发育迟缓，成人生殖功能低下、早衰等为辨证要点。

4. 肾气不固证　是由于肾气亏虚，封藏固摄功能失职所表现的证候。多由年高肾气亏虚，或年幼肾气未充，或房事过度，或久病伤肾所致。

（1）临床表现：腰膝酸软，神疲乏力，耳鸣，小便频数而清，或尿后余沥不尽，或遗尿失禁，或夜尿频多。男子滑精早泄，女子白带清稀，胎动易滑，舌淡苔白，脉沉弱。

（2）辨证要点：本证以肾或膀胱不能固摄的临床表现为辨证要点。

5. 膀胱湿热证　是湿热蕴结膀胱，气化不利所表现的以小便异常为主的证候。多由感受湿热，或饮食不节，湿热内生，下注膀胱所致。

（1）临床表现：尿频尿急，排尿艰涩，尿道灼痛，尿黄赤短少或尿血，或有砂石，小腹痛胀迫急，或伴见发热，腰酸胀痛，舌红苔黄腻，脉滑数。

（2）辨证要点：本证以尿频尿急，排尿灼痛，伴见湿热征象为辨证要点。

三、气血津液辨证

气血津液辨证，是运用气血津液理论，分析气、血、津液异常反映的各科病证的一种辨证诊病方法。

由于气血津液是脏腑功能活动的物质基础，同时，气血津液的生成及运行又有赖于脏腑的功能活动。在生理上，气血津液和脏腑相互依赖，病理上，必然也将相互影响。因此，气血津液辨证应与脏腑辨证相互参照。

（一）气病辨证

气病，是脏腑经络气机失调的病证。气病临床常见的证候，可概括为气虚、气陷、气滞、气逆四种。

1. **气虚证**　是指元气不足，气的推动、温煦、防御、固摄、气化等功能减退，或脏腑组织的机能活动减退所表现出不足、虚弱的证候。常由久病体虚、劳累过度、年老体弱等因素引起。

（1）临床表现：少气懒言，神疲乏力，头晕目眩，自汗，活动时诸症加剧，舌淡苔白，脉虚无力。

（2）辨证要点：以不足、虚弱的病症特点为主要特征。

2. **气陷证**　是指气虚无力升举，清阳之气下陷的虚弱证候。多由气虚证进一步发展而来，或劳累用力过度，损伤某一脏器所致。

（1）临床表现：头晕目眩，少气倦怠，久痢久泄，腹部有坠胀感，脱肛或子宫脱垂等，舌淡苔白，脉弱。

（2）辨证要点：以气虚证加下坠的病症特点为主要特征。

3. **气滞证**　是人体某一脏腑经络的气机阻滞，运行不畅所表现的证候。多由情志不舒，或感受外邪，或阳气虚弱，温运无力等因素导致气机阻滞而成。

（1）临床表现：胸胁脘腹等部位胀闷、疼痛，部位不固定，症状时轻时重，按之无形。

（2）辨证要点：以胀闷疼痛、痛无定处为主要特征。

4. **气逆证**　是指气的上升太过或下降不及，以致脏腑之气上逆的一种病理状态。多由七情内伤，或饮食失调，或痰浊阻滞等所致。

（1）临床表现：多见肺气上逆、胃气上逆、肝气上逆。如肺气上逆，则见咳嗽、气喘；胃气上逆，则见恶心、呕吐；肝气上逆，则见头痛、眩晕、胸胁胀满、易怒等症。

（2）辨证要点：以症状表现是气机逆而向上为辨证要点。

（二）血病辨证

血的病证表现很多，因病因不同有寒热虚实之别，本节只讲述血虚和血瘀两种临床常见类型。

1. **血虚证**　是指血液亏虚，不能濡养脏腑、经络、组织而表现的虚弱证候。引起血虚的原因很多，或因先天禀赋不足；或因后天脾胃虚弱，生化乏源；或因各种急慢性出血；或思虑过度，暗耗阴血；或瘀血阻络，导致新血生化障碍；或大病、久病，伤精耗气，化血之源枯竭。

（1）临床表现：面白无华或萎黄，唇色爪甲淡白，头晕眼花，心悸失眠，手足发麻，妇女经血量少色淡，经期错后或闭经，舌淡苔白，脉细无力。

（2）辨证要点：以面色、唇甲淡白为主要特征。

2. **血瘀证**　是由于离开血脉的血液，未能及时排出或消散，停聚在某处，或血液运行障碍，壅积于经脉或脏器组织内，呈凝滞状态，进而产生的证候。形成血瘀证的主要原因：跌仆外伤及其他原因造成血液流溢脉外，不能及时排出和消散；气滞引起血运不畅或气虚无力推动血行，以致血脉瘀滞；或寒邪凝滞血脉。

（1）临床表现：痛如针刺刀割，痛有定处，拒按，常在夜间加剧。肿块在体表者，色呈青紫；在腹内者，紧硬推之不移，称为癥积。可见面色黧黑，或肌肤甲错，或唇甲紫暗，或皮下紫斑，或腹部青筋外露，或下肢筋青胀痛等。女子常见经闭。舌质紫暗，或见瘀斑瘀点，脉象细涩。

（2）辨证要点：以疼痛固定、肿块、舌脉改变为主要特征。

（三）津液病辨证

津液病辨证，主要分析、判断疾病中有无津液亏虚或水液停聚的证候存在。

1. **津液亏虚证**　是由于体内津液不足，脏腑、组织、官窍失去津液的滋润濡养和充盈所表现的证候。多由燥热灼伤津液，或因汗、吐、下及失血耗损津液过多等所致。

（1）临床表现：口燥咽干，唇燥而裂，皮肤干枯无泽，渴欲饮水，小便短少黄，大便干结，舌红少津，脉细数。

（2）辨证要点：以各脏腑组织官窍干燥、缺少津液为主要特征。

2. **水液停聚证**　是指水液的输布、排泄失常引起的水液停聚形成病理产物所表现出来的病证。凡外感六淫，内伤脏腑皆可导致本证发生。

（1）临床表现：水肿，或先见于面睑，或先起于下肢，甚或全身皆肿，按之凹陷不起，伴见小便短少，舌苔润滑，脉象濡缓。

（2）辨证要点：以水湿停聚为主要特征。

四、其他辨证

中医在临床诊疗过程中，除八纲辨证、脏腑辨证、气血津液辨证外，还会结合六经辨证、卫气营血辨证和三焦辨证等方法。

（一）六经辨证

六经辨证是将外感病发生发展过程中所表现的与经络、脏腑相关的不同证候，以阴阳为总纲，归纳为三阳病（即阳明病、太阳病、少阳病）、三阴病（即太阴病、厥阴病、少阴病）两大类，分别从正邪斗争关系，病变所居部位，病势进退缓急等方面阐述外感病各阶段的病变特点，并指导治疗的一种辨证方法。六经辨证，要以经络、脏腑病变为病理基础，其中，三阳病以六腑病变为基础，三阴病以五脏病变为基础。

（二）卫气营血辨证

卫气营血辨证是诊治外感温热病的辨证方法，它将外感温热病发展过程中呈现的不同病理阶段，分为卫分证、气分证、营分证、血分证四类，用以说明病位深浅、病情轻重、传变规律，并指导临床治疗。卫分证、气分证、营分证、血分证四类病证在病位上呈现出层层递进的特点，温热病邪由卫分入气分，再入营分、血分，提示病情逐渐加重。卫分证主表，邪在肺与皮毛；气分证主里，并在胸、膈、胃、肠、胆等脏腑；营分证表示邪热已入心营，病在心与包络；血分证则表明邪热已内陷心、肝、肾，将致耗血、动血。

（三）三焦辨证

三焦辨证是外感温热病辨证纲领之一，是清代吴鞠通依据三焦部位所属脏腑组织的不同，将外感温热病的证候归纳为上、中、下三焦病证，用以阐释三焦所属脏腑在温热病过程中的病理变化、证候表现及传变规律，并指导治疗的一种辨证方法。上焦病证主要包括手太阴肺经和手厥阴心包经的病变；中焦病证主要包括手阳明大肠经、足阳明胃经和足太阴脾经的病变；下焦病证主要包括足少阴肾经和足厥阴肝经的病变。

第 4 节　防治（护）原则

考点
预防原则

一、预防

预防，是指采取一定的措施，防止疾病的发生与发展，是"治未病"思想的重要体现，强调"防患于未然"。所谓治未病，可以概括为"未病先防""既病防变"两方面的内容。

（一）未病先防

未病先防，是指在疾病未发生之前，采取各种预防措施，防止疾病的发生。中医学认为，疾病的发生，是正邪斗争的结果。"正气存内，邪不可干"，邪气是导致疾病发生的重要条件，而正气不足是疾病发生的内在原因和依据。通过调养正气和防止病邪侵害，可改变正邪双方的力量，从而达到预防疾病的目的。

1. 提高正气抗邪能力　人体正气的强弱，与体质相关，因此，通过各种方法增强体质，可以提高正气的抗邪能力，并延年益寿。主要包括以下几个方面。

（1）顺应自然：中医认为人与自然界是一个统一的整体，提出了"天人相应"的理论，即天有所变人有所应。自然界的种种变化，都会影响人体的生命活动。随着自然界一年四季变化，人的生理活动也应随之而变化，以顺应自然。正如《灵枢·本神》所言："故智者之养生也，必顺四时而适寒暑……"

（2）调摄情志：人体精神情志活动，与人体的生理、病理变化密切相关。不良的精神情志刺激，可导致人体气机运行障碍，脏腑功能失调而发病，在疾病的过程中，情绪波动或突然的精神刺激，又可导致疾病的复发或加重。因此，避免不良精神因素的刺激和过度的情绪波动，保持乐观的精神、舒畅的心情，对防止疾病的发生及促进健康有着非常重要的积极意义。正如《素问·上古天真论》所言："恬淡虚无，真气从之，精神内守，病安从来。"

（3）起居有常：主要是指人们起居作息、日常生活各方面应有一定的规律并合乎自然界和人体的生理常度，如起居要顺应四时气候变化，注意冷暖，避免受凉。如生活规律破坏，起居失调，则精神紊乱，脏腑功能损坏，身体各组织器官都可产生疾病。

（4）饮食有节：强调饮食必须定时、定量、有规律，避免过饥、过饱、暴饮暴食的饮食习惯。正如《素问·上古天真论》所言："其知道者，法于阴阳，和于术数，饮食有节，起居有常，不妄作劳，故能形与神俱，而尽终其天年，度百岁乃去。"

（5）坚持锻炼：运动可加速血液流通、促进气机调畅、脾胃健运，增强机体的抗病能力，减少或防止疾病的发生。远在春秋战国时期，人们就已用"导引术"和"吐纳术"来防治疾病，汉代华佗创造了"五禽戏"，后又有太极拳、八段锦、易筋经等多种健身方法，可达到增强体质，预防疾病的目的。

2. 防止病邪侵害　病邪是发病的重要条件，因此除了强健体魄，增强体质外，防止病邪的侵害也很重要。因此，应顺时避害，以防止病邪侵犯，避免或减少疫病的流行。如季节变化之时，适时增减衣物，适应寒暑变化，防止六淫侵袭；讲究卫生，保护环境，防止空气、水源和食物的污染；注意患者的消毒隔离，以避其传染。在日常生活中，避免外伤和虫兽伤，及时杀灭狂犬，驱除蚊虫、蛇鼠、虫害等。

（二）既病防变

既病防变，是指疾病已经发生后，应进行早期诊断、早期治疗，防止疾病进一步的发展和传变。既病防变是治疗上的预防措施。但疾病发生后，一般都是由浅入深，并由这一脏腑，传至另一脏腑。所以，疾病发生后，应早期诊断、早期治疗，以防止疾病的发展。《金匮要略》提出："见肝之病，知肝传脾，当先实脾"的传变与防治规律，就是古代医家既病防变法则的具体应用。

1. 早期诊治　疾病初期，病情较轻，正气未衰，早期诊治，可防止病邪深入而加重病情。正如《医学源流论·治法·防微论》中所说："病之始生浅，则易治；久而深入，则难治。"倘若不及时治疗，病邪就会由表入里，病情加重，侵犯内脏，耗伤正气，甚至导致病情危重。因此既病之后，就要争取时间及早诊治，防微杜渐。另外，有些疾病在发作前，会有一些预兆出现，如能及时发现这些预兆，及早进行正确治疗，则可防止疾病进一步恶化。如中风病发病前会有头目眩晕、手指麻木、口眼和肌肉不自主地跳动等预兆，必须重视防治，以免酿成大患。

2. 控制传变　传变，是指脏腑组织病变的转移变化，即由一个脏（腑）传到另一个脏（腑）的过程，又称传化。不同的疾病有不同的传变途径与发展规律。外感热病多按六经传变、卫气营血或三焦传变；内伤杂病多以五行生克制化规律传变及经络传变。在辨证施护中，应根据不同疾病的传变途径与发展规律，做好观察与预防，给予适宜的护理，先安未受邪之地，将疾病控制在早期阶段。

二、治护原则

治护原则，是护理疾病的基本原则，是在整体观念和辨证论治的指导下确定的护理总则。

考点
治护原则

（一）护病求本

标和本，是疾病发生发展过程中各种矛盾的主次关系。一般而言，"本"代表着疾病过程中起主要作用和占重要地位的方面；"标"则代表着疾病过程的"本"所导致或处于次要地位的方面。

1. 急则护标　是指在标病甚急，如不及时处理，可能会危及患者生命或影响本病的治疗时，采用的一种暂时性的护理措施。如大出血患者，不论何种原因所致，均应紧急采取措施，先止血以治标，待血止后，再针对病因以护其本。

2. 缓则护本　是指在病情相对较缓的情况下，针对疾病本质而采取的护理措施。如肺痨患者多为肺肾阴虚之咳嗽，其肺肾阴虚为本，咳嗽是标，此时标病不至于危及生命，护理上应采用滋阴润肺的疗护措施以护其本，待其本（肺肾阴虚）得以纠正后，其标（咳嗽）则自然得以缓解消失，从而达到治愈的目的。

3. 标本同护　是指在标病本病并重，且难分主次缓急时，应标本兼顾同时疗护。如实热内结，阴液耗损所致的便秘，表现为面赤身热，腹满硬痛，大便干结不通，渴喜冷饮，口臭，舌红苔黄燥。标本俱急，应选用具有清热滋阴的方药进行标本兼护，通过清泻内结之实热以存其阴津，滋养耗伤之阴津以通其秘结。

（二）扶正祛邪

任何疾病都是正气与邪气双方相互斗争的过程。邪正斗争的力量盛衰变化，对于疾病的发生、发展和转归，有着重要的影响，邪胜于正则病进，正胜于邪则病退。扶正祛邪的护理原则，就是采取一定的护理措施，改变邪正双方的力量对比变化，使疾病向着痊愈方向转化，从而使机体早日得到康复。

1. 扶正　即扶助正气，提高机体的抗病能力，以祛邪外出，适用于各种虚证。凡能益气、养血、滋阴、壮阳的护理措施均属于扶正法，如指导患者打太极拳、练气功、食疗等护理措施，可增强体质，提高正气，促进患者康复。

2. 祛邪　即祛除体内的邪气，达到邪去正复的目的，适用于各种实证。临床上根据不同病情所采取的清热、发汗、活血、化瘀、涌吐、攻下、消食等护理方法，均属于祛邪法，如热证患者食用凉性食物和采取汤药凉服的护理措施，伤食患者服用山楂片、萝卜等消食理气的食物等。

（三）三因制宜

三因制宜，即因时、因地、因人制宜，根据患者的体质、性别、年龄以及季节气候、地域的不同而制订相适宜的护理措施。由于疾病的发生发展变化受时令气候、地理环境、患者个体因素等影响，因此护理疾病时，要根据当时的季节、环境、人的体质、性别、年龄等具体实际情况，制订适当的护理方案。

1. 因时制宜　即根据不同的季节气候特点来确定适宜的护理原则。不同季节有不同的气候特征，如春季多风、夏季炎热、秋季燥邪为主、冬季寒冷，因此不同季节的治疗护理均需考虑季节气候特点。如同为外感风寒表证，夏季人体腠理疏松，容易汗出，辛温发汗药用量要少，以防汗出过多而耗气伤津，护理应注意观察汗出情况，并重视补充津液，清热降暑；冬季人体腠理致密，辛温发汗药用量可适当增加，以使邪从汗解，并重视防寒保暖，饮食热粥以助汗出等。

2. **因地制宜**　指根据不同的地域环境特点来确定护理措施。不同地区的地理环境、气候变化，对人体的生理活动、病理变化的影响也不同，因此在临床护理上也应作相应的调整。如西北高原地区，气候严寒，人们腠理闭塞，病多风寒，用药以辛温解表为主，如麻黄、桂枝等，且用量较重；东南沿海地域，气候温暖潮湿，人们腠理疏松，病多湿热，清热利湿药可适当重用，如外感风寒，也应以防风、苏叶等辛温发汗力较弱之品，慎用麻黄、桂枝等辛温发汗力较强的解表药。

3. **因人制宜**　指根据患者的年龄、性别、体质、生活习惯和病情等不同因素，制定相应的护理措施。如同一疾病由于患者年龄不同，用药量也不相同，成人要大于儿童；另外，小儿生机旺盛，但脏腑娇嫩，形气未充，寒暖不能自调，饮食不知自节，患病易寒易热、易虚易实，因此，小儿患者应慎用峻攻和补益之法，重视饮食起居护理，加强病情观察。老年人脏腑气血生理功能减退，患病多虚证或虚实夹杂，护理上则重在补虚扶正，饮食宜清淡，注意休息。女子有经、带、胎、产的生理病理特点，所以在治疗护理时，应注意调经、止带；妊娠期间，禁用或慎用峻下、破血、滑利、走窜等伤胎及有毒药物，以防滑胎、堕胎。男子以肾为先天，病理上精气易亏，常有阳痿、早泄、遗精、滑精等病证，治疗护理时以调肾为基础。在体质方面，人体体质有强弱、寒热之偏，体质强壮者，用药剂量可适当偏大，体质虚弱者，用药剂量应适当减轻。阳盛或阴虚之人，慎用温热药物；阳虚或阴盛之人，慎用寒凉药物。

（四）调整阴阳

阴阳失调是疾病的基本病机。调整阴阳，是指纠正疾病过程中机体阴阳的偏盛偏衰，损其有余、补其不足，恢复人体阴阳的相对平衡。

1. **损其有余**　是针对阴阳偏盛的实证而采取的"实则泻之"的护理原则。如阳热亢盛的实热证，根据"热者寒之"的原则，可食用寒凉性的食物以辅助泻热。阴寒内盛的实寒证，根据"寒者热之"的原则，可食用温热性的食物以辅助祛寒。

2. **补其不足**　是针对阴或阳虚损不足的虚证而采取"虚则补之"的护理原则。如阴虚者宜食用养阴生津的食物，阳虚者宜食用温补祛寒的食物，气血亏虚者，宜食用补气养血的食物。

自测题

A₁ 型题

1. 六淫是
   A. 风、寒、暑、湿、燥、火
   B. 内风、内寒、内暑、外湿、外燥、外火
   C. 风、寒、暑、湿、燥、火六种外感病邪的总称
   D. 内风、内寒、内暑、内湿、内燥、内火
   E. 外风、外寒、外暑、外湿、外燥、外火

2. 六淫中性属黏滞的病邪是
   A. 寒邪　　　B. 湿邪　　　C. 燥邪

   D. 火邪　　　E. 风邪

3. 瘀血阻滞引起的疼痛特点是
   A. 隐痛喜按　　　B. 刺痛固定
   C. 走窜胀痛　　　D. 冷痛喜热
   E. 沉重酸痛

4. 患者出现面色苍白、汗出不止、目闭口开、全身瘫软、手撒肢冷、二便失禁、脉微欲绝，属于
   A. 气滞　　　B. 气陷　　　C. 气闭
   D. 气逆　　　E. 气脱

5. 导致痄腮（流行性腮腺炎）的病因是
   A. 食滞　　　　B. 疠气　　　　C. 瘀血
   D. 六淫　　　　E. 痰饮

6. 久重病失神患者突然神志转清，言语不休，目
   光转亮，两颧泛红如妆，欲进饮食，属于
   A. 神志异常　　B. 无神　　　　C. 假神
   D. 有神　　　　E. 神气不足

7. 惊风的面色是
   A. 青色　　　　B. 黄色　　　　C. 白色
   D. 赤色　　　　E. 黑色

8. 舌质红，苔黄腻，多见于
   A. 火热炽盛　　　　　　B. 湿热内蕴
   C. 寒热往来　　　　　　D. 寒湿阻滞
   E. 阳虚水泛

9. 恶寒重，发热轻，无汗出，周身酸痛，属于
   A. 表寒证　　　B. 表热证　　　C. 表虚证
   D. 里寒证　　　E. 里热证

10. 中医脉诊，特征是轻取不应，重按始得的脉
    象是
    A. 浮脉　　　　B. 沉脉　　　　C. 迟脉
    D. 滑脉　　　　E. 弦脉

11. 下列哪项不是阳证的典型表现
    A. 恶寒发热　　B. 便秘腹痛
    C. 烦躁不安　　D. 呼吸气微
    E. 舌红绛

12. 里寒证的表现不包括下列哪项
    A. 口淡不渴　　　　　　B. 舌红苔黄燥
    C. 腹痛呕吐　　　　　　D. 畏寒肢冷
    E. 脉象沉紧

13. 中医治疗/护理原则中属于"治未病"的是

A. 先安未受邪之地　　B. 扶正祛邪
C. 治病治本　　　　　D. 正治反治
E. 顺治从治

14. 以下属于既病防变的是
    A. 顺应自然规律
    B. 重视精神调节
    C. 加强形体锻炼
    D. 见肝之病，知肝传脾，当先实脾
    E. 冬季夜卧早起

A₃ 型题

（15～17 题共用题干）

患者，男，62 岁。近 1 年来出现畏寒肢冷，腰膝为甚，3 个月来出现头晕耳鸣，夜尿频多，舌淡胖，脉沉弱。

15. 应首先考虑的诊断是
    A. 肾阳虚　　　B. 肺阴虚　　　C. 心气虚
    D. 脾气虚　　　E. 肝阴虚

16. 以下护理措施错误的是
    A. 病室应温暖向阳
    B. 应加强运动锻炼身体
    C. 可服用山药茯苓粥
    D. 应保持心情愉快
    E. 夜晚睡前可减少进水

17. 采取中药汤剂治疗，错误的护理措施是
    A. 煎药前应浸泡半小时
    B. 应文火久煎
    C. 应餐前空腹服用
    B. 可用砂锅煎药
    E. 应大火急煎

（王健红　李　敏）

第4章

方药基础知识

第1节 中药基础知识

一、中药的性能

中药的性能，是对中药作用的基本性质和特征的高度概括，是中药理论的核心，其主要内容有四气五味、升降浮沉、归经、毒性等几个方面。

（一）四气五味

1. 四气 又称四性，指药物具有寒、热、温、凉四种不同的药性。这四种药性，是由药物作用于机体所产生的不同反应和所获得的不同疗效而作出的概括性归纳，它与所治疗疾病的属性寒（寒证）、热（热证）是相对而言的。其中，温热和寒凉是彼此相对立的两种药性，温热属阳，在程度上，温次于热；寒凉属阴，凉次于寒。一般，凡具有减轻或消除热证作用的药物，多属寒性或凉性，具有清热泻火、利尿通便、凉血解毒、滋阴除蒸、凉肝息风等作用，常用于热证、阳证；凡具有减轻或消除寒证作用的药物，多属热性或温性，具有温里散寒、暖肝散结、温经通络、补火助阳、回阳救逆等作用，常用于寒证、阴证。

此外，还有一类寒热性质不很明显的药物，因其药性平和、作用较缓，故称为平性药。但仍有偏于微温、微凉的不同，未超出四气的范围故仍称四性，如党参、山药、甘草等。

2. 五味 指药物具有酸、苦、甘、辛、咸五种基本的味道，此外还有淡味和涩味。由于长期以来将涩附于酸，淡附于甘以合五行配属关系，故习称五味。味的确定最初是依据药物的真实滋味，后来随着用药实践的发展，一些药物的作用很难用其滋味来解释，因此采用了以作用推定其味的方法。五味的实际意义，一是标示药物的真实滋味，二是提示药物作用的基本范围。

辛：能散，能行，具有发散、行气、活血等作用，常用于表证、气滞、血瘀等证，如麻黄、木香、川芎等；辛味药多辛散燥烈，容易耗气伤津，因此，气虚，阴津亏损，表虚多汗者不宜用。

一些具有芳香气味的药物往往也标上辛，亦称"辛香之气"。这样，辛就不只是与味觉，而且与嗅觉有关了。芳香药除了能行、能散的特点，还包括辟秽防疫、悦脾开胃、化湿祛浊、通窍止痛、开窍醒神等，常用药物有薄荷、木香、藿香、乳香、麝香等。

甘：能补，能和，能缓，具有补益、和中、缓急止痛的作用，常用于虚证、脾胃不和、拘挛疼痛等证，如党参、甘草等。甘味多滋腻，容易助湿碍脾，脾虚湿滞者慎用。

酸：能收，能涩，具有收敛、固涩的作用，常用于体虚多汗、肺虚久咳、久泻肠滑、遗尿、出血等正虚无邪之滑脱不禁所致诸证，如五味子、乌梅、金樱子等。酸能敛邪，有实邪者不宜用。涩味附于酸，具有收敛固涩的作用，与酸味药功能相似，如龙骨、牡蛎等。但两者也有不同之处，如酸能生津，酸甘化阴等皆是涩味药所不具备的作用。

苦：能泄，能燥，泄指清热泻火、降泄气逆、通泻大便等作用。如栀子可清热泻火，杏仁降逆止咳，大黄则通下泻火。燥即燥湿，用于湿证，苦而温的药物，能燥寒湿，如苍术、厚朴等；苦而寒的药物，能清热燥湿，如黄柏、黄连等。

"苦能坚"的提法源于《黄帝内经》，坚阴是指通过泻火而达到存阴的目的，如黄柏、知母用于肾阴亏而相火亢盛之证。苦燥易伤阴津，阴津不足者不宜用。

咸：能下，能软，具有泻下通便、软坚散结的作用，常用于瘰疬、瘿瘤、燥热便秘等证，如海藻、芒硝、昆布等。

淡：能渗，能利，具有渗湿利尿的作用，多用于治疗水肿、脚气、小便不利等证，如茯苓、猪苓、薏苡仁等。

（二）升降浮沉

升降浮沉，是指药物在人体内的作用趋向性，升是上升，降是下降，浮是向外发散，沉是向内收敛。它是与疾病所表现的趋向性相对而言的。升浮药属阳，主向上、向外，具有升阳、解表、祛风、散寒、催吐、开窍等功效，用于治疗表证、泄泻、脱肛、窍闭神昏等证。凡味属辛、甘、淡，气属温、热，质地轻虚以花、叶、皮、枝等入药者，多属升浮药。沉降药属阴，主向下、向内，具有清热泻火、泻下通便、降逆止呕、止咳平喘、利水渗湿等功效，用于里热证、实热便秘、呕吐、呃逆、喘咳、肝阳上逆，水肿等证。凡味属苦、酸、咸，性属寒、凉，质地重实以种子、果实、矿物、贝壳等入药者，多属沉降药。中药的升降浮沉归类见表 4-1。

表 4-1   中药升降浮沉归类表

类型	病位/病势	性味	药材质地	炮制
升浮药	病位在表或病势下陷	温热、辛甘淡	质轻（花、叶、皮、枝）	酒制、姜制
沉降药	病位在里或病势上逆	寒凉、酸苦咸	质重（种子、果实、矿物、贝壳）	醋制、盐制

药物的升降浮沉特性亦能因不同的炮制或配伍而发生改变，如酒制可升，姜炒则散，醋炒收敛，盐炒下行。如大黄性属沉降，可泻热通便，但经酒炒后，大黄则可清上焦火热。将少量升浮药配伍于大堆沉降药中则药性能随之下降；反之，在大堆升浮药中配少量沉降药，药性也能随之上升。总之，药物的升降浮沉受多种因素的影响，在一定的条件下可以相互转化。

（三）归经

归经，指药物对于机体某部分的选择性作用，即某药主要对某经（脏腑及其经络）或某几经发生明显的作用，而对其他经作用较小或没有作用。药物归经不同，其治疗作用也不同。临床可根据疾病的具体表现，通过辨证确定病变所在脏腑经络，按照归经理论选择适当药物进行治疗。如胃火牙痛可选用石膏、黄连等归属胃经的药物来清泻胃火。

此外，由于脏腑、经络的病变常相互影响，因此，在选用药物时，不能单纯使用归某一经的药物，而应辨证选药，并结合四气五味、升降浮沉的学说，如此方能做到全面准确。

掌握药物的归经理论有助于区别功效相似的药物。如羌活、葛根、白芷、柴胡、吴茱萸、细辛均可治疗头痛，但羌活善治太阳经头痛，葛根、白芷善治阳明经头痛，柴胡善治少阳经头痛，吴茱萸善治厥阴经头痛，细辛善治少阴经头痛。

（四）毒性

药物的毒性，有广义和狭义之说。广义的毒性是指药物的偏性。狭义的毒性是指药物对机体产生的不良影响及损害性。毒性反应与副作用不同，它对人体的危害性较大，甚至危及生命。大多数中药是无毒的，只有少数中药具有毒性。有毒药物的治疗剂量与中毒剂量比较接近，因而治疗用药时安全性低，容易引起中毒反应。

无毒药物安全性较高，但并非绝对不会引起中毒反应，剂量过大或服用时间过长也会产生中毒反应。因而治疗用药时要注意文献记载，结合临床经验和相关中药中毒报道，准确全面掌握中药的毒性，以保证用药安全。

二、中药的基本用法

中药的应用，主要包括药物的配伍、用药禁忌、剂量、煎煮法、服药方法等内容。掌握这些内容，对于充分发挥药物的疗效和确保用药安全有十分重要的意义。

（一）配伍

配伍是指按照病情的不同需要和药物的不同特性，有选择地将两种以上的药物配合使用。《神农本草经》将各种药物的配伍关系归纳为七个方面，称为"七情"。其中，除单行外，其余都是配伍关系。

1. **单行**　即只用一种药物治疗某种疾病。

2. **相须**　即两种功效类似的药物配合应用，可增强其原有疗效。如石膏配知母，其清热泻火作用增强。

3. **相使**　即以一种药物为主，另一药物为辅，两药合用，辅药能提高主药的疗效。如补气利水的黄芪与淡渗利湿的茯苓配合，茯苓能提高黄芪的益气利尿的作用。

4. **相畏**　即一种药物的毒副作用能被另一种药物所抑制。如半夏畏生姜，即生姜可抑制生半夏的毒副作用。

5. **相杀**　即一种药物能够消除另一种药物的毒副作用。如绿豆杀巴豆毒，即绿豆能消除巴豆的毒副作用。相畏和相杀没有质的区别，是统一配伍关系的两种不同提法。

6. **相恶**　即一种药物能破坏另一种药物的功效。如人参恶莱菔子，因莱菔子能削弱人参的补气作用。

7. **相反**　即两药合用后，能产生剧烈的毒副作用。如甘草反甘遂，这两种药物合用能产生毒性，具体可见用药禁忌中"十八反""十九畏"中的药物。

以上配伍关系中，相须、相使可起到协同作用，提高疗效，临床用药时应充分发挥；相畏、相杀能减轻或消除药物的原有毒副作用，在应用毒性或峻烈药时可考虑选用；相

考点
中药的配伍与禁忌

恶具有相互拮抗的作用，会抵消或削弱另一药物的功效；相反则能产生毒性反应或剧烈的副作用，因此，相恶、相反属配伍禁忌。

（二）用药禁忌

用药禁忌指临床用药时，必须注意在某种情况下，不宜使用某些药，或在服用药时不宜吃某些食物等问题，以免发生不良反应或影响疗效。它主要包括配伍禁忌、妊娠用药禁忌、服药饮食禁忌。

1. **配伍禁忌**　指某些药物合用会产生剧烈的毒副作用或降低和破坏药效，即相恶、相反的关系，应避免应用。金元时期将反药概括为"十八反"和"十九畏"，累计 37 种药物。

十八反：乌头反贝母、瓜蒌、半夏、白蔹、白及；甘草反甘遂、大戟、芫花、海藻；藜芦反人参、沙参、丹参、玄参、细辛、芍药。

十九畏：硫黄畏朴硝，水银畏砒霜，狼毒畏密陀僧，巴豆畏牵牛，丁香畏郁金，川乌、草乌畏犀角，牙硝畏三棱，官桂畏赤石脂，人参畏五灵脂。

2. **妊娠用药禁忌**　凡易对母体、胎儿及产程产生损害的药物，均属妊娠禁忌。根据药物对胎儿损害程度的不同，一般可分为禁用和慎用两大类。禁用药一般毒性强、药性猛，属于绝对禁用，如巴豆、牵牛、水蛭、麝香、莪术、大戟、斑蝥、水银等。慎用药一般包括活血祛瘀、行气破滞、攻下通肠及辛热滑利等药，如桃仁、红花、乳香、没药、大黄、枳实、附子、干姜等。总之，妊娠禁用的药物绝对不能使用，慎用的药物可根据病情的需要斟酌使用。

3. **服药饮食禁忌**　指服药期间对某些食物的禁忌，俗称忌口。一般忌食生冷、辛热、油腻、腥膻、有刺激性的食物。此外，根据病情的不同，饮食禁忌也有所区别，如热性病，应忌食辛辣、油腻、煎炸类食物，以免助热；脾胃虚弱者，忌食油炸、黏腻、寒冷固硬等不易消化食物；疮疡、皮肤病患者，忌食鱼、虾、蟹等腥膻发物和辛辣刺激等食物。

（三）剂量

中药的剂量也称中药的常用量，即中药在临床上应用时的剂量。主要是指单味药的成人内服一日用量；也指方剂中各药物的相对量和制剂的实际服用量。中药的剂量大多以重量单位计算，少数药物也有以数量、容量计算的。目前的计量单位以我国统一使用的公制单位为主。中药剂量的确定，要考虑以下几方面的因素。

1. **根据药物的性味掌握剂量**　剧毒或作用峻烈的药物，应严格控制在安全范围内，从小量开始，逐渐增加，一旦病情好转后，应立即减量或停服，防止过量或蓄积性中毒。此外，质轻、易溶解的花、叶类药物及性味浓厚、作用较强的药物用量宜小；质重，难溶解的矿物介壳类及性味淡薄、作用温和的药物用量宜大。

2. **根据药物的配伍掌握剂量**　单味药使用比其在复方中剂量要大。复方配伍使用，主药用量应比辅药用量大，同样的药物入汤剂要比入丸、散剂的用量大。

3. **根据患者情况掌握剂量**　一般小儿、妇女产后、年老体弱者都应减少用量，成人、体质壮实者用量宜重。对不同年龄的患者，临床用药剂量大体为：6 岁以下小儿用量为成人的 1/4，6～15 岁用量为成人的 1/2，16 岁以上可用成人量。此外病重、病情急、痼疾剂量宜大，病轻、病缓用量宜小。

4. 根据环境气候掌握剂量　要因时、因地制宜，夏季发汗解表药及辛温大热药不宜多用，冬季苦寒降火药用量宜轻。

除毒性药、峻烈药、精制药及某些贵重药外，一般中药常用内服剂量为 5～10g；部分药物常用量较大，剂量为 15～30g，新鲜药物常用量为 30～60g。

（四）中药煎煮法

汤剂是我国应用最早和最广泛的中药剂型，将饮片制成汤剂的过程需要煎煮，而煎煮的好坏及服用方法涉及疗效的发挥和用药安全等问题。历代医家非常重视汤剂的煎煮方法，如明代医家李时珍指出："凡服汤药，虽品物专精，修治如法，而煎药者鲁莽造次，水火不良，火候失度，则药亦无功。"因此，我们必须掌握正确的煎药方法。

1. 煎煮器具　煎药的器具很多，但以砂锅、瓦罐、陶瓷罐为佳。因其具有导热均匀、化学性稳定，不易与药物成分发生化学反应，并有保暖等优点。若无陶器，可用搪瓷、不锈钢、玻璃器皿代替，但其传热较快，不利于药物有效成分的析出，且散热亦快。切忌用铜、铁、锡、铝等制成的器具。一方面，铜、铁、锡、铝与药液中的药物成分会发生化学反应，轻则降低疗效，重则产生毒副作用，特别是铁在煎熬过程中，易与药材中所含鞣质、苷类等成分发生化学反应，生成一种不溶于水的鞣酸铁及其他成分，使药液变黑变绿，药味又涩又腥；另外药材中所含多数是生物碱，铁和鞣质等发生了化学反应，造成了鞣质的损失，从而影响了生物碱的利用，降低有效成分的浸出和疗效，甚至改变药物性能，危害人体。

2. 煎煮用水　一般认为新鲜清洁的自来水、河水、湖水、井水、池塘水等都可以作为煎煮用水，而混浊、腐臭及被工业污染严重的水绝不能作煎煮用水；经过反复煮沸或放置热水瓶中较久的水，也不能作为煎药用水。

煎药的用水量，直接关系到治疗效果。根据实际推算，加水量应为饮片吸水量、煎煮过程中蒸发量及煎煮后所需药液量的总和。实际操作时加水量很难做到精确，但至少应根据饮片质地疏密、吸水性能及煎煮时间长短确定加水多少。一般第一煎加水至超过药面 3～5cm 为宜，第二煎加水至超过药面 2～3cm 为宜。质地坚硬、黏稠或需久煎的药物加水量可略多；质地疏松，或有效成分容易挥发，煎煮时间较短的药物，则加水量可略少，水面淹没药物即可。

3. 煎前浸泡　中药饮片煎煮前的浸泡，既利于有效成分的充分溶出，又可缩短煎煮时间，避免因煎煮时间过长，导致部分有效成分耗损、破坏过多。提前浸泡的时间，一般以 30～60 分钟为宜，以种子、果实为主的药物可延长。夏季气温高，浸泡的时间可短些，以免腐败变质；冬季气温低，浸泡时间稍长。浸泡药材的用水，以常温或温水（25～50℃）为宜，忌用沸开水。一般不用水洗药，避免有效成分散失。

4. 煎煮火候　火候是指火力的大小与火势急慢。急火又称武火，慢火又称文火。煎煮火候的控制，主要取决于药物的性质和质地。一般药宜先武火后文火，即未沸前用大火，沸后用小火保持微沸状态，以免药汁溢出或过快熬干。

5. 煎药时间　见表 4-2。

表 4-2　中药煎煮时间表

类型	第一煎于沸后煮	第二煎于沸后煮
一般药	30 分钟	25 分钟
解表药	20 分钟	15 分钟
滋补药	60 分钟	50 分钟

6. 煎煮次数　一剂药一般煎两次。因为煎药时，药物有效成分先溶解于进入细胞组织内的水液中，再通过分子运动扩散到药物外部水中，当药物内部和外部溶液的浓度达到平稳（渗透压平稳）时，有效成分就不再溶解了，这时只有将药液滤出，重新加水煎煮，有效成分才能继续溶解，这样尽可能多地将有效成分煎煮出来。对质地厚重或滋润的补益药等可煎三次或更多。

7. 绞渣取汁　药液滤出后，可将药渣用双层纱布或透水性能较好的原色棉布包好，待稍凉后，加压绞取药渣中所吸附的药液。因为一般药物加水煎煮后都会吸附一定药液，而已溶入药液中的有效成分可能被药渣再吸附，如药渣不经压榨取汁就抛弃，会造成有效成分损失，尤其是一些遇高热有效成分容易损失或破坏而不宜久煎或煎两次的药物，药渣中所含有效成分所占比例会更高。

8. 特殊煎煮法　一般药物可同时入煎，但部分药物由于性质、性能及临床用途、所需煎煮时间不同，入药方法也不同。

先煎：矿物、贝壳类药物如石膏、磁石、石决明、牡蛎等，因其有效成分不易煎出，应先煎 30 分钟左右，再纳入其他药物同煎；毒性大的药物如川乌、草乌、附子、天南星等，久煎可降低毒性，也宜先煎 60 分钟后再入它药同煎，以确保用药安全。

后下：凡气味芳香、借挥发油取效的药物，为防其有效成分挥发，宜在一般药物即将煎好前 10 分钟放入，与其他药同煎，如薄荷、藿香、砂仁、豆蔻、沉香等。大黄、番泻叶等药物甚至可以直接用开水泡服。

包煎：性质黏腻、粉末、有绒毛的药物，为防药液发黏糊锅或刺激咽喉，入药时宜用纱布包裹，如车前子、葶苈子、蒲黄、海金沙、滑石、旋覆花、辛夷等。

另煎：某些贵重药材，应单独煎煮以免有效成分被其他药渣吸附，造成浪费，如人参、西洋参、鹿茸等。可将其切成小片，单味煎煮 2～3 小时，煎好后，单独服用或兑入汤药中同服。

烊化：胶类或黏性强而易溶化的药物应单独溶化后再兑入其他药汁服用，以防糊锅和影响它药有效成分煎出，如阿胶、鹿角胶、饴糖、蜂蜜等。

冲服：有些不耐高温且又难溶于水的贵重药物可研成粉末，或液汁性药材，用煎好的其他药液或开水冲服，如三七粉、珍珠粉、竹沥水等。

煎汤代水：一般体积庞大吸水量较大的药物如丝瓜络、灶心土、金钱草、糯稻根、芦根等宜先与水煎煮，将所得的药汁去滓后再煎它药。

（五）中药的服药方法

口服给药的治疗效果，除受到剂型等因素的影响外，还与服药时间、服药量、服药温度等服药方法有关。

1. 服药时间　适时服药是合理用药的重要方面，具体服药时间应根据胃肠的状况、病情需要及药物特性来确定。

饭前服药：饭前胃中空虚，饭前服药可避免药物与食物混合，药物能迅速入肠中，

考点
中药的服药方法

充分发挥药效。驱虫药、攻下药及其他治疗胃肠道疾病的药物、滋补药宜饭前服。

饭后服药：饭后胃中存有较多食物，饭后服药可减少药物对胃的刺激，故对胃肠道有刺激的药物宜饭后服用，如抗风湿药等；消食药亦宜饭后 1 小时服用，以利充分发挥药效。一般药物，无论饭前或饭后服，服药与进食都应间隔 1 小时左右，以免影响药物与食物的消化吸收与药效的发挥。

睡前服药：常用于安神药、涩精止遗药、缓下药。安神药宜在睡前 30 分钟至 1 小时服用，使药物起效后能起到安眠的效果；涩精止遗药则由于所治疗的遗精遗尿病证多于夜间发生，故亦睡前服用；缓下药由于需要长时间在胃肠道作用，晨起后正好发挥泻下效果。

定时服药：常用于平喘药、截疟药。平喘药和截疟药所治疗的喘咳和疟疾一般发作多有规律性，故宜于发作前 2～3 小时服用，恰好在疾病发作时起效。

提前服药：主治月经不调的药物，尤其是治疗痛经的药物宜在月经前 3～7 天服用，以起到调经作用。

急性病不拘时服。

2. **服药量**　一般疾病服药，每日一剂，每剂分早晚二服或早中晚三服，每服药液量为 200～250ml；病情急重者，可每隔 4 小时左右服药一次，昼夜不停，使药力持续，有利于顿挫病势。应用药力较强的药如发汗药、泻下药时，服药应适可而止，以得汗、得下为度，不必尽剂，以免汗下太过，损伤正气。呕吐患者宜小量频服，因服药量过多可引发或加重呕吐症状。小儿因脏腑娇嫩而不胜药力，应根据要求和年龄酌情减量。

3. **服药温度**　汤药多宜温服。如治寒证用热药，宜于热服。特别是辛温发汗解表药用于外感风寒表实证，不仅药宜热服，服药后还需温覆取汗。治热病所用寒药，如热在胃肠，患者欲冷饮者可凉服；如热在其他脏腑，患者不欲冷饮者，寒药仍以温服为宜。另外，用从治法时，也有热药凉服、凉药热服的服法。

三、中药的基本分类及常用中药

（一）解表药

凡以发散表邪、治疗表证为主要功效的药物，称为解表药。根据解表药的药性及功效主治差异，可分为以下两类。

1. **辛温解表药**　本类药物性味多属辛温，以发散肌表风寒邪气为主要作用。适用于外感风寒表证，症见恶寒发热，无汗或汗出不畅，头身疼痛，鼻塞流涕，口不渴，舌苔薄白，脉浮紧等。常用药物：麻黄、桂枝、荆芥、防风、羌活、细辛、白芷等。

2. **辛凉解表药**　本类药物性味多辛苦而偏寒凉，以发散风热为主要作用，发汗作用较缓和。适用于风热感冒及温病初起邪在卫分，症见发热，微恶风寒，咽干口渴，头痛目赤，舌边尖红，苔薄黄，脉浮数等。常用药物：薄荷、牛蒡子、蝉蜕、桑叶、菊花、葛根、柴胡等。

例：麻黄

性味：辛，微苦，温。归肺、膀胱经。

功效：发汗解表，宣肺平喘，利水消肿。

临床应用：风寒感冒，咳嗽气喘，风水水肿。

使用注意：发汗解表宜生用，止咳平喘多炙用。

（二）清热药

凡以清解里热，治疗里热证为主的药物，称为清热药。本类药物性质寒凉，易伤脾胃，脾胃虚弱者慎用。根据清热药的功效及其主治的差异，可分为以下五类。

1. **清热泻火药**　本类药物性味多苦寒或甘寒，清热力强，治疗火热较盛的病证，主要以清泻气分邪热为主，适用于热病邪入气分，症见高热，口渴，汗出，烦躁，甚或神昏谵语，舌红苔黄，脉洪数实等里热炽盛证。常用药物：石膏、知母、天花粉、栀子、夏枯草等。

2. **清热燥湿药**　本类药物性味苦寒，除清热外，更善燥湿，主要用于湿热证。因湿热所侵肌体部位不同，临床症状各有所异。适用于湿热黄疸、湿热泻痢、湿热带下、湿疹、湿疮等。常用药物：黄芩、黄连、黄柏、龙胆等。

3. **清热解毒药**　本类药物性质寒凉，具有清解火热毒邪的作用。适用于痈肿疮毒、丹毒、瘟毒发斑、咽喉肿痛、热毒下痢、虫蛇咬伤、癌肿以及其他急性热病等。常用药物：金银花、连翘、蒲公英、板蓝根、射干、白头翁、败酱草等。

4. **清热凉血药**　本类药物多苦寒或咸寒，偏入血分以清热，多归心、肝经。主要用于营分、血分等实热证，如热入营分所致舌绛、身热夜甚、心烦不寐、脉细数，甚至神昏谵语、斑疹隐隐，以及其他疾病引起的血热出血证。常用药物：生地黄、玄参、牡丹皮、赤芍等。

5. **清虚热药**　本类药物药性寒凉，主入阴分，可清虚热、退骨蒸。适用于肝肾阴虚所致的骨蒸潮热、午后发热及温热病后期，邪热未尽，阴液耗伤，而致夜热早凉、热退无汗、舌红绛、脉细数等虚热证。常用药物：青蒿、地骨皮、胡黄连、银柴胡等。

例：石膏

性味：甘、辛，大寒。归肺、胃经。

功效：生用，清热泻火，除烦止渴；煅用，敛疮生肌，收湿，止血。

临床应用：温热病气分实热证；肺热喘咳证；胃火牙痛，头痛，实热消渴；溃疡不敛，湿疹瘙痒，水火烫伤，外伤出血。

使用注意：生石膏宜先煎，煅石膏适量研末外用。脾胃虚寒及阴虚内热者忌用。

（三）泻下药

凡能引起腹泻，或滑利大肠，促进排便的药物，称为泻下药。本类药为沉降之品，主归大肠经，主要适用于大便秘结、胃肠积滞、实热内结及水肿停饮等里实证。使用泻下药中的某些作用峻猛或具有毒性的药物时，应中病即止，切勿过量，妇女胎前产后及月经期当忌用。根据泻下药作用的不同，可分为以下三类。

1. **攻下药**　本类药性味多苦寒沉降，有较强的攻下通便、清热泻火作用，适用于大便秘结，燥屎坚结及实热积滞之证。常用药物：大黄、芒硝、番泻叶等。

2. **润下药**　本类药物多为植物种子和种仁，富含油脂，性味甘平，能润滑大肠，促使排便而不致峻泻。适用于年老津枯、产后血虚、热病伤津及失血等所致的肠燥津枯便秘。常用药物：火麻仁、郁李仁、松子仁等。

3. 峻下逐水药　本类药物大多苦寒有毒，药力峻猛，服药后能引起剧烈腹泻，有的兼能利尿，促使体内潴留的水饮通过二便排出体外，消除肿胀。适用于全身水肿，胸腹积液、痰饮喘满等正气未衰之证。常用药物：甘遂、巴豆、牵牛子、芫花、京大戟等。

例：大黄

性味：苦，寒。归脾、胃、大肠、肝、心包经。

功效：泻下攻积，清热泻火，凉血解毒，逐瘀通经。

临床应用：积滞便秘；血热吐衄，目赤咽肿；热毒疮疡，烧烫伤；瘀血诸证；湿热痢疾，黄疸，淋证。

使用注意：本药作用峻猛，易伤正气，若非实证，不宜妄用。

（四）祛风湿药

凡以祛除风寒湿邪，治疗风湿痹证为主的药物，称为祛风湿药。本类药物主要用于风湿痹证之肢体疼痛，关节不利、肿大，筋脉拘挛等症。根据其药性和功效不同，分为以下三类。

1. 祛风寒湿药　本类药物性味多辛苦温，入肝、脾、肾经。有较好的祛风除湿、散寒止痛、通经络等作用，尤以止痛为其特点，适用于风寒湿痹，肢体关节疼痛，筋脉拘挛，痛有定处，遇寒加重等。常用药物：独活、威灵仙、川乌、乌梢蛇、木瓜等。

2. 祛风湿热药　本类药物性味多辛苦寒，入肝、脾、肾经。有良好的祛风除湿、通络止痛、清热消肿之功，适用于风湿热痹，关节红肿热痛等症。常用药物：秦艽、防己、桑枝、雷公藤等。

3. 祛风湿强筋骨药　本类药物主入肝、肾经，除祛风湿外，兼有一定的补肝肾、强筋骨的作用，适用于风湿日久，肝肾虚损，腰膝酸软，脚弱无力等。常用药物：五加皮、桑寄生、狗脊、雪莲花等。

例：独活

性味：辛、苦，微温。归肾、膀胱经。

功效：祛风湿，止痛，解表。

临床应用：风寒湿痹；风寒夹湿表证；少阴头痛。

使用注意：阴虚血燥者不宜用。

（五）化湿药

凡气味芳香，性偏温燥，以运脾化湿为主要作用的药物，称为化湿药。适用于湿浊内阻，脾为湿困，运化失常所致的脘腹痞满、食少体倦、呕吐泛酸、大便溏薄、舌苔白腻等症。本类药物气味芳香，多含挥发油，入汤剂宜后下，且不应久煎，以免其挥发性有效成分丧失而降低疗效。常用药物：苍术、厚朴、广藿香、砂仁、白豆蔻、佩兰等。

例：藿香

性味：辛，微温。归脾、胃、肺经。

功效：化湿，止呕，解暑。

临床应用：湿阻中焦；呕吐，暑湿，湿温。

使用注意：阴虚血燥者不宜用。

（六）利水渗湿药

凡能通利水道，渗泄水湿的药物，称利水渗湿药。本类药物作用趋向偏于下行，具有利水消肿、利尿通淋、利湿退黄等功效。利水渗湿药可分为以下三类。

1. 利水消肿药　本类药物性味甘淡平或微寒，有利水消肿的作用。适用于水湿内停之水肿、小便不利，以及泄泻、痰饮等证。常用药物：茯苓、猪苓、薏苡仁、泽泻等。

2. 利尿通淋药　本类药物性味多苦寒，能清利下焦湿热，以利尿通淋为主要作用，适用于小便短赤、热淋、血淋、石淋及膏淋等证。常用药物：车前子、滑石、木通、海金沙等。

3. 利湿退黄药　本类药物性味多苦寒，主入脾、胃、肝经。以利湿退黄为主要作用，适用于湿热黄疸，症见目黄、身黄、小便黄等。常用药物：茵陈、金钱草、虎杖等。

例：茯苓

性味：甘、淡，平。归心、脾、肾经。

功效：利水消肿，渗湿，健脾，宁心。

临床应用：水肿，痰饮；脾虚泄泻；心悸，失眠。

使用注意：虚寒精滑者忌服。

（七）温里药

凡以温里祛寒，治疗里寒证为主的药物，称温里药，又名祛寒药。主要用于里寒证，尤其是里寒实证，症见脘腹冷痛、呕吐泄泻、畏寒肢冷、面色苍白、舌淡苔白等。本类药物多辛热燥烈，易耗阴动火，凡实热证、阴虚火旺、津血亏虚者忌用；孕妇慎用。常用药物：附子、干姜、肉桂、吴茱萸、丁香、小茴香等。

例：附子

性味：辛、甘，大热。有毒。归心、肾、脾经。

功效：回阳救逆，补火助阳，散寒止痛。

临床应用：亡阳证，阳虚证，寒痹证。

使用注意：孕妇、阴虚阳亢者忌用。生品外用，内服须炮制。若内服过量，或炮制、煎煮方法不当，可引起中毒。

（八）理气药

凡以疏理气机为主要作用、治疗气滞或气逆证的药物，称为理气药，又名行气药。性味多辛苦温而芳香，可通过畅达气机、消除气滞而达到止痛之效。主要用于治疗脾胃气滞所致脘腹胀痛、嗳气吞酸、恶心呕吐、腹泻或便秘等，肝气郁滞所致胁肋胀痛、疝气疼痛、乳房胀痛、月经不调等，肺气壅滞所致胸闷胸痛、咳嗽气喘等。本类药性易耗气伤阴，故气阴不足者慎用。常用药物：陈皮、枳实、木香、香附、沉香、川楝子、薤白等。

例：陈皮

性味：辛、苦，温。归脾、肺经。

功效：理气健脾，燥湿化痰。

临床应用：脾胃气滞证；呕吐，呃逆；湿痰、寒痰咳嗽；胸痹。

使用注意：陈皮不宜与半夏、天南星同用；不宜与温热香燥之品合用。

（九）消食药

凡以消化食积为主要作用，主治饮食积滞的药物，称为消食药。消食药多味甘性平，主归脾、胃二经。具有消食化积，以及健脾开胃、和中之效。主治宿食停留，饮食不消所致之脘腹胀满，嗳气吞酸，恶心呕吐，不思饮食，大便失常，以及脾胃虚弱，消化不良等证。常用药物：山楂、麦芽、莱菔子、鸡内金等。

例：山楂

性味：酸、甘，微温。归脾、胃、肝经。

功效：消食化积，行气散瘀。

临床应用：饮食积滞证，泻痢腹痛，疝气痛，瘀阻胸腹痛，痛经。

使用注意：脾胃虚弱而无积滞者或胃酸分泌过多者慎用。

（十）止血药

凡以制止体内外出血，治疗各种出血病证为主的药物，称止血药。主要用于治疗咯血、衄血、便血、尿血、崩漏、紫癜以及外伤出血等体内外各种出血病证。根据止血药的药性和功效不同，可分为以下几类。

1. 凉血止血药　本类药物性属寒凉，入血分，能清泻血分之热而止血，适用于血热妄行所致的各种出血病证。因其性质寒凉，一般不用于虚寒性出血，加之寒凉易凉遏留瘀，故不宜过量久服。常用药物：大蓟、小蓟、地榆、白茅根等。

2. 化瘀止血药　本类药物具有止血不留瘀的特点，适用于瘀血内阻，血不循经之出血病证。出血而无瘀者及孕妇应慎用。常用药物：三七、茜草、蒲黄等。

3. 收敛止血药　本类药物大多味涩，或为炭类，或质黏，故能收敛止血。广泛用于各种出血病证。出血有瘀血或出血初期邪实者慎用。常用药物：白及、仙鹤草、血余炭、藕节等。

4. 温经止血药　本类药物性温热，具有温经止血之效。适用于脾不统血，冲脉失固之虚寒性出血病证。热盛火旺之出血证忌用。常用药物：艾叶、炮姜、灶心土等。

例：三七

性味：甘、微苦，温。归肝、胃经。

功效：化瘀止血，活血定痛。

临床应用：出血证；跌打损伤，瘀血肿痛。

使用注意：孕妇慎用。

（十一）活血化瘀药

凡以通利血脉，促进血行，消散瘀血为主要功效的药物，称活血化瘀药。适用于一切瘀血阻滞之证，遍及内、外、妇、儿、伤等各科。按其作用特点，分为以下几类。

1. 活血止痛药　本类药物多为辛味，活血之中兼行气，有较好的止痛作用，主治气血瘀滞所致的各种痛证，如头痛、心腹痛、痛经、肢体痹痛等。常用药物：川芎、延胡索、郁金、乳香、没药等。

2. 活血调经药　本类药物多辛散苦泄，善于通畅血脉而调经，主治血行不畅所致的月经不调、痛经、经闭及产后瘀滞等。常用药物：丹参、红花、桃仁、益母草等。

3. 活血疗伤药　本类药物多辛苦咸，主归肝、肾经，善于活血化瘀、消肿止痛、续筋接骨、止血生肌敛疮，适用于跌打损伤、骨折筋损、金疮出血等伤科疾患。常用药物：土鳖虫、马钱子、自然铜、骨碎补等。

4. 破血消癥药　本类药物多辛苦，虫类药居多，药性峻猛，能破血逐瘀，消癥散积，主治瘀血时间长、程度重的癥瘕积聚。常用药物：莪术、水蛭、斑蝥、穿山甲等。

例：川芎

性味：辛，温。归肝、胆、心包经。

功效：活血行气，祛风止痛。

临床应用：血瘀气滞痛证；头痛，风湿痹痛。

使用注意：阴虚火旺、多汗、热盛及无瘀之出血证和孕妇慎用。

（十二）化痰止咳平喘药

凡能祛痰或消痰，以治疗"痰证"为主的药物，称化痰药；以制止或减轻咳嗽和喘息为主要作用的药物，称止咳平喘药。因化痰药常兼止咳、平喘作用；而止咳平喘药又常兼化痰作用，且病证上痰、咳、喘三者相互兼杂，故将化痰药与止咳平喘药合并一起介绍。根据药性、功能及临床应用不同，本类药可分为以下三类。

1. 温化寒痰药　本类药物多辛苦而温燥，有温肺祛寒、燥湿化痰的作用，主治寒痰、湿痰证，如咳嗽气喘、痰多色白、苔腻等。常用药物：半夏、天南星、白附子、白芥子等。

2. 清化热痰药　本类药多寒凉，有清化热痰的作用，主治热痰证，如咳嗽气喘、痰黄质稠，甚至痰热癫痫、痰火瘰疬等。常用药物：川贝母、浙贝母、瓜蒌、竹茹等。

3. 止咳平喘药　本类药主归肺经，性或温或寒，味或辛或苦或甘，有宣肺、清肺、润肺、降肺、敛肺等作用之别，用于治疗各种原因所致的咳喘。常用药物：苦杏仁、紫苏子、百部、款冬花、枇杷叶等。

例：半夏

性味：辛，温。有毒。归脾、胃、肺经。

功效：燥湿化痰，降逆止呕，消痞散结；外用消肿止痛。

临床应用：湿痰、寒痰证；呕吐；心下痞，结胸，梅核气；瘿瘤，痰核，痈疽肿毒及毒蛇咬伤。

使用注意：不宜与乌头类药材同用。其性温燥，阴虚燥咳、血证、热痰、燥痰应慎用。

（十三）安神药

凡以安定神志、治疗心神不宁病证为主的药物，称安神药。根据临床应用不同，可分为以下两类。

1. 重镇安神药　本类药物多为矿石、化石、介类药物，具有质重沉降之性，有镇心安神、平惊定志、平肝潜阳等作用。适用于心火炽盛、痰火扰心、肝郁化火等引起的实证心神不宁、心悸失眠及惊痫、肝阳眩晕等。常用药物：朱砂、磁石、龙骨、琥珀等。

2. 养心安神药　本类药物多为植物类种仁，具有滋养心肝、益阴补血、交通心肾的作用。适用于阴血不足，心脾两虚，心肾不交所致的心悸怔忡、虚烦不眠、健忘多梦、盗汗等。常用药物：酸枣仁、首乌藤、远志、合欢皮等。

例：酸枣仁

性味：甘、酸，平。归心、肝、胆经。

功效：养心益肝，安神，敛汗。

临床应用：心悸失眠；自汗，盗汗。

使用注意：本品炒后质脆易碎，便于煎出有效成分，可增强疗效。

（十四）平肝息风药

凡以平肝潜阳或息风止痉为主，治疗肝阳上亢或肝风内动病证的药物，称平肝息风药。根据作用不同，可分为以下两类。

1. 平抑肝阳药　本类药物多为介类或矿石类，具有平抑肝阳或平肝潜阳功效。主要用于肝阳上亢之头晕目眩、头痛、耳鸣和肝火上攻之面红、口苦、目赤肿痛、烦躁易怒、头痛头昏等症。常用药物：石决明、牡蛎、代赭石、刺蒺藜等。

2. 息风止痉药　本类药物主入肝经，以息肝风、止痉挛为主要功效。主要用于温热病热极化风、肝阳生风、血虚生风所致眩晕欲仆、项强肢颤、痉挛抽搐等症。常用药物：羚羊角、牛黄、钩藤、天麻、全蝎、蜈蚣等。

例：石决明

性味：咸，寒。归肝经。

功效：平肝潜阳，清肝明目。

临床应用：肝阳上亢，头晕目眩；目赤，翳障，视物昏花。

使用注意：应打碎先煎。本品咸寒易伤脾胃，故脾胃虚寒，食少便溏者慎用。

（十五）补虚药

凡能补虚扶弱，纠正人体气血阴阳虚衰的病理偏向，以治疗虚证为主的药物，称为补虚药。根据功效和临床应用不同，补虚药可分为以下几类。

1. 补气药　本类药物性味以甘温或甘平为主，大多数药能补益脾肺之气，主要归脾、肺经。常用药物：人参、党参、黄芪、白术、山药、大枣、甘草等。

2. 补阳药　本类药物性多温热，能补助一身之元阳，从而消除或改善全身阳虚诸证。主要适用于肾阳不足，畏寒肢冷，腰膝酸软，性欲淡漠，阳痿早泄，精寒不育或宫冷不孕，尿频遗尿；脾肾阳虚，脘腹冷痛或阳虚水泛之水肿；肝肾不足，精血亏虚之眩晕耳鸣，须发早白，筋骨痿软或小儿发育不良，囟门不合，齿迟行迟；肺肾两虚，肾不纳气之虚喘以及肾阳亏虚，下元虚冷，崩漏带下等。常用药物：鹿茸、肉苁蓉、淫羊藿、杜仲、续断、补骨脂、益智仁、蛤蚧、菟丝子等。

3. 补血药　本类药甘温质润，主入心、肝、血分，广泛用于各种血虚证。症见面色苍白或萎黄，唇爪苍白，眩晕耳鸣，心悸怔忡，失眠健忘，或月经愆期，量少色淡，甚则闭经，舌淡脉细等。常用药物：当归、熟地黄、何首乌、白芍、阿胶等。

4. 补阴药　本类药的性味以甘寒为主，均可补阴，并多兼润燥和清热之效，分别主治五脏阴虚证。常用药物：南沙参、北沙参、麦冬、石斛、黄精、枸杞子、龟甲、鳖甲等。

例：人参

性味：甘、微苦，平。归肺、脾、心经。

功效：大补元气，补脾益肺，生津，安神益智。

临床应用：元气虚脱证；肺脾心肾气虚证；热病气虚津伤口渴及消渴证。

使用注意：宜文火另煎分次兑服，不宜与藜芦同用。

（十六）收涩药

凡以收敛固涩，治疗各种滑脱病证为主的药物称为收涩药，又称固涩药。本类药物味多酸涩，性温或平，主入肺、脾、肾、大肠经。分别具有固表止汗、敛肺止咳、涩肠止泻、固精缩尿、收敛止血、止带等作用。主要用于久病体虚、正气不固、脏腑功能衰退所致的自汗、盗汗、久咳虚喘、久泻、久痢、遗精、滑精、遗尿、尿频、崩带不止等滑脱不禁的病证。常用药物：五味子、乌梅、椿皮、赤石脂、莲子肉、山茱萸、桑螵蛸、海螵蛸等。

例：五味子

性味：酸、甘，温。归肺、心、肾经。

功效：收敛固涩，益气生津，补肾宁心。

临床应用：久咳虚喘；自汗，盗汗；遗精，滑精；久泻不止；津伤口渴，消渴；心悸，失眠，多梦。

使用注意：凡表邪未解、内有实热、咳嗽初起、麻疹初期，均不宜用。

（十七）开窍药

凡具有辛香走窜之性，以开窍醒神为主要作用，治疗闭证神昏的药物，称为开窍药。开窍药主要用治温病热陷心包、痰浊蒙蔽清窍之神昏谵语，以及惊风、癫痫、中风等猝然昏厥、痉挛抽搐等症。常用药物：麝香、冰片、石菖蒲、苏合香、安息香等。

例：麝香

性味：辛，温。归心、脾经。

功效：开窍醒神，活血通经，消肿止痛。

临床应用：闭证神昏；疮疡肿毒，瘰疬痰核，咽喉肿痛；血瘀经闭，癥瘕，心腹暴痛，头痛，跌打损伤，风寒湿痹；难产，死胎，胞衣不下。

使用注意：不宜入煎剂。孕妇禁用。

（十八）涌吐药

凡以促使呕吐，治疗毒物、宿食、痰涎等停滞在胃脘或胸膈以上所致病证为主的药物，称为涌吐药，又名催吐药。本类药物味多酸苦辛，归胃经，具有涌吐毒物、宿食、痰涎的作用。适用于误食毒物，停留胃中，未被吸收；或宿食停滞不化，尚未入肠，胃脘胀痛；或痰涎壅盛，阻于胸膈或咽喉，呼吸急促；或痰浊上涌，蒙蔽清窍，癫痫发狂等证。常用药物：常山、瓜蒂、藜芦。

（十九）攻毒杀虫止痒药

凡以攻毒疗疮、杀虫止痒为主要作用的药物，分别称为攻毒药和杀虫止痒药。本类药物以外用为主，兼可内服。主要适用于某些外科皮肤及五官科病证，如疮痈疔毒、疥癣、湿疹及虫蛇咬伤、癌肿等。本类药物多具不同程度的毒性，所谓"攻毒"有以毒制毒之意，无论外用或内服，均应严格掌握剂量及用法，不可过量或持续使用，以防发生毒副反应。常用药物：雄黄、硫黄、白矾、蛇床子、土荆皮。

第 2 节　方剂基础知识

方剂是中医临床治疗疾病的重要手段，是在辨证审因、确定治法之后，选择合适的药物，酌定用量，按照组方结构的要求，妥善配伍而成的。

一、方剂的组成及变化

（一）方剂的配伍目的

药物的功用各有所长，也各有所短，只有通过合理地组织，调其偏性，制其毒性，增强或调节其原有功能，消除或缓解对人体的不良因素，发挥其相辅相成或相反相成的综合作用，使各具特性的群药组合成一个新的有机整体，才能符合辨证论治的要求，这种运用药物的组合过程，中医药学称之为"配伍"。正所谓"药有个性之专长，方有合群之妙用"。药物通过配伍，可起到以下作用。

1. 增强作用　药力功用相近的药物配伍，能增强治疗作用，如荆芥、防风同用以疏风解表。

2. 协同作用　药物之间在某些方面具有一定的协同作用，相互配伍使用而增强某种疗效。如麻黄和桂枝相配，"开腠"和"解肌"协同，比单用麻黄或桂枝的方剂发汗力量明显增强。

3. 控制作用　某些单味中药具有多种功用，在用于治疗时某些功用却是不需要的，这时就需要配伍某种药物来控制其这些方面的功用，而某些功用是希望得到加强的，则需要配伍某种药物来引导其发挥这些方面的功用。如桂枝具有解表散寒、调和营卫、温经止痛、平冲降逆等多种功用，其具体的功用发挥方向往往受复方中包括配伍环境在内的诸多因素所控制。如前所述，桂枝在发汗解表方面，多与麻黄相配；调和营卫、阴阳方面，须与芍药相配；温经止痛方面，常与细辛相配；平冲降逆方面，则多与茯苓、甘草相配。

4. 扩大治疗范围　为适应复杂病情，中医学在长期的发展过程中，产生了许多针对基础病机的基础方剂，如四君子汤、四物汤、二陈汤等。在临床上通过随证配伍，可使这些基础方剂不断扩大治疗范围。如四君子汤具有益气健脾的功用，是主治食少便溏、面色萎黄、倦怠乏力等脾胃气虚证的基础方。若脾虚生湿，阻滞气机，以致胸脘痞闷不舒，则可相应配伍陈皮，即异功散，可益气健脾、行气化滞；若脾虚痰湿停滞，出现恶心呕吐、胸脘痞闷、咳嗽痰多稀白，则再配半夏入方，即六君子汤，功能重在健脾气、化痰湿。

5. 控制毒副作用　通过配伍控制毒副作用，主要是"七情"中"相杀"和"相畏"关系的运用，即一种药物能减轻另一种药物的毒副作用。例如，生姜能减轻和消除半夏的毒性，砂仁能减轻熟地滋腻碍脾的副作用等。

（二）方剂的基本结构

每一首方剂都需要根据病情，在辨证立法的基础上选择合适的药物，妥善配伍。但在组织不同作用和地位的药物时，应符合严密的组方基本结构，即"君、臣、佐、使"

考点
方剂的组成原则

的组方形式。

1. **君药**　即针对主病或主证起主要治疗作用的药物。

2. **臣药**　有两种意义：辅助君药加强治疗主病或主证作用的药物；针对重要的兼病或兼证起主要治疗作用的药物。

3. **佐药**　有三种意义：佐助药，即协助君药、臣药加强治疗作用，或直接治疗次要兼证的药物；佐制药，即消除或减弱君药、臣药的毒性，或能制约君药、臣药峻烈之性的药物；反佐药，即病重邪甚，可能拒药时，配用与君药性味相反而又能在治疗中起相成作用的药物，以防止药病格拒。

4. **使药**　有两种意义：引经药，即能引领方中诸药至特定病所的药物；调和药，即具有调和方中诸药作用的药物。

君、臣、佐、使的具体运用如下：

一个方剂中君、臣、佐、使的确立，主要以药物在方中所起作用的主次地位为依据。在遣药组方时并没有固定的模式，每一方剂的具体药味多少，以及君臣佐使是否俱全，须根据病情及治疗要求的不同，以及所选药物的功能来决定，但是任何方剂中君药是不可或缺的。

（三）方剂的变化形式

方剂的组成有严格的组方原则，同时有极大的灵活性。在临床应用特别是在选用成方时，应根据病情，患者体质、年龄、性别差异及地域、季节不同而灵活应用，随证加减，做到"师其法而不泥其方，师其方而不泥其药"。

1. **药味加减的变化**　主证、基本病机及君药不变，随着次要症状或兼证的不同，改变次要药物，以适应新的病情需要，即"随证加减"。

2. **药量增减的变化**　方剂中药味不变，根据症状、病机的不同而改变药物的用量比例，或更换药物主次关系，药力的大小和治疗范围会随之发生变化，主治和功用也会有相应改变。

3. **剂型的变化**　同一方剂，尽管用药、用量完全相同，若剂型不同，其作用也有区别。然而这种变化只是药力大小与作用缓急的区别，在主治的病情上有轻重缓急之分而已。

二、方剂的常用剂型

方剂组成以后，还要根据病情与药物的特点制成一定的形态，称为剂型。每一剂型都有其特点及使用范围。临床可根据不同的病情需要和不同药物的性质，选择合适的剂型。常用剂型如下。

（一）汤剂

药物加水浸泡后，煎煮一定时间，去渣取汁，即成汤剂。主要供内服，亦可外用，如洗浴、熏蒸等。其特点是吸收快、作用迅速，药效强，可根据病情变化随证加减。

（二）散剂

将药物粉碎，混合均匀，制成粉末状制剂，即为散剂，分内服、外用两类。内服散剂量小末细者可直接吞服，量大末粗者以水煎取汁服。外用散剂一般外敷，粉末较细，掺散疮面或患病部位。其特点是制作简便、吸收较快、节省药材、便于服用及携带。

（三）丸剂

将药物研成的细粉或药材提取物，加水、蜜、酒、醋、药汁等适宜的黏合剂制成球形的固体剂型，即为丸剂。其特点是吸收较慢、药效持久、节省药材、便于服用与携带。适用于慢性、虚弱性疾病。也有芳香不宜煎煮、贵重或药性比较峻猛有毒者，多配成丸剂使用，如安宫牛黄丸、舟车丸等。

（四）膏剂

膏剂是将药物用水或植物油煎熬去渣而制成的剂型，有内服和外用两种。内服膏剂有滋润补益作用，体积小、含量高、便于服用，一般用于慢性虚弱性患者。外用膏剂，常作痹证或跌打损伤外贴之用。

（五）酒剂

将药物用白酒或黄酒浸泡，或加温隔水炖煮，去渣取液，即为酒剂，供内服或外用。酒有活血通络、易于发散和助长药效的特性，故常在祛风通络和补益剂中使用，如风湿药酒、参茸药酒等。外用酒剂尚可祛风活血、止痛消肿。

（六）丹剂

丹剂有内服和外用两种。内服丹剂无固定剂型，有丸剂或散剂，每以药品贵重或药效显著而名之曰丹，如至宝丹、活络丹等。外用丹剂，是以某些矿物类药经高温烧炼制成的不同结晶形状的制品。常研粉涂撒疮面，治疗疮疡痈疽。

（七）冲剂

冲剂是将药材提取物加适量赋形剂而成或部分药物细粉制成的干燥颗粒状或块状制剂，用时以开水冲服。其特点是作用迅速、体积较小、服用方便等。常用的有感冒退热冲剂、板蓝根冲剂等。

（八）片剂

片剂是将药物细粉或药材提取物与辅料混合压制而成的片状制剂。其特点是用量准确、体积小、服用方便、适于携带。

（九）糖浆剂

糖浆剂是将药物煎煮，去渣取汁，浓缩后加入适量蔗糖溶解制成的浓蔗糖水溶液。其特点是味甜量小、服用方便、吸收较快等，适于儿童服用，如止咳糖浆、桂皮糖浆等。

（十）口服液

口服液是将药物用水或其他溶剂提取，经精制而成的内服液体制剂。具有剂量较小、吸收较快、服用方便、口感适宜等优点。

（十一）注射液

注射液亦称针剂，是将药物经过提取、精制、配制等制成的灭菌溶液、无菌混悬液，供皮下、肌肉、静脉、穴位等注射的一种制剂。具有剂量准确、药效迅速、适于急救、不受消化系统影响的特点，对于神志昏迷，难于口服用药的患者尤为适宜，如清开灵注射液、生脉注射液等。

三、方剂的分类及常用方剂

（一）解表剂

凡以解表药为主组成，具有发汗、解肌、透疹等作用，以治疗表证的方剂，称为解表剂。其治法属"八法"中的"汗法"。凡风寒所伤或温病初起，以及麻疹、疮疡、水肿、痢疾等病初起时，症见恶寒发热，头身疼痛，无汗或有汗，苔薄白，脉浮等表证者，均可用解表剂治疗。

根据表证性质不同，解表剂可分为以下几类。

1. 辛温解表剂　主要由辛温解表药为主组成，具有辛温发汗、疏风散寒的作用。适用于风寒表证，症见恶寒发热，头身疼痛，无汗或有汗，鼻塞流涕，咳喘，苔薄白，脉浮紧或脉浮缓等。代表方剂：麻黄汤、桂枝汤、九味羌活汤、小青龙汤等。

2. 辛凉解表剂　主要由辛凉解表药为主组成，具有辛凉宣透、疏风散热的作用，适用于风热表证或温病初起，症见发热，微恶寒，头痛，咽痛，咳嗽，口渴，舌尖红，苔薄黄，脉浮数等。代表方剂：银翘散、桑菊饮、麻杏石甘汤。

3. 扶正解表剂　解表药中配以补益药物，具有扶助正气、解散表邪的作用，适用于身体虚弱又复感外邪的病证。代表方剂：败毒散、参苏饮、麻黄细辛附子汤等。

例：麻黄汤

组成：麻黄、桂枝、杏仁、炙甘草。

功用：发汗解表，宣肺平喘。

主治：外感风寒表实证。

用法：水煎服，温覆取微汗。

现代运用：本方常用于感冒（急性上呼吸道感染）、流行性感冒、急性支气管炎、支气管哮喘等属风寒表实证者。

（二）泻下剂

凡以泻下药为主组成，具有通导大便，排除胃肠积滞，荡涤实热，或攻逐水饮、寒积等作用，治疗里实证的方剂，统称为泻下剂。其治法属"八法"中的"下法"。泻下剂大都易伤肠胃，使用时应中病即止，对年老体弱、孕妇、产后或月经期、病后伤津或亡血者，均应慎用或禁用。根据里实证的病因不同，泻下剂可分为以下几类。

1. 寒下剂　适用于里热积滞实证。症见大便秘结，腹部胀满疼痛，苔黄厚，脉实等。代表方剂：大承气汤、小承气汤、大黄牡丹汤等。

2. 温下剂　适用于里寒积滞实证。症见大便秘结，脘腹胀满，腹痛喜温，手足不温，甚或厥冷，脉沉紧等。代表方剂：大黄附子汤、温脾汤等。

3. 润下剂　适用于肠燥津亏，大便秘结证。肠胃燥热之"热秘"，症见大便干结，小便短赤，舌苔黄燥，脉滑实。代表方剂：麻子仁丸、五仁丸等。若为肾气虚弱所致之虚秘，症见大便秘结，小便清长，面色青白，腰膝酸软，手足不温，舌淡苔白，脉迟，则应用温肾益精、养血润肠的药物配方。代表方剂：济川煎。

4. 逐水剂　适用于水饮壅盛于里的实证。症见胸胁引痛或水肿腹胀，二便不利，脉实有力等。代表方剂：十枣汤、舟车丸。

例：大承气汤

组成：大黄、厚朴、枳实、芒硝。

功用：峻下热结。

主治：阳明腑实证；热结旁流证，症见下利清水，色纯青，其气臭秽，脐腹疼痛，按之坚硬有块，口舌干燥，脉滑实；里热实证之热厥、痉病或发狂等。

用法：水煎，先煎厚朴、枳实，后下大黄，芒硝溶服。

现代运用：本方常用于急性单纯性肠梗阻、急性胆囊炎、胰腺炎、幽门梗阻，以及某些热性病见高热，神昏谵语，惊厥，发狂，大便不通，苔黄脉实者。

（三）和解剂

凡具有和解少阳，调和肝脾，调和肠胃等作用，治疗伤寒邪在少阳、肝脾不和、肠胃不和的方剂，统称为和解剂。其治法属"八法"中的"和法"。和解剂可分为以下几类。

1. 和解少阳剂　适用于伤寒邪在少阳的病证，症见往来寒热，胸胁苦满，默默不欲饮食，心烦喜呕，口苦咽干目眩，舌苔薄白，脉弦等。代表方剂：小柴胡汤、大柴胡汤、蒿芩清胆汤等。

2. 调和肝脾剂　适用于肝脾不和证，症见胁肋胀闷，脘腹疼痛，嗳气吞酸，脉弦或手足不温，或腹痛，或泄利下重，脉弦等。代表方剂：四逆散、逍遥散、痛泻要方等。

3. 调和肠胃剂　适用于肠胃不和之寒热错杂，虚实夹杂，升降失常证。症见心下痞，但满而不痛，或呕吐，肠鸣下利，舌苔腻而微黄。代表方剂：半夏泻心汤、黄连汤等。

例：小柴胡汤

组成：柴胡、黄芩、人参、炙甘草、半夏、生姜、大枣。

功用：和解少阳。

主治：伤寒少阳证；热入血室证，症见妇人伤寒，经水适断，寒热发作有时；黄疸、疟疾以及内伤杂病而见少阳证者。

用法：水煎服。

运用：本方常用于感冒、疟疾、慢性肝炎、肝硬化、急慢性胆囊炎、胸膜炎、胆汁反流性胃炎、胃溃疡等属邪踞少阳，胆胃不和者。

（四）清热剂

凡以清热药为主组成，具有清热、泻火、凉血、解毒等作用，治疗里热证的方剂，统称为清热剂。其治法属"八法"中的"清法"。清热剂一般是在表证已解，热已入里，或里热已盛尚未结实的情况下使用。因里热的部位和性质不同，清热剂可分为以下几类。

1. 清气分热剂　适用于热在气分，症见壮热面赤，烦渴，汗出恶热，脉洪大有力等。代表方剂：白虎汤、竹叶石膏汤等。

2. 清营凉血剂　适用于热入营分、血分证。前者可见身热夜甚，神烦少寐，时有谵语，斑疹隐隐，舌绛而干，脉细数；后者可见出血，发斑，神昏，谵语，舌绛，脉数等。代表方剂：清营汤、犀角地黄汤等。

3. 清热解毒剂　适用于瘟疫、火毒及疮疡疔毒等证。症见大热烦躁，口燥咽干，谵语神昏，或吐衄发斑，或痈疡疔毒，小便黄赤，舌红苔黄，脉数有力等。代表方剂：黄连解毒汤、凉膈散、普济消毒饮等。

4. 清脏腑热剂　适用于不同脏腑邪热偏盛，而产生的不同火热证候。本类方剂多按所治脏腑火热证候之不同，分别选用相应的清热药物。代表方剂：导赤散、龙胆泻肝汤、苇茎汤、清胃散、葛根黄芩黄连汤等。

5. 清虚热剂　适用于热病后期，邪伏阴分，阴液已伤证。症见夜热早凉，热退无汗，舌红苔少，脉细数；或因肝肾阴虚，症见骨蒸潮热、盗汗面赤，久热不退。代表方剂：青蒿鳖甲汤、清骨散等。

6. 清热祛暑剂　适用于夏日感受暑邪所致的多种疾病，症见恶寒发热，头重身痛，无汗，腹痛吐泻，胸脘痞闷，舌苔白腻，脉浮。代表方剂：香薷散、清暑益气汤、六一散等。

例：白虎汤

组成：石膏、知母、炙甘草、粳米。

功用：清热生津。

主治：气分热盛证。

用法：水煎服。

运用：本方常用于感染性疾病，如大叶性肺炎、流行性乙型脑炎、流行性出血热等。

（五）温里剂

凡以温热药为主组成，具有温里助阳、散寒通脉作用，治疗里寒证的方剂，统称为温里剂。其治法属"八法"中的"温法"。温里剂多由辛温燥热之品组成，素体阴虚或失血者慎用，真热假寒证禁用。根据里寒证的病位、病情不同，温里剂可分为以下几类。

1. 温中祛寒剂　适用于中焦虚寒证，症见脘腹作痛，脘痞食少，喜温喜按，呕吐，大便稀溏，畏寒肢冷，口不渴，舌淡苔白滑，脉沉细无力等。代表方剂：理中丸、小建中汤、吴茱萸汤等。

2. 回阳救逆剂　适用于阳气衰微，阴寒内盛，甚或阴盛格阳，戴阳的危重病证。症见四肢厥逆，恶寒蜷卧，神衰欲寐，甚或冷汗淋漓，脉微欲绝等。代表方剂：四逆汤、回阳救急汤等。

3. 温经散寒剂　适用于阳气虚弱，营血不足，寒邪凝滞经脉证。症见手足厥寒，或肢体痹痛，或肌肤麻木不仁等，舌淡苔白，脉沉细或细而欲绝等。代表方剂：当归四逆汤、黄芪桂枝五物汤等。

例：理中丸

组成：人参、干姜、炙甘草、白术。

功用：温中祛寒，补气健脾。

主治：脾胃虚寒证；阳虚失血证，症见便血、吐血、衄血或崩漏等，血色暗淡，质清稀；脾胃虚寒所致的胸痹，或病后多涎唾，或小儿慢惊风等。

用法：研细末，炼蜜为丸，温开水送服。或作汤剂，水煎服。

运用：本方常用于急慢性胃肠炎、胃及十二指肠溃疡、胃痉挛、胃下垂、胃扩张、慢性结肠炎等属脾胃虚寒者。

（六）补益剂

凡以补益药为主组成，具有补益人体气血阴阳等作用，治疗各种虚证的方剂，统称为补益剂。其治法属"八法"中的"补法"。补益药因性质滋腻，容易阻碍脾胃运化，如果脾胃功能较差，可加入理气醒脾之品，以助运化，使其补而不滞。在煎服时应慢火久煎，使药力尽出。根据虚损的病证不同，可将补益药分为以下几类。

1. 补气剂　适用于脾肺气虚证。症见倦怠乏力，少气懒言，动则气促，面色萎白，食少便溏，舌淡苔白，脉虚弱等。代表方剂：四君子汤、参苓白术散、补中益气汤、生脉散等。

2. 补血剂　适用于血虚证。症见头晕目眩，心悸失眠，面色无华，唇甲色淡，脉细等。代表方剂：四物汤、归脾汤、当归补血汤。

3. 气血双补剂　适用于气血两虚证。症见面色无华，头晕目眩，心悸失眠，食少倦怠，气短懒言，舌淡，脉虚细无力等。代表方剂：八珍汤、炙甘草汤等。

4. 补阴剂　适用于阴虚证。症见头晕耳鸣，腰膝酸软，盗汗遗精，骨蒸潮热，口燥咽干，舌红少苔，脉沉细数。代表方剂：六味地黄丸、大补阴丸、一贯煎等。

5. 补阳剂　适用于阳虚证。症见面色苍白，形寒肢冷，腰膝酸痛，下肢软弱无力，小便不利或小便频数，尿后余沥，男子阳痿早泄，女子宫寒不孕，舌淡苔白，脉沉细等。代表方剂：肾气丸、右归丸等。

6. 阴阳双补剂　适用于阴阳两虚证。症见头晕目眩，腰膝酸软，阳痿遗精，畏寒肢冷，午后潮热等。代表方剂：地黄饮子、龟鹿二仙胶等。

例：四君子汤

组成：人参、白术、茯苓、炙甘草。

功用：益气健脾。

主治：脾胃气虚证。

用法：水煎服。

运用：本方常用于慢性胃炎、胃及十二指肠溃疡等属脾气虚者。

（七）固涩剂

凡以固涩药为主组成，具有收敛固涩作用，治疗气、血、精、津滑脱散失之证的方剂，统称为固涩剂。固涩剂所治疗的滑脱散失之证，皆由正气亏虚所致，凡外邪未去，均不宜使用。根据病证的不同，固涩剂可分为以下五类。

1. 固表止汗剂　适用于体虚卫外不固，阴液不能内守而致的自汗、盗汗。症见自汗，夜卧更甚，心悸惊惕，短气烦倦，舌淡红，脉细弱等。代表方剂：牡蛎散。

2. 敛肺止咳剂　适用于久咳肺虚、气阴耗伤证。症见咳嗽，气喘，自汗，脉虚数等。代表方剂：九仙散。

3. 涩肠固脱剂　适用于脾肾虚寒所致之泻痢日久，滑脱不禁的病症。症见泻痢无度、滑脱不禁，甚至脱肛坠下，脐腹疼痛，喜温喜按，倦怠食少，舌淡苔白，脉迟细等。代表方剂：真人养脏汤、四神丸。

4. 涩精止遗剂　适用于肾虚封藏失职，精关不固所致的遗精滑泄；或肾气不足，膀胱失约所致的尿频、遗尿等。症见遗精滑泄，腰痛耳鸣，舌淡苔白，脉细弱等。代表方剂：金锁固精丸、桑螵蛸散、缩泉丸。

5. 固崩止带剂　适用于妇女血崩或漏血不止及带下淋漓等。症见猝然血崩或月经过多，或漏下不止，色淡质稀，头晕肢冷，心悸气短，神疲乏力，腰膝酸软，舌淡，脉微弱等。代表方剂：固冲汤、固经丸、易黄汤。

例：牡蛎散

组成：黄芪、麻黄根、牡蛎。

功用：敛阴止汗，益气固表。

主治：体虚自汗、盗汗证。

用法：为粗散，加小麦水煎服；或作汤剂，用量按原方比例酌减，加小麦水煎服。

运用：本方常用于病后、手术后或产后身体虚弱、自主神经功能失调以及肺结核等所致自汗、盗汗属体虚卫外不固，心阳不潜者。

（八）安神剂

凡以安神药为主组成，具有安神定志作用，治疗神志不安病证的方剂，统称为安神剂。根据证候的虚实之别，安神剂可分为以下两类。

1. 重镇安神剂　适用于心肝阳亢，热扰心神证。症见心烦神乱，失眠多梦，惊悸怔忡，或胸中懊恼，舌尖红，脉细数等。代表方剂：朱砂安神丸、珍珠母丸、磁珠丸等。

2. 滋养安神剂　适用于阴血不足，心神失养证。症见虚烦不眠，心悸怔忡，健忘多梦，舌红少苔等。代表方剂：天王补心丹、酸枣仁汤等。

例：酸枣仁汤

组成：酸枣仁、甘草、知母、茯苓、川芎。

功用：养血安神，清热除烦。

主治：肝血不足，虚热内扰证。

用法：水煎服。

运用：本方常用于神经衰弱、神经官能症、更年期综合征等属于心肝血虚，虚热内扰者。

（九）开窍剂

凡以芳香开窍药为主组成，具有开窍醒神作用，治疗窍闭神昏证的方剂，统称为开窍剂。开窍剂大多为辛散走窜之品，中病即止，不宜久服，否则易伤元气。此外，麝香等药，有碍胎元，孕妇慎用。根据闭证的临床表现，开窍剂可分为以下两类。

1. 凉开剂　适用于温热邪毒内陷心包的热闭证。症见高热，神昏，谵语，甚或厥逆等。代表方剂：安宫牛黄丸、至宝丹等。

2. 温开剂　适用于中风、中寒、气郁、痰厥等属于寒邪痰浊内闭之证。症见突然昏倒，牙关紧闭，不省人事，苔白脉沉等。代表方剂：苏合香丸、玉枢丹等。

例：安宫牛黄丸

组成：牛黄、麝香、冰片等12味中药。

功用：清热开窍，豁痰解毒。

主治：热闭心包见高热、神昏等急症。

用法：中成药，遵医嘱口服。

运用：临床上常用于流行性乙型脑炎、中毒性痢疾、尿毒症、肝性脑病、急性脑血管病、颅脑外伤、小儿高热惊厥以及感染或中毒引起的高热神昏等属热闭心包者。

（十）理气剂

凡以理气药为主组成，具有行气或降气作用，治疗气滞或气逆证的方剂，统称为理气剂。其治法属"八法"中的消法。理气药多属芳香辛燥之品，易伤津耗气，尤其是年老体弱、阴虚火旺、孕妇或素有崩漏吐衄者，应慎用。气机的紊乱主要包括气虚、气陷、气逆、气滞四类，本节理气剂主要介绍治疗气滞和气逆的以下两类方剂。

1. 行气剂　适用于气机郁滞证。如脾胃气滞，症见脘腹胀痛，嗳气吞酸，呕恶食少，大便失常等；肝郁气滞，症见胸胁胀痛，或疝气痛，或月经不调，或痛经等。代表方剂：越鞠丸、枳实薤白桂枝汤、半夏厚朴汤、天台乌药散、暖肝煎等。

2. 降气剂　适用于肺胃气逆不降而致的喘咳、呕吐、嗳气、呃逆等症。代表方剂：苏子降气汤、定喘汤、旋覆代赭汤、橘皮竹茹汤等。

例：苏子降气汤

组成：紫苏子、半夏、当归、甘草、前胡、厚朴、肉桂。

功用：降气平喘，祛痰止咳。

主治：上实下虚喘咳证。

用法：加生姜、大枣、苏叶水煎服。

运用：本方常用于慢性支气管炎、肺气肿、支气管哮喘等属上实下虚者。

（十一）理血剂

凡以理血药为主组成，具有活血祛瘀或止血作用，治疗血瘀或出血病证的方剂统称为理血剂。根据治法不同，理血剂可分为以下两类。

1. 活血祛瘀剂　适用于各种血瘀证，如胸腹疼痛，半身不遂，妇女经闭、痛经，外伤瘀肿等瘀血内停证。代表方剂：桃仁承气汤、血府逐瘀汤、补阳还五汤、温经汤、生化汤等。

2. 止血剂　适用于血溢脉外、离经妄行而致的吐血、咳血、便血、尿血、崩漏等各种出血证。代表方剂：十灰散、咳血方、小蓟饮子等。

例：生化汤

组成：当归、川芎、桃仁、炮姜、炙甘草。

功用：养血祛瘀，温经止痛。

主治：血虚寒凝，瘀血阻滞证。

用法：水煎服，或酌加黄酒同煎。

运用：本方常用于产后子宫复旧不良、产后宫缩疼痛、胎盘残留等属产后血虚寒凝，瘀血内阻者。

（十二）治风剂

凡以辛散祛风或息风止痉药为主组成，具有疏散外风或平息内风等作用，治疗风病的方剂，统称为治风剂。风邪为病，范围较广，但概括起来无外乎外风和内风两大类，因此，治风剂也分为以下两类。

1. 疏散外风剂　适用于外风所致病证。如头痛、风疹、口眼㖞斜、关节疼痛等；风邪着于肌肉、筋骨、关节所致的关节疼痛、麻木不仁、屈伸不利等。代表方剂：川芎茶调散、大秦艽汤、牵正散、消风散等。

2. 平息内风剂　适用于脏腑功能失调所致内风病证，如高热不退、抽搐惊厥或眩晕、猝然昏倒，口眼㖞斜、半身不遂等。代表方剂：羚角钩藤汤、镇肝熄风汤、天麻钩藤饮、大定风珠等。

例：消风散

组成：当归、生地、防风、蝉蜕、知母、苦参、胡麻、荆芥、苍术、牛蒡子、石膏、甘草、木通。

功用：疏风除湿，清热养血。

主治：风疹、湿疹。

用法：水煎服。

运用：本方常用于急性荨麻疹、湿疹、过敏性皮炎、神经性皮炎等属于风热或风湿所致者。

（十三）治燥剂

凡以轻宣辛散或甘凉滋润药为主组成，具有轻宣外燥或滋阴润燥等作用，治疗燥证的方剂，统称为治燥剂。燥证有内外燥之分，因此治燥剂可分为以下两类。

1. 轻宣外燥剂　适用于外感凉燥或温燥之证。症见恶寒无汗，咳嗽痰稀，鼻塞咽干，苔白脉弦。代表方剂：杏苏散、桑杏汤、清燥救肺汤等。

2. 滋阴润燥剂　适用于脏腑津伤液耗所致的内燥证。症见大便秘结，口渴，舌干红，脉细数或沉而无力。代表方剂：增液汤、麦门冬汤、百合固金汤等。

例：杏苏散

组成：苏叶、半夏、茯苓、前胡、杏仁、苦桔梗、枳壳、橘皮、甘草、大枣。

功用：轻宣凉燥，理肺化痰。

主治：外感凉燥证。

用法：水煎服。

运用：本方常用于上呼吸道感染、慢性支气管炎、肺气肿等证属外感凉燥（或外感风寒轻证），肺失宣降，痰湿内阻者。

（十四）祛湿剂

凡以祛湿药为主组成，具有化湿利水、通淋泄浊等作用，治疗水湿病证的方剂，统称为祛湿剂。其治法属"八法"中的"消法"。祛湿剂易耗伤津液，素体阴津亏虚、病后体弱者以及孕妇应慎用。根据湿邪致病所引起的不同证候，祛湿剂可分为以下几类。

1. 燥湿和胃剂　适用于湿浊内阻，脾胃失和证。症见脘腹痞满，嗳气吞酸，呕吐泄泻，食少体倦等。代表方剂：平胃散、藿香正气散。

2. 清热祛湿剂　适用于外感湿热，或湿热内郁，或湿热下注所致的湿温、黄疸、霍乱、热淋、痢疾、痿痹等。代表方剂：茵陈蒿汤、八正散、三仁汤。

3. 利水渗湿剂　适用于水湿壅盛所致的水肿、泄泻等证。代表方剂：五苓散、猪苓汤、防己黄芪汤。

4. 温化寒湿剂　适用于阳虚不能化水或湿从寒化所致的痰饮、水肿等。代表方剂：苓桂术甘汤、真武汤、实脾散。

5. 祛风胜湿剂　适用于风湿在表所致的头痛身重，或风湿侵袭痹阻经络所致的腰膝顽麻痛痹等。代表方剂：羌活胜湿汤、独活寄生汤。

例：茵陈蒿汤

组成：茵陈、栀子、大黄。

用法：水煎服。

功用：清热，利湿，退黄。

主治：湿热黄疸。

运用：本方常用于病毒性肝炎、胆囊炎、胆石症、钩端螺旋体病等所引起的黄疸，证属湿热内蕴者。

（十五）祛痰剂

凡以祛痰药为主组成，具有消除痰涎作用，治疗各种痰病的方剂，统称为祛痰剂。其治法属"八法"中的"消法"。痰病范围较广，祛痰剂可根据相应的临床表现分为以下五类。

1. 燥湿化痰剂　适用于湿痰证。症见咳嗽痰多，痰滑易咯，恶心呕吐，胸膈痞闷，肢体困重，或头眩心悸，舌苔白滑或腻，脉滑等。代表方剂：二陈汤、温胆汤、茯苓丸。

2. 清热化痰剂　适用于热痰证。症见咳吐黄痰，咯吐不利，舌红苔黄腻，脉滑数，以及由痰热所致的胸痛、眩晕、惊痫等。代表方剂：清气化痰丸、小陷胸汤。

3. 润燥化痰剂　适用于燥痰证。症见咳嗽呛急，咯痰不爽，涩而难出，咽喉干燥哽痛，苔白而干。代表方剂：贝母瓜蒌散。

4. 温化寒痰剂　适用于寒痰证。症见咳吐白痰，胸闷脘痞畏寒肢冷，舌苔白滑，脉弦滑。代表方剂：苓甘五味姜辛汤、三子养亲汤。

5. 化痰息风剂　适用于内风夹痰证。症见眩晕头痛，甚则昏厥，不省人事，舌苔白腻，脉弦滑。代表方剂：半夏白术天麻汤。

例：二陈汤

组成：半夏、橘红、白茯苓、炙甘草。

功用：燥湿化痰，理气和中。

主治：湿痰证。

用法：加生姜、乌梅，水煎服。

运用：本方常用于慢性支气管炎、慢性胃炎、神经性呕吐等属湿痰者。

（十六）消食剂

凡以消食药为主组成，具有消食健脾或化积导滞作用，治疗食积停滞的方剂，统称为消食剂。其治法属"八法"中的"消法"。根据食积停滞的病因，消食剂可分为以下两类。

1. 消食化滞剂　适用于食积内停之证。症见脘腹痞满胀痛，嗳腐吞酸，恶食呕逆，或大便泄泻，舌苔厚腻，脉滑。代表方剂：保和丸、枳实导滞丸。

2. 健脾消食剂　适用于脾胃虚弱，食积内停之证。症见脘腹痞满，不思饮食，面黄体瘦，倦怠乏力，大便溏薄等。代表方剂：健脾丸、枳实消痞丸。

例：保和丸

组成：山楂、神曲、半夏、茯苓、陈皮、连翘、莱菔子。

功用：消食和胃。

主治：食滞胃脘证。

用法：水煎服。

运用：本方常用于急慢性胃炎、急慢性肠炎、消化不良、婴幼儿腹泻等属食积内停者。

（十七）驱虫剂

凡以安蛔、驱蛔药为主组成，用于治疗人体消化道寄生虫病的方剂，统称为驱虫剂。代表方剂：乌梅丸。

例：乌梅丸

组成：乌梅、细辛、干姜、黄连、当归、附子、蜀椒、桂枝、人参、黄柏。

功用：温脏安蛔。

主治：脏寒蛔厥证。

用法：水煎服。

运用：本方常用于消化道寄生虫病，如胆道蛔虫症等。

（十八）涌吐剂

凡以涌吐药为主组成，具有涌吐痰涎、宿食、毒物等作用，以治疗痰厥、食积、误食毒物的方剂，统称为涌吐剂。其治法属"八法"中的"吐法"。代表方剂：瓜蒂散。

例：瓜蒂散

组成：瓜蒂、赤小豆。

功用：涌吐痰涎宿食。

主治：痰涎宿食，壅滞胸脘证。

用法：将药研细末和匀，用香豉煎汤送服。

运用：本方为涌吐法之首要方剂。临床应用以胸膈痞硬，懊恼不安，气上冲喉咽不得息，或误食毒物尚在胃中为辨证要点。

自测题

A₁ 型题

1. 中药的"五味"是指药物的
   - A. 五种作用趋向
   - B. 五种毒性
   - C. 五种味道
   - D. 五种道地药材
   - E. 五种药性

2. 在五味中，具有收敛、固涩作用的中药药味是
   - A. 辛
   - B. 酸
   - C. 咸
   - D. 苦
   - E. 甘

3. 大黄配芒硝，属于"七情"中
   - A. 相须
   - B. 相使
   - C. 相畏
   - D. 相恶
   - E. 相反

4. 中药配伍中的相杀指的是
   - A. 两药相加，增强疗效，无主次之分
   - B. 两药相加，增强疗效，有主药和辅药之分
   - C. 一种药物的毒副作用，能被另一种药物消除或降低的配伍
   - D. 一种药物能消除或降低另一种药物的毒副作用的配伍
   - E. 两药相加，产生毒性

5. 服人参时最好不要一起食用下列哪种食物
   - A. 大米粥
   - B. 醋
   - C. 葱
   - D. 萝卜
   - E. 姜

6. 下列中药中，不属于妊娠禁忌用药的是
   A. 郁金　　　　B. 藜芦　　　C. 甘遂
   D. 草乌　　　　E. 肉桂
7. 解表药主要用于
   A. 风寒或风热表证　　B. 水肿初起兼有表证
   C. 肺气不宣咳嗽　　　D. 麻疹初起透发不畅
   E. 风湿性关节疼痛
8. 半夏内服的功效为
   A. 温化寒痰、温肺化饮、降逆止呕
   B. 燥湿化痰、降逆止呕、消痞散结
   C. 燥湿化痰、祛风解痉、降逆止呕
   D. 温化寒痰、燥湿化痰、消肿散结
   E. 温化寒痰、消痞消结、祛风解痉
9. 陈皮的功效是
   A. 温肺化痰止咳　　　B. 润肺化痰止咳
   C. 宣肺化痰止咳　　　D. 燥湿化痰止咳
   E. 降逆化痰止咳
10. 温里药的共同作用是

   A. 温肾壮阳　　　　B. 温肺化痰
   C. 温肝散寒　　　　D. 温胃止呕
   E. 温里散寒
11. 辅助君药加强治疗主病或主证作用的药物为
   A. 君药　　　　B. 佐药　　　C. 使药
   D. 臣药　　　　E. 反佐药
12. 麻黄汤中的臣药为
   A. 桂枝　　　　B. 麻黄　　　C. 杏仁
   D. 甘草　　　　E. 石膏
13. 吸收快、作用迅速、药效强的传统剂型为
   A. 丸剂　　　　B. 汤剂　　　C. 散剂
   D. 膏剂　　　　E. 丹剂
14. 适用于风热表证或温病初起的方剂为
   A. 辛温解表剂　B. 清热剂　　C. 温里剂
   D. 补益剂　　　E. 辛凉解表剂
15. 适用于各种血瘀证的方剂为
   A. 止血剂　　　B. 活血剂　　C. 补血剂
   D. 祛风剂　　　E. 理气剂

（刘　佳）

第 5 章

中医辨证护理原则及护理的基本内容

第 1 节　中医辨证护理原则

中医辨证护理原则是以中医学的基本理论为指导，以望、闻、问、切四诊所收集的临床资料为依据，对患者进行全面的综合分析，辨别出患者不同的证候，制订出的相应护理原则。其主要内容包括"护病求本""同病异护与异病同护"及"三因制宜"等。

考点
中医辨证
护理的原
则

一、护病求本

护病求本，即治病求本在中医临床护理中的应用，是指在治疗和护理疾病时，必须抓住疾病的本质，针对其本质予以相应的护理措施，是辨证施护的根本原则。

《素问·阴阳应象大论》中说："治病必求于本"。这里的"本"即疾病的本质。

在疾病发生、发展的过程中，病情变化多端，会出现病情表现与疾病本质一致的情况，也会出现病情表现与本质不一致的情况，基于"护病必求于本"的原则，故有正护法与反护法的不同。

（一）正护法

正护法是指疾病的临床表现与本质相一致所实施的护理方法，又称逆护法。"逆"指的是逆其证候性质和表象而进行护理。正护法是临床最常用的一种方法。常见的正护法有以下四种。

1. 寒者热之　指寒性病证表现为寒象，则采用温热性质的护理方法，即"寒者热之"，又称"以热治寒"。如寒证患者在护理上应采用保暖的方法，最好住向阳病室，病室宜温暖，中药应温热服，饮食以性温之品为主，忌食寒凉生冷之品。

2. 热者寒之　指热性病证表现为热象，则采用寒凉性质的护理方法，即"热者寒之"，又称"以寒治热"。如表热证采用辛凉解表的方药、方法，里热证采用苦寒攻里的方药、方法等。

3. 虚则补之　指虚损病证表现为虚象，则采用补益的护理方法，即"虚者补之"。如阳气虚衰采用扶阳益气的方药、方法，阴血不足则采用滋阴养血的方药、方法等。

4. 实则泻之　指邪实病证表现为实象，则采用攻邪泻实的护理方法，即"实者泻之"。如瘀血证采用活血化瘀的方药、方法，火热毒盛采用清热解毒的方药、方法等。

（二）反护法

反护法是指顺从疾病外在表现的假象而护理的方法，它所采用的方药性质及方法与疾病证候中假象的性质相同，又称从护法。此法适用于疾病的征象与其本质不完全一致的病证。这是因为临床上某些严重、复杂的疾病，其临床表现与疾病本质相比较，常伴有寒热或虚实的真象、假象并见的情况，故采取反护法。常用的反护法有以下四种。

1. **寒因寒用**　指用寒凉性质的药物及方法治疗、护理具有假寒征象的病证，适用于真热假寒证。如热厥证常表现为壮热、烦渴饮冷、小便短赤等里热征象，但同时又出现四肢厥冷、脉沉等假寒之象，其本质是阳热内盛，深伏于里，格阴于外，故见一派寒之假象。治疗、护理时，应抓住其热盛本质，给予寒凉药物并且护理时以清热降温为主，才能使热盛假寒的现象消失。

2. **热因热用**　指用温热性质的药物及方法治疗、护理具有假热征象的病证，适用于真寒假热证。例如，阴寒内盛，格拒阳气于外，故出现寒盛假热的现象。此时患者虽有下利清谷、四肢厥逆、脉微欲绝等真寒征象，但反见身热、面赤等假热之象。治疗、护理时，应抓住其阴寒本质，给予温热的护法，如服用温热性的药物和食物、汤药宜温服、室温宜偏高、注意保暖等，才能使假热消退。

3. **塞因塞用**　指用补益性质的药物及方法治疗、护理具有闭塞不通征象的病证，适用于真虚假实证。脏腑气血不足，功能低下，亦可产生闭塞不通的症状，针对其虚的本质，当以补益之法，助脏腑气血充盛，则功能健旺，通而不塞。如脾气虚则运化无力，出现脘腹胀满、纳呆，舌淡，脉虚无力，宜用健脾益气，以补开塞的护法，予以山药粥、大枣粥等补气健脾，并配合针灸、推拿等疗法，加强药效和振奋脾气，脾气健运则脘腹胀满消失。

4. **通因通用**　指用具有通利性质的药物及方法治疗、护理具有通泄征象的病证，适用于真实假虚证。例如，瘀血阻滞引起的崩漏，出现阴道流血淋漓不断，或突然量多，夹有血块，经色紫暗，腹痛拒按等，宜用活血化瘀的方法治疗，在护理上可使用穴位按摩、耳穴埋籽、艾灸以及服用活血化瘀食物，使瘀血去则血止。

总的来看，不论正护法还是反护法，均是究其疾病本质而言，虽说方法不一，但都离不开"护病必求于本"的原则。

二、同病异护与异病同护

临床上同一种疾病常可见几种不同的证，而不同的病在其发展过程中也可以出现同一种证，因此治疗护理时不仅辨病，更应辨证，以证确定施治和施护方法，则出现了中医护理特有的"同病异护"和"异病同护"。这种针对疾病发展过程中不同质的矛盾用不同方法来解决的治疗护理方法，是辨证施治（护）的精神实质。

（一）同病异护

同病异护指同一种病，由于病因及病理发展阶段的不同，或患者的体质差异，可表现出不同的证候，而治疗护理也有差异，称为同病异护。如感冒有风寒、风热的不同，则治疗护理也不同。

（二）异病同护

异病同护指对不同疾病发生、发展过程中所表现的相同证候，采取同样的方法治疗护理，称为异病同护。如脱肛、子宫下垂是不同的疾病，但辨其本质均为中气下陷证，治疗护理都采取补中益气法，具体措施如嘱患者注意休息，不宜从事重体力劳动，多做缩肛运动，食用黄芪或党参炖母鸡以益气健脾，多吃蔬菜、水果及芝麻、花生、核桃等富含脂类及纤维的食物，保持大便通畅，针刺百会、关元、气海以补中益气。

三、三因制宜

三因制宜即因人、因时、因地制宜，是根据病人的体质、性别、年龄，以及季节气候、地域等的不同而制订相适宜的治疗方法。三因制宜之间联系密切，因时、因地制宜强调护理不仅看人，还要看季节、气候、地理等因素；因人制宜强调不应只看病证，还应重视个体差异，只有这样，才能更有效地实施适宜的护理措施。

（一）因时制宜

因时制宜指根据不同季节气候特点来确定保健、养身、用药、护理的原则。这是因为四时气候的变化，对人体的生理功能、病理变化均产生一定的影响，所以不同季节治疗用药也要有所不同。夏季炎热，人体肌腠开泄，易汗出，若外感风寒，不宜过用辛温发汗药，防止开泄太过，损耗气津；而长夏易生暑邪，且暑多夹湿，故暑天治病要注意解暑化湿；秋季气候干燥，用药时当注意润燥，不宜过用温燥药物，防止耗伤津液，加重病情；冬季气候寒冷，腠理致密，阳气内敛，用药时当注意散寒，慎用寒凉药物，防止耗阳伤气。

（二）因地制宜

因地制宜指根据地理环境与生活习惯的特点确定保健、养身、用药、护理的原则。这是因为不同地区，由于地理环境、气候条件以及生活习俗各异，人的生理活动和病变特点也不尽相同，所以治疗用药应有所变化。如我国西北高原地区，气候寒冷，病多风寒，故寒凉药物应慎用，而温热药用量可稍重；东南地区地势低平，气候温暖潮湿，病多湿热，故温热或助湿的药物应慎用，而清热化湿之剂可适当重用。即使是同一种病，地域不同，也应采用不同的治疗、护理方法。

（三）因人制宜

因人制宜指根据患者性别、年龄、体质等差异，制订合适的护理原则，如临床制订个性化的护理措施等。

1. **性别**　男女性别不同，各有其生理特点，如妇女有经、带、胎、产等情况，治疗用药应加以考虑。如在妊娠期患病，峻下、破血、滑利、走窜或有毒药物，当禁用或慎用。产后诸病的治疗，应考虑气血亏虚及恶露等情况。男子也有诸如阳痿、早泄、遗精、滑精、不育等男性疾病，治疗时同样要具体情况具体分析。

2. **年龄**　年龄不同，其生理状况和病证特点也不同，治疗用药也应有区别。老年人脏腑功能减退，气血亏虚，患病多见虚证，或虚实夹杂，治疗宜扶正补虚，有实邪的攻邪要慎重，用药量宜轻，以防重伤正气。小儿生机旺盛，但气血未充，脏腑娇嫩，发病易寒易热，易虚易实，病情变化较快，故治小儿病，忌投峻攻，少用补益，用药量宜轻。

3. **体质**　由于先天禀赋和后天因素的不同，人的体质有强弱、寒热、阴阳的区别。体质强壮者，耐受攻伐，泻实清热，用药量可稍大，且可选用气味厚重、作用峻烈的药物治疗；体质虚弱者，不耐攻伐，泻实清热，用药量宜轻，宜选用气味较薄、毒性较小的药物治疗。

第 2 节　饮食起居护理

饮食护理是指在治疗疾病的过程中，根据辨证施护的原则，利用食物自身的特性，对患者进行营养和膳食方面的护理和指导，以补益脏腑，泻实祛邪，调整阴阳，从而提高患者的抵抗能力，加快疾病的恢复。

饮食是维持人体生命活动不可缺少的物质基础，是人体脏腑、四肢百骸得以濡养的源泉，是气血津液生化之源。人们很早就认识到饮食对于人体健康的重要性，如《素问·平人气象论》中提出："人以水谷为本，故人绝水谷则死。"祖国医学历来重视饮食调养，积累了丰富而宝贵的膳食经验，逐渐形成了中华民族特色的饮食调养原则及理论。

一、饮食护理

（一）食物的性味与功效

食物同药物一样，具有寒、热、温、凉之性，辛、甘、酸、苦、咸之味。在选择食物时，必须根据患者的体质、疾病的证候类型不同，选择不同性味的食物进行配膳，做到寒热相宜，五味调和，有益健康。

1. **寒性食物**　具有苦寒、甘寒的性质，如苦瓜、梨、萝卜、芹菜、绿茶、葫芦及动物的胆等。常用于实热证的调护，具有清热、泻火、解毒的功效。如常吃苦瓜，对热病中暑、目赤、疮疡肿毒等症有较好的调理效果。但寒性食物易损伤阳气，故阳气不足、脾胃虚弱患者应慎用。

2. **凉性食物**　具有甘凉的性质，如芹菜、鸭、鹅、甲鱼、豆腐、薏米、黑芝麻、豆芽、梨、甘蔗、莲子、海带、菠菜、白菜、银耳、冰糖等。常用于虚热证的调护，具有清虚热、泻虚火的功效。素体阳虚者应慎用。

3. **温补类食物**　具有温热性质，如羊肉、狗肉、鸡、鸽子、鲤鱼、粳米、核桃、桂圆、荔枝、红糖等。常用于寒性病证的调护，具有温中、助阳、散寒的功效。热证和阴虚火旺应慎用或禁用。

4. **热性食物**　具有辛温或辛热的性质，如生姜、大蒜、花椒、芫荽、淡豆豉、茴香、苏叶、桂枝、白酒等。常用于各种阴寒之证，具有发散、行气的功效。

5. **平补类食物**　这类食物没有明显的寒、凉、温、热之偏性，其性较平和，如牛肉、猪肉、鸡蛋、墨鱼、蚕蛹、蚕豆、扁豆、山药、莲肉、黑木耳、花生、胡萝卜、黄花菜等。适用于各类患者，尤其是疾病的恢复期，具有补益、和中的功效。

（二）饮食调护的原则

1. **"三因"制宜**　即因时、因地、因人不同而采用适宜患者的饮食，达到治病防病的目的。因为时有春、夏、秋、冬四季之不同，地有东、南、西、北之分，人有胖、瘦、盛、弱之别，所以饮食也应因时、因地、因人制宜。

（1）因时制宜

春季：春风多温，万物复苏，宜食用辛温升散的食物，如葱、韭菜炒鸡蛋等，忌食生冷、黏腻之品。

夏季：炎热酷暑，万物蓬勃生长，腠理开泄，宜食用清淡、生津、消暑的食物，如绿豆、西瓜、冬瓜、苦瓜、乌梅小豆汤等，忌食寒凉、肥甘厚味。

秋季：干燥凉爽，万物收敛沉降，宜食滋阴润肺的食物，如蜂蜜、雪梨、银耳羹等。忌食辛燥、温热之品。

考点　饮食调护的原则

冬季：气候寒冷，万物收藏，宜食滋阴温阳、热量较高的食物，如谷类、羊肉、鳖甲汤等。

（2）因地制宜：东南地区气温偏高，湿气重，宜食清淡、渗湿食物；西北地区气温偏低，燥气盛，宜食温热、生津、润燥食物。如成都、重庆等地由于湿气较重，人们多食辣椒、花椒以除湿。

（3）因人制宜：儿童身体娇嫩，宜用性平、易消化食物。老年人气血、阴阳虚弱，宜进补气助阳或养血滋阴之品。体质偏寒者，宜食热性食物；体质偏热者，宜食凉性食物，忌热性食物以及辛辣烟酒等；体质过敏的人，不宜吃海鲜腥发之物。总之，食物的寒热属性和配伍，与患者个体情况相宜才有益于健康，否则容易诱发疾病。

2. **审证求因，辨证施食** 疾病发生的原因、证候错综复杂，要做到合理调配饮食，必须审证求因。如咳嗽一证，因有风寒、风热等不同，故其治疗有疏风散寒、清泻肺热之异，食疗处方也不尽相同，风寒袭肺者饮食宜温热，可选用葱白、生姜、紫苏叶等，食疗方可用杏仁粥、杏仁奶。而风热犯肺饮食宜清热化痰止咳，可选用白萝卜、梨、枇杷、川贝等。痰质黏难咯者，可用川贝蒸梨。只有审证求因，辨证施食，才能达到护病求本的目的。

二、起居护理

考点
起居护理
的原则

生活起居护理指患者在患病期间，护理人员针对患者的病情分别给予环境上的特殊安排和生活上的合理照料。其目的在于促进机体阴阳平衡，恢复和保养正气，增强机体抵御外邪的能力，为疾病的治疗和康复创造良好的条件。

生活起居与健康有着密切的关系，《素问·上古天真论》曰："上古之人，其知道者，法于阴阳，和于术数，食饮有节，起居有常，不妄作劳，故能形与神俱，而尽享其天年，度百岁乃去。"反之，若"以酒为浆，以妄为常……逆于生乐，起居无节，故半百而衰也"。说明要保持身体健康，应懂得顺应自然发展规律，适应四时气候变化，做到饮食有节，起居有常，不妄作劳，才能延年益寿；若饮食不节，起居无常，则易年过半百则衰。

（一）顺应四时，调和阴阳

中医学重视"天人相应"，认为人与自然界是统一的整体，自然界的各种变化，都会影响到人的生命活动，使之发生相应的变化。因此，顺应四时阴阳变化的自然规律，是患者生活起居不可违背的基本法则之一。《素问·四气调神大论》曰："春夏养阳，秋冬养阴。"这是根据自然界和人体阴阳消长、气机升降、五脏盛衰的不同时间、特点、状态而制定的四时调摄原则。

1. **春季** 阳春三月，万物生长，阳气生发，万物复苏，生机活泼，气候由寒转暖。人们应顺应春季生发之气，调摄作息。故《素问·四气调神大论》说："春三月，此谓发陈，天地俱生，万物以荣，夜卧早起，广步于庭，披发缓形，以使志生，生而勿杀，予而勿夺，赏而勿罚，此春气之应，养生之道也。"春季气候变得温暖，皮肤腠理逐渐舒展，汗腺分泌逐渐旺盛，皮肤湿润，气候环境影响人体生理功能，产生放松和催眠作用，而表现为春困。此时，应顺应自然，入夜即睡，早些起床，披散头发，宽衣松带，使形体舒缓，使心胸开阔，精神愉快，保持生机。同时春季阳气刚升而未盛，乍暖乍寒，因此还要防止患者体内阳气过分消耗，尤其是慢性阳虚患者，抓紧春季时间用食物或药物补益阳气，以防止风寒之邪侵袭。以上就是适应自然环境"春生"的养生方法，也是夏季旺盛阳气的基础。若春季阳气不能"生"，夏季之阳气则当长不能长，出现一系列阳气不足的虚寒疾病。

2. **夏季**　气候炎热，雨水充沛，万物生长繁茂，长势旺盛，是一年中阳气最盛的季节。《素问·四气调神大论》说："夏三月，此谓蕃秀，天地气交，万物华实，夜卧早起，无厌于日，使志无怒，使华英成秀，使气得泄，若所爱在外，此夏气之应，养长之道也。"夏季人们顺应自然界养长之势，晚睡早起，不厌晨光，保持心情愉快，勿发怒，使气机宣畅，通泄自如。夏季不贪凉夜露，以免损伤阳气，在酷暑炎热之白昼，当躲避暑热，以免出汗过多而伤卫阳。此外，夏季雨水充沛，湿热交蒸，易损伤人体脾胃，阻遏中焦运化。故夏季应防湿邪侵袭，注意预防一些常见病证，如夏季感冒、中暑、急性胃肠炎等。这就是夏"长"的养生方法，也是秋"收"的基础。若夏季养生不当，供给秋季收敛的能力差了，就易见到疟疾之类的疾病。

3. **秋季**　气候转凉，阳气渐收，阴气渐盛，其气清肃。人们生活起居护理应顺应自然界收敛、肃降之势。《素问·四气调神大论》说："秋三月，此谓容平，天地以急，地气以明，早卧早起，与鸡俱兴，使志安宁，以缓秋刑，收敛神气，使秋气平，无外其志，使肺气清，此秋气之应，养收之道也。"秋季阳气始收，秋风渐来，人们应早睡早起，收敛情绪，不急不躁，平静自然，舒张收敛有序，既减缓秋季肃杀之气对人体的影响，又保持肺气的清肃功能，对慢性阴虚津亏患者，还可借此季节来填补阴津，使阴津积蓄，才能预防春夏阳亢之时对阴津的耗散。这就是与秋季相适应的，可以帮助人体"收"气的养生方法，也是冬季"藏"的基础。若秋季阳气当收未收，则易见冬季阳气当藏不能藏，出现阳虚腹泻的病证。

4. **冬季**　气候寒冷，阳气深藏而阴寒极盛，万物生命闭藏潜伏。《素问·四气调神大论》说："冬三月，此谓闭藏，水冰地坼，无扰乎阳，早卧晚起，必待日光，使志若伏若匿，若有私意，若已有得，去寒就温，无泄皮肤，使气亟夺，此冬气之应，养藏之道也。"冬季是一年中最冷的季节，人们应早睡晚起。早睡以养阳气，晚起以养阴气，使神志深藏于内。还应防寒保暖，使阴精藏而不外泄，鼓励患者常晒太阳取暖，不要使皮肤腠理开泄而耗伤阳气。对阴虚精亏患者，可借此季节以食物或药物来填补阴精，使阴精积蓄。这些就是适应冬季"藏"气特点的养生方法，而冬"藏"又是春"生"的基础。

（二）环境适宜，慎避外邪

1. **病室应安静整洁**　安静的病室环境，不但能使患者心情愉快，身体舒适，还能使患者睡眠充足，食欲旺盛，有利于恢复健康。护理人员应约束自身的言行，设法消除一切给患者造成恶性刺激的因素，消除嘈杂之声（以 40～60 分贝为宜）。出入病室的人员应做到"四轻"，即说话轻、走路轻、关门轻、操作轻。

病室陈设要简单、实用、易清洁、易搬动。病室内除固定的患者必需用品外，其余物品均不应放置。保持地面、床、椅等用品的清洁。按要求定时消毒，配套间更要做到清洁、整齐，餐具按时消毒，厕所要做到无臭味，便池、大小便器无污垢，定时消毒，为患者营造一个舒适整洁的休养环境。

2. 病室宜经常通风　每日通风的次数及持续时间，应根据季节和室内空气情况而定，但每天至少应通风 1～2 次。夏季天气炎热，易感暑热，一般宜在上午 8～10 点通风换气，保持凉爽；冬季气候寒冷，可短时间轮流开窗通风换气。通风时，避免对流风直接吹到患者身上，对于身体虚弱或已感受寒邪的患者，要在通风时穿好衣服或盖好被子，避免寒邪侵犯；对刚服用解表发汗药的患者，暂时不宜开窗通风，待汗出热退后，先给患者穿衣盖被或遮挡屏风后，再行通风，注意勿使患者汗出当风，以免重感风寒之邪而加重病情。

3. 病室温、湿度要适宜　病室温度一般以 20～26℃ 为宜。温度过高，患者感到燥热不适，易中暑邪；温度过低，患者感到寒冷，易感受寒邪。但应注意不同患者对温度的感觉各异，故需因人而异地调节病室温度。病室相对湿度以 50%～60% 为宜。湿度过高，汗液蒸发受阻，患者易感到潮湿气闷，而且脾虚湿困及风寒湿痹者，尤为敏感，往往会使病情加重；湿度太低，空气干燥，又会使患者口干舌燥，咽喉干痛，尤其是阴虚肺热者，常常会因此而诱发鼻衄、呛咳。

4. 病室光线要适宜　一般病室内要求光线柔和，保持明亮。临床上，应根据时间和患者病情的不同，及时调节室内光线。如感受风寒风湿及阳虚里寒证的患者，室内光线宜充足；感受暑热之邪的热证、阴虚证、肝阳上亢、肝风内动的患者，室内光线宜稍暗；有眼疾的患者，室内宜用深色窗帘，避免强光对眼睛的刺激。

（三）起居有常，劳逸适度

起居有常指起卧作息和日常生活中的各方面要有一定的规律，并合乎自然界和人体的生理常度。人们起居应按照"春夏养阳，秋冬养阴"的原则来调摄，与自然界阴阳消长变化规律相适应。医院的作息制度也应寒暑而异，春夏季生活起居护理、查房、服药、治疗、检查等，均可顺时提前一小时，并延长午休，冬季天气寒冷，昼短夜长，应早睡晚起。所以护理时，要督促患者按时起居，养成有规律的睡眠习惯，每日睡眠时间不可过长，也不要过短。过长，会导致精神倦怠，气血郁滞；过短，则因睡眠不足，而耗伤正气。对失眠的患者，可助其按摩四肢，晚间临睡前用热水泡洗双足，或请医生给予养心安神药物或催眠药物。

劳逸适度，是指在病情允许的情况下，凡能下床活动的患者都要保持适度的活动。《备急千金要方·养性》指出："养性之道，常欲小劳，但莫大疲及强所不能堪耳。"是说应经常参加适当的劳作及运动，不过于疲劳，不勉强做自己力所不能及的剧烈运动。

"久坐伤肉，久卧伤气"。因此，在病情允许的情况下，卧床患者要适当翻身更换体位，凡能下地活动的患者，每天都要保持适度的活动，以促进气血流畅，使筋骨坚实，神清气爽，抗御外邪的能力增强，机体功能尽快恢复。患者的活动要遵循相因、相宜的原则，根据不同的病证、病期、体质、个人爱好以及客观环境等进行散步、打太极拳等活动，但要避免急于求成而进行过量的运动，以防耗气伤津而加重病情。

第3节　情志护理

情志护理是以中医基础理论为指导，以良好的护患关系为桥梁，应用科学的护理方法，改善和消除患者不良的情绪状态，从而达到预防和治疗疾病目的的一种方法。

祖国医学很重视人的精神活动和情绪变化，这些因素在《素问·阴阳应象大论》中被归纳为五志。随后人们又把五志衍化为七情，即喜、怒、忧、思、悲、恐、惊。在正常情况下，七情仅是精神活动的外在表现，并不成为致病因素，但是如果长期过度的精神刺激，则可以引起人体的阴阳失调、气血紊乱、经络脏腑功能失常而发生疾病。因此，作为护士，应设法消除患者的紧张、恐惧、忧虑、愤怒等不良情志因素刺激，帮助患者树立战胜疾病的信心，提高治疗效果。

一、情志与健康的关系

（一）情志正常，气血调和

在正常情况下，七情活动对机体生理功能起着协调作用，同时又能反作用于人体，条达脏腑气血，对维护人体的健康起着良好的促进作用。《医醇剩义》中提到："夫喜怒忧思悲恐惊，人人共有之境。若当喜而喜，当怒而怒，当忧而忧，是即喜怒哀乐，发而皆中节也。"喜是一种积极的正向情绪，能和畅气血，乐而忘忧，有益于人的身心健康。而其实怒作为人的基本情绪之一，在其适度的范围内，对人体的健康也有着积极的作用，所谓怒为肝之志也。由此可见正常情志能合理宣泄，则脏腑气机舒畅条达。

考点
情志与健康的关系

（二）情志异常，内伤脏腑

七情久蓄或太过，超过人体的正常生理调节范围，使人体气机紊乱，脏腑阴阳气血功能失调，将致病或加重病情。

1. 直接伤及脏腑　七情过激可影响脏腑之活动而产生病理变化。不同的情志刺激伤及不同的脏腑，产生不同的病理变化，如喜伤心，心伤则心神涣散，思想不能集中，甚则精神失常等。

2. 影响脏腑气机　七情损伤，使脏腑气机紊乱，血行失常，阴阳失调。不同的情志变化，其气机逆乱的表现也不尽相同，怒则气上，喜则气缓，悲则气消，思则气结，恐则气下，惊则气乱。

二、影响情志变化的因素

（一）社会因素

社会因素可以影响人的心理，而人的心理变化又能影响健康。人们的社会地位和生活条件的变迁，可引起情志变化而生病。此外，社会动乱、流亡生活等，都会造成人们精神的异常变化。

（二）环境因素

环境因素是影响人情绪变化的重要因素之一，安静、舒适、协调的生活环境，令人喜悦的气味，优美动听的乐曲，皆可使人清爽舒畅、精神振奋、提高工作效率。在喧嚣吵闹、杂乱无章、气味腥臭的环境中，人会感到心情不舒畅，压抑、沉闷，或厌倦、烦躁，工作和学习的效率会明显下降。

（三）病理因素

机体脏腑经络气血病变，也会引起情志的异常变化。《素问·调经论》指出"血有余则怒，不足则恐"，《灵枢·本神》说"肝气虚则恐，实则怒……心气虚则悲，实则笑不休"，都说明了内脏病变可导致情志的改变，五脏虚实不同，亦可引起不同的情志变化。

三、情志护理的原则及方法

（一）情志护理的原则

1. 诚挚体贴　患者的情绪状态和行为不同于常人，易产生各种心理反应，如依赖性增强，猜疑心加重，主观感觉异常，情绪容易波动，出现焦虑、恐惧等情绪。此时，就需要医护人员给予关怀和温暖，设身处地为患者着想。

2. 因人施护　患者体质有强弱之异，年龄有长幼之殊，性别有男有女，同时在生活习惯、经济条件、文化程度、阅历、信仰，以及情感、意志、需要、兴趣、能力和气质等方面各有不同，加之疾病的性质和病程长短各异，其心理状态势必各不相同，要做到因人施护。

（二）情志护理的方法

情志变化可以直接影响人体的生理功能。《素问·汤液醪醴论》指出："精神不进，志意不治，故病不可愈。"因此，加强情志护理对疾病的康复有重要的意义。情志护理的方法有多种，可根据患者情况选择合适的方法，以便取得较好的效果。

1. 说理开导　指通过正面的说理，使患者认识到情志对人体健康的影响，从而使患者能自觉地调和情志，积极配合治疗，使机体早日康复。

说理开导的方法要针对患者不同的个性特点和精神状态，做到动之以情，晓之以理，喻之以例，明之以法，从而达到改变患者身心状态的目的。《灵枢·师传》指出："人之情，莫不恶死而乐生，告之以其败，语之以其善，导之以其所便，开之以其所苦，虽有无道之人，恶有不听者乎。"其含义：第一，"告之以其败"，向患者指出疾病的性质、原因、危害，病情的轻重，引起患者对疾病的注意，使患者认真对待疾病，既不轻视，也不畏惧恐慌；第二，"语之以其善"，告知患者只要与医护人员配合，及时治疗，是可以恢复健康的；第三，"导之以其所便"，告诉患者调养和治疗的具体措施；第四，"开之以其所苦"，指帮助患者解除消极的心理状态，放下思想包袱，克服内心的苦闷、焦虑、恐惧等不良情绪。

2. 释疑解惑　是指根据患者存在的心理疑虑，通过一定的方法，解除患者对事物的误解、疑惑，去掉思想包袱，增强战胜疾病的信心。心存疑惑是患者较普遍的心理现象，特别是性格抑郁、沉默寡言的患者更为突出。尤其是久病不愈之人，往往由于"久病知医"，而又一知半解，就小病疑大，或轻病疑重，以致精神紧张，忧心忡忡，四处求医，不相信医生等。对于此类患者，护士应向患者介绍与疾病有关的医学知识，为其阐明真相，剖析病因，消除误解，才能破疑释惑。

3. 移情易性　又称转移法，指通过一定的方法和措施转移或改变患者的情绪和注意力，以解脱不良情绪。有些人患病后，将注意力集中在疾病上面，怕病情恶化，怕不易治愈，怕因病影响工作、学习和生活，陷入苦闷、烦恼和忧郁之中，甚至紧张、恐惧，不利于疾病的康复。在这种情况下，应分散患者对疾病的注意力，使其思想焦点转移至他处。移情的方法很多，应用时应根据不同患者的心理特点、局部环境和条件等，采取不同的措施，如下。

（1）琴棋书画移情：《理瀹骈文》说："七情之病者，看书解闷，听曲消愁，有胜于服药者矣。"患者可根据自己的兴趣和爱好，从事自己喜欢的活动，如书法、绘画、下棋、听琴等，用这种方法排解愁绪，寄托情怀，舒畅气机，怡养心神。

（2）运动移情：运动可以增强活力，改善不良情绪，使人精神愉悦。在情绪激动或与人争吵时，最好的方法是转移注意力，参加适当的活动，如打球、散步、打太极拳等。当精神苦闷、心情不快时，应到郊外旷野锻炼或消遣，陶醉在蓝天白云、鸟语花香的大自然环境中，舒畅情怀，忘却烦恼。

（3）升华超脱：指用顽强的意志战胜不良情绪的干扰，用理智战胜情感，全身心地投入到事业中。如西汉司马迁因替李陵辩解，获罪下狱，惨受腐刑，为摆脱其不幸遭遇所带来的痛苦心境，全力投入到《史记》的撰写之中，以调整和缓解心理矛盾，把心身创伤等不良刺激变为奋发动力。

4. 宣泄解郁　是指通过发泄、哭诉等方式，将忧郁、悲伤等不良情绪宣泄出来，达到释情开怀、身心舒畅的目的。古人云："郁则发之。"患者只有将内心的郁闷吐露出来，郁结之气机才得以舒畅。故医护人员要积极鼓励、引导患者将郁闷的情绪诉说或发泄出来，化郁为畅，疏泄不良情绪。对于确有悲郁之情的患者，医护人员不要压抑其感情，应允许甚至引导其向医护人员哭诉苦衷，借此使其悲郁之情得以发泄而舒展，使其气机调畅。

5. 以情胜情　又称情志制约法，指有意识地采用以一种情志抑制另一种情志，以淡化或消除不良情绪，保持良好的精神状态的一种情志护理方法。

朱丹溪提出："怒伤，以忧胜之，以恐解之；喜伤，以恐胜之，以怒解之；忧伤，以喜胜之，以思解之；思伤，以怒胜之，以喜解之；恐伤，以思胜之，以忧解之；惊伤，以忧胜之，以恐解之；悲伤，以恐胜之，以怒解之"。以情胜情法根据情志及五脏间存在的阴阳五行生克原理，用相互制约、相互克制的情志来转移和干扰原来对机体有害的情志，借以达到协调情志的目的。

6. 暗示治疗　医护人员运用语言、情绪、行为、举止等给患者暗示，从而使患者解除精神负担，相信其疾病可以治愈，增强其战胜疾病的信心。部分患者对疾病失去治疗信心，形成顽固的偏见，不易接受正面说理开导，此时医护人员可通过某种场合、某种情景或施以针灸、药物等方法，暗示其病因已解除，从而达到治疗目的。暗示作用不仅影响人的心理状态，而且能影响人体的生理功能。

7. 顺情从欲　是指顺从患者的意志、意愿、情绪，满足其心身的需要，以解除患者心理病因的一种情志护理方法。主要适用于由情志意愿不遂所引起的心身疾病。对于患者的诉求，医护人员在工作中应具体分析对待，若是合理的，条件又允许，应尽力满足其所求。

第 4 节　疾 病 护 理

一、病情观察及护理

中医护理对病情观察有其独特之处，有一套完整的辨证护理的方法。护理人员在病情观察中应运用中医基础理论准确地发现病情变化，善于发现各种危象出现的征兆，掌握疾病发展变化的规律。在临床护理工作中，利用和患者接触的机会，对病情进行全面而周密的了解，做到及时发现，及早治疗，防止疾病恶化，减少并发症的发生。恰当的病情观察能为医生提供诊治疾病的依据，为采用不同的护理方法提供依据。

（一）病情观察的要求

1. **具备"大医精诚"的医德**　医护人员要有高尚的品德修养，应做到一切从患者的利益出发，全心全意为患者服务。"大医精诚"之"精"，即技术要精湛。医道是"至精至微之事"，习医之人必须"博极医源，精勤不倦"。而"诚"即指高尚的医德。作为护理人员应有"见彼苦恼，若己有之"的感同身受的共情心。

2. **观察内容重点明确**　护理人员在进行病情观察时，应以中医基础理论为指导，以整体观和辨证施护为原则，通过望、闻、问、切等手段，收集患者的病情资料，及时、准确、细致地进行病情观察，掌握疾病变化规律，为辨证施护提供依据。尤其对危重患者，应时刻观察其病情变化，及时发现病情变化的先兆症状，以便及时进行抢救。同时护理人员应悉知患者的病情和治疗护理的要求，有重点、有目地对疾病的证候进行观察。如郁证患者应重点观察情绪变化，肺痈患者应重点观察咳嗽的性质与痰液的色、质、量等变化。

3. **观察方法科学有效**　病情观察的方法正确与否，将直接影响病情的判断，以及护理措施落实的有效性和科学性。护理人员应熟练掌握四诊法及其他方法，主动利用一切机会去观察病情，及时、准确地发现患者的病情变化。

4. **结果记录客观真实**　对观察结果要及时进行细致、准确的记录。能计量的要记录具体数量，如体温、尿量等；不能量化的症状和体征，描述要客观、真实。

（二）病情观察的方法

1. **四诊观察病情变化**　护理人员在临床工作中应运用四诊的方法，有目地对病情进行观察和分析，对病情发生的症状体征作准确、客观的记录，并注意病情的动态变化，以收集病情变化的资料，从而为制订护理计划、对疾病进行辨证护理提供依据。

2. **辨证分析病情资料**　对运用四诊所收集的病情资料，通过辨证分析，判断与确定疾病的性质、部位等，为制订护理措施提供依据。

3. **合理利用仪器设备**　中医治疗护理中自古就有利用器具帮助获取更多有关病情信息的方法，随着现代医学的发展，各种仪器设备和检验手段更趋先进，在观察病情和治疗护理过程中更应该合理利用仪器设备收集更多的信息，为制订护理方案提供科学有效的保障。

（三）病情观察的内容

1. **一般状况的观察**　主要包括对神色、形态、头面、五官、四肢、皮肤、体温、脉搏、血压、呼吸、睡眠、饮食、排泄物、体重、大小便、妇女经带等进行观察。

2. **主要症状与体征的观察**　要全面、详细地了解主要症状与体征出现的时间、部位、性质、诱发因素及伴随症状等。

3. **舌象的观察**　观察舌象能迅速客观地反映正气的盛衰、辨别病邪的深浅、区分病邪的性质、推断病情的进展，是判断疾病转归和预后的重要依据。舌苔与舌质，常随正邪的消长和病情的进展出现动态变化。舌质红润为气血旺盛；舌质红绛为热入营血，病情危重；舌质淡白为气血亏虚；舌偏歪多为风邪；舌有瘀斑为瘀血；舌苔薄白而润，为胃气旺盛，舌光无苔为胃气衰败或胃阴枯竭；舌苔薄白多为疾病初期、病邪较浅、病位在表，苔厚则病邪入里，病位较深；苔黄多主热邪，苔黄腻则是湿热；苔白滑多主寒邪，腐腻苔多是食积痰浊；舌苔由白转黄，进而变灰黑，为病邪由表入里，由轻转重，由寒化热；舌苔由润转燥，多为热盛伤津；苔由厚转薄，由燥转润，为病邪渐退，津液复生，病情好转。

4. 脉象的观察　脉象是反映全身脏腑功能、气血、阴阳的生理病理信息的重要依据，能为辨证施护提供重要依据。通过诊脉可以了解病位的深浅、疾病的性质、脏腑功能的强弱，推断疾病的发展与转归，为治疗、护理指明方向。如浮脉主表，沉脉主里，迟脉多主寒证，数脉多主热证，洪脉多为邪实，细数脉多主正虚，芤脉见于失血，脉微欲绝为阳气衰微等。观察脉象时还要注意病、脉、证合参。

5. 排泄物的观察　要观察大小便、呕吐物、痰液、汗液、经带等排泄物的性状、量、色、次数的情况。

6. 药物效果的观察　药物治疗是临床最常用的治疗方法，应注意观察其疗效、副作用及毒性反应，注意药物的特性、作用、剂量、个体差异等，严格执行查对制度。如使用峻下剂有无虚脱情况，有无腹痛、腹泻等胃肠道刺激症状等。

7. 情志变化的观察　各种异常的情绪改变可直接损伤脏腑而致病或加重原有病情，各种疾病也会引起相应的情绪变化，如久卧病床患者会引起抑郁、焦虑等情绪改变等。

（四）常见病证的护理

1. 心悸　是以自觉心中悸动，惊惕不安，甚则不能自主为主要临床表现的一种病证，一般多呈阵发性，每因情绪激动或过度劳累而诱发，发作时常伴有气短、胸闷，甚至眩晕、喘促、晕厥，脉象或数或迟，或节律不齐等。

现代医学中各种原因引起的心律失常，以及心功能不全等凡具有心悸临床表现的，可参照本病证辨证施护。

护理措施：

（1）病情观察，观察心悸发作的规律、持续时间及诱发因素，以及心率、心律、血压、脉象等变化，给予心电监护进行检测，做好记录。

（2）起居护理，保持病室环境安静整洁，空气新鲜，温度在20~25℃，注意四时气候变化，防寒保暖，以免外邪侵袭诱发或加重心悸。避免噪声及恐慌刺激。起居有节，劳逸适度。心悸发作时患者宜卧床休息，有胸闷、头晕、喘息等不适时应高枕卧位或半卧位，吸氧。水饮凌心、痰阻心脉等重症患者应绝对卧床。

（3）饮食护理，饮食宜低脂、低盐，进食营养丰富而易消化吸收的食物，忌过饥、过饱，避免烈酒、浓茶、咖啡等刺激性饮品。

（4）情志护理，心悸每因情志刺激诱发，故应加强疏导，关心体贴患者，避免不良情绪刺激。多和患者进行沟通，选择说服、劝解、安慰、鼓励等方法疏导患者，使其保持心情愉快，精神乐观，情绪稳定。

（5）用药护理，遵医嘱使用各种抗心律失常药，注意观察药物的不良反应。

2. 不寐   又称为失眠，是以经常不能获得正常睡眠为特征的病证，表现为睡眠时间和深度不足，且不能消除疲劳、恢复精力，轻者入睡困难，或寐而不酣，时寐时醒，或醒后不能再寐，严重者彻夜不寐，影响人们正常的工作、生活、学习和身心健康，发病人群以中老年人多见。

现代医学中的神经症、慢性消化不良、贫血、更年期综合征、动脉粥样硬化症等以不寐为主要临床表现时，可参考本病证辨证施护。

护理措施：

（1）病情观察，注意观察患者睡眠的状况，如睡眠的习惯、时间和形态，是否伴有眩晕、耳鸣、心悸、烦躁不安等症状。识别不寐的诱发因素，及时消除或缓解相关病因。

（2）起居护理，病室环境宜安静，避免噪声和强光的刺激，床铺软硬适度、清洁，创造良好的睡眠环境，并指导患者生活要有规律，建立良好的作息时间，按时就寝，适当参加体育锻炼以促进睡眠，避免睡前过度兴奋。

（3）饮食护理，以清淡、易消化为原则，少食肥甘厚味、辛辣刺激之品，忌烟酒，睡前避免饮用咖啡、浓茶等。

（4）情志护理，重视情志调摄对改善睡眠的作用，指导患者放松心情，鼓励患者学会自我情绪调节，保持心情舒畅，做到喜怒有节，避免过度兴奋、焦虑、惊恐等不良情绪。

（5）用药护理，安神药应于睡前服用以利于改善睡眠状况，中药汤剂以温服为主，服药后观察睡眠的习惯、时间和形态，以及眩晕、耳鸣、心惊等伴发症状是否得到缓解。

3. 中风   是由于气血逆乱，导致脑脉痹阻或血溢于脑，以突然昏仆，不省人事，半身不遂，口眼㖞斜，不语或言语謇涩为主要临床表现的病证。轻者半身不遂，口眼㖞斜，重者可见剧烈头痛、呕吐、昏仆。分为中经络与中脏腑两类，具有起病急、变化快等特点。四季皆可发病，但以冬春两季最为多见。

现代医学中的急性脑血管疾病，出现中风表现者均可参照本病证辨证施护。

护理措施：

（1）病情观察，重点注意观察瞳孔、面色、呼吸、汗出、脉象变化，如神志逐渐转清，半身不遂未再加重或有恢复者，病由重转轻，预后多好。如患者渐至神昏，瞳孔变化，呕吐、头痛、项强者，说明正气渐衰，邪气日盛，病情加重。若目不能视，或瞳孔大小不等，或突见呃逆频频，或突然昏愦、四肢抽搐不已，或背腹骤然灼热而四肢发凉乃至手足厥逆，均属病情恶化，预后不良。

（2）起居护理，保持病室环境安静，光线柔和，温湿度适宜。减少探视，急性期患者，需卧床休息，注意保暖。头稍垫高，有痰时应将头部偏向一侧，以利排痰，痰多者定时给予翻身拍背，帮助患者咳痰，防止窒息。躁扰不宁者，应加床挡并适当约束保护，防止跌仆。牙关紧闭者，应取下义齿，使用牙垫，防止舌损伤。卧床期间，加强生活护理及口腔、皮肤、眼睛、会阴护理，预防感染及压疮。

（3）饮食护理，以清淡、低盐、易消化为原则，忌肥甘、辛辣食物，戒烟酒。

（4）情志护理，中风患者多心火暴盛，应避免暴怒、焦虑、恐惧等不良情绪刺激。

（5）用药护理，中药汤剂应偏凉服，少量频服。丸、片、丹剂型的药物应研碎水调后灌服或鼻饲。遵医嘱使用降压药、脱水药，注意观察血压、尿量、神志等变化。

4. 头痛　是以头部疼痛为主要症状的一种病证。根据病因，可分为外感头痛和内伤头痛。头痛是临床常见的自觉症状，可以单独出现，也可以发生在多种急慢性疾病中，有时亦是某种相关疾病加重或恶化的先兆。

现代医学中的血管神经性头痛、高血压、脑动脉硬化等颅脑疾病，以头部疼痛为主要表现者，可参考本病证辨证施护。

护理措施：

（1）病情观察，注意观察头痛的性质、发作时间、疼痛部位及发作规律、诱发因素、伴随症状等。外感风寒头痛者，多头痛剧烈且痛连项背；风热者，头胀痛如裂；风湿者，头痛如裹。头胀痛兼见目眩者，多为肝阳上亢；瘀血头痛者，多为刺痛、钝痛，痛处固定不移；挟痰者，常见昏痛、胀痛；阴虚而致的头痛，其疼痛性质多表现为空痛、隐痛；气血亏虚头痛常头痛绵绵；肝肾阴虚的头痛则为头痛且空。头痛发作时有停时，多为内伤头痛。注意观察神志、瞳孔、血压、呼吸、脉搏、面色、四肢活动等变化。

（2）起居护理，保持病室环境安静、整洁、空气清新，光线应柔和。风寒头痛者，病室应温暖；风热头痛者室温不宜过高；风湿头痛者病室应温暖、干燥。头痛严重者需卧床休息，待疼痛缓解后方可下床活动。平时保证睡眠充足，避免用脑过度，酌情进行体育锻炼，注意劳逸结合，养成起居规律的生活习惯。

（3）饮食护理，外感头痛应膳食清淡，慎用补虚之品。风寒头痛宜食有助于疏风散邪的食物，如姜、豆豉、芹菜、菊花等；风热头痛者宜食具有清热泻火作用的食物，如绿豆、苦瓜、生梨等，忌食辛辣、香燥之品；风湿头痛者忌生冷、油腻、甘甜等助湿生痰之品；气血亏虚者饮食应注意营养，多食血肉有情滋补之品，如瘦肉、蛋、奶等以补养气血，忌食辛辣、生冷之品；肝肾阴虚宜多食补肾填精食物，如核桃、芝麻、黑豆、甲鱼等，忌辛辣、刺激、烟酒。

（4）情志护理，情志变化可诱发加重头痛，头痛患者常伴有恼怒、忧伤等负性情绪。指导患者消除不良情绪，保持心情舒畅，以积极的态度和行为配合治疗。血虚头痛者睡前应放松，避免不愉快的交谈和情绪激动，卧时枕头不宜过高。积极疏导患者，使其了解情志调摄对疾病的重要性。

（5）用药护理，外感头痛多用疏散外邪的中药，汤药不宜久煎，以温热服为好，服药后稍加衣被，并进适当的热饮料或热粥，助其微微汗出，以助药力。治疗内伤头痛的多为补益药，汤剂宜久煎，以利于有效成分的析出，宜空腹服用。

5. 眩晕　多由风阳上扰、痰瘀内阻等导致脑窍失养，脑髓不充所致，是以头晕目眩、视物旋转为主要临床表现的病证。轻者闭目可止，重者如坐车船，旋转不定，不能站立，或伴有恶心、呕吐、出汗、面色苍白等症状；严重者可突然仆倒。眩晕是临床常见的一种病证，可反复发作，妨碍正常的工作和生活，严重者可发展为中风或厥证、脱证而危及生命。

现代医学中的耳源性眩晕、脑性眩晕、眼源性眩晕、中毒性眩晕等各种病证，以眩晕为主要表现时，可参照本病证辨证施护。

护理措施：

（1）病情观察，注意观察眩晕发作的时间、程度、规律、诱发因素和伴随症状；检测血压、脉象变化，如出现剧烈头痛、呕吐、视物模糊、言语謇涩、肢体麻木、血压持续上升或胸闷、胸痛、冷汗等，应考虑中风、厥脱之危象，应立即卧床，迅速报告医师，及时救治。

（2）起居护理，病室环境应安静，光线柔和，避免强光和噪声刺激。眩晕发作时卧床休息，轻症者可闭目养神，减少头部的转侧活动。指导患者变换体位或蹲起、站立时应动作缓慢，避免头部动作幅度过大。床铺平稳，避免他人碰撞摇动，下床活动时要陪护在旁。病情缓解后可适当活动，劳逸结合，保证充足睡眠。

（3）饮食护理，饮食宜清淡、低脂、低盐，防止暴食暴饮，忌过食肥甘，提倡戒烟酒。

（4）情志护理，指导患者调控情绪，避免恼怒。加强与患者的交流，鼓励其抒发心中的郁闷和不快，缓解改善不良情绪。

（5）用药护理，中药汤剂宜早晚温服，观察用药后反应。眩晕发作时暂停服用中药汤剂。呕吐者，可将药液浓缩，少量多次频服，或以姜汁数滴滴舌后以止呕。

6. 泄泻　以排便次数增多，粪便稀溏，甚至泻出如水样为主要临床表现的病证。古人将大便溏薄而势缓者称为泄，大便清稀如水而势急者称为泻。本病证是一种常见的脾胃病证，一年四季均可发生，以夏秋两季多见。

现代医学中的急慢性肠炎、肠易激综合征、过敏性结肠炎、胃肠功能紊乱、肠结核等消化系统疾病，以腹泻为主要表现者，均可参考本病证辨证施护。

护理措施：

（1）病情观察，注意观察泄泻的次数，粪便的色、质、量、气味，舌象，脉象，神志，尿量变化等。识别引起泄泻的诱因，及时取标本送检。观察患者有无里急后重，以及口渴、口唇干燥、皮肤弹性下降、尿量减少、神志淡漠等伤阴表现，若久泻者出现面色苍白、四肢冰冷、大汗淋漓等，为阳气外脱征象；若排泄物为柏油样或伴有新鲜血液，为胃络损伤出血所致，应立即报告医生采取相应措施。

（2）起居护理，保持病室清洁，空气清新，光线要柔和。注意患者腹部的保暖；及时更换清洗被污染的衣被。

（3）饮食护理，患者饮食宜清淡、易消化、富含营养，忌食生冷、不易消化的食物。急性泄泻易伤津耗气，应予淡盐水、米粥以养胃生津。

（4）情志护理，生理及心理因素都有可能造成泄泻。应及时做好患者心理指导，使患者保持心情舒畅、情绪稳定、气机调畅，积极配合检查、治疗，促进早日康复。

（5）用药护理，患者应按时按量服用中药汤剂，以饭后温热服用为宜，服药后观察泄泻的次数，排泄物的量、色、质和气味的变化。

7. 便秘　是指排便周期延长，或周期虽不长，但粪质干结，排出艰难，或粪质不硬，虽有便意，但便而不畅的病证。

现代医学的功能性便秘、肠易激综合征、直肠及肛门疾患、内分泌疾病引起的便秘、药物性便秘，以及肌力减退所致的排便困难者，可参考本病证辨证施护。

护理措施：

（1）病情观察，注意观察患者排便的周期、次数，粪质的性状、颜色、气味，以及是否伴有腹胀、腹痛的情况，以辨别寒、热、虚、实的证候特点。

（2）起居护理，为患者提供隐蔽舒适的排便环境，指导患者纠正不良排便行为，养成定时排便的习惯，避免久坐不动，鼓励患者每天进行适量的体育锻炼，做顺时针摩腹和提肛运动，以促进肠蠕动，改善排便状况。

（3）饮食护理，饮食宜清淡、易消化，多食新鲜的水果和蔬菜，多饮水，宜食具有润肠通便作用的食物，了解患者的饮食习惯，避免进食辛辣刺激、煎炸之品，忌烟酒。

（4）情志护理，长期便秘会加重焦虑、抑郁的不良情绪。应向患者说明情志失调也是导致便秘的重要因素，指导患者学会自我放松、调摄情志的方法，避免过度紧张、忧思情绪，保持心情舒畅。

（5）用药护理，严格遵医嘱给予通便泄泻的药物，服药后应注意观察排便的次数、量和粪质的特点。

二、病后调护

病证后期是指正气渐复，邪气已衰，脏腑功能逐渐恢复，疾病好转，已趋于痊愈的时期。在这个时期应注重合理的调养和护理，使病邪彻底清除，脏腑功能完全恢复。若调护不当，可使病邪在体内复燃，脏腑功能失常，出现疾病复发的情况。

考点
病证后期
调护的原
则

因此，病证后期调护的原则应为顺应四时气候，食饮有节，不妄作劳，调畅情志，以促进疾病好转及防止疾病复发。

（一）顺应四时气候

患者疾病初愈，真元尚虚，气血未充，卫外功能低下，应注意防止虚邪贼风的侵袭。在季节转换之际及气候突变之时，要随时增减衣被；冬季预防感冒，居室要定时开窗通气，保持室内空气新鲜，在感冒流行时可服药预防；夏季注意防暑，居室内宜偏凉爽，使用避暑药预防中暑；春秋季注意预防传染病等。对昼夜晨昏的阴阳变化，应注意适应，如冬季昼暖夜寒，应加盖被毯；夏季虽然以暑热为主，但夜间仍比白天气温低，患者不可因贪图凉爽袒胸露腹而受凉；有些疾病病情往往昼轻夜重，更应注意加强夜间病情观察和护理。居室应保持适当温度、湿度，保持清洁卫生。

（二）食饮有节

食饮有节，对病后初愈患者的饮食调养、健运脾胃具有重要的意义。脾胃为后天之本，运化水谷，是补充人体所需气血的源泉。《瘟疫论》指出："若夫大病之后，客邪新去，胃口方开，几微之气，所当接续，多与、早与、迟与皆非所宜，宜先进粥饮，次糊饮，循序渐进，先后勿失其时。"可见合理的饮食调养、健运脾胃在病证后期的重要性。

（三）不妄作劳

1. 防精神疲劳　病证后期，患者易感到心力交瘁，乏力疲惫，产生急躁、焦虑等不良情绪。因此，应适当与患者交流，给予健康指导，缓解其精神疲劳。

2. 防形体劳倦　大病初愈，可因形体劳逸过度而致病复。劳逸过度包括过劳和过逸两方面：过劳如忙于公私事务，奔波劳累，致"久行伤筋""久视伤血"；过逸如有些患者误认为足不出户、卧床休息就可以促进健康，而致"久坐伤肉""久卧伤气"，同样不利于健康。

病后初愈之人应量力而行，进行必要的形体活动，使气血流畅，有助于彻底康复，如散步、打太极拳等，但应以"小劳不倦"为原则。

3. 防房劳复病 房劳多涉及肾，肾主藏精，大病之后，肾精本亏，再加房劳必令其更虚，则生命之本动摇矣。因此，凡大病初愈后，应分别对患者及其配偶强调在身体完全康复前宜独宿静处，防止房劳导致疾病复发。

（四）调畅情志

情志所伤，可直接影响相应脏腑，使气血失调，脏腑功能紊乱。在病证后期要注意情志的调养，防止五志过极，以免因情复病。

病证后期，由于患者久离家庭及工作岗位，放心不下工作、学习与家庭，急于处理工作及家庭事务，往往出现急躁及忧虑情绪，这些情绪可以影响脏腑功能，而导致病情加重。因此，要帮助患者克服这种急躁心理，注意调畅情志，树立乐观情绪，保持心情舒畅，以利于身心健康的恢复。

总之，病证后期护理，是疾病治疗过程中较重要的阶段。如果调护得当，能促使疾病早日痊愈，并能避免复发；如果调护不当，则能使急性病转为慢性病，迁延不愈。因此，应指导患者及其家属在病证后期做好调护，重视病证后期的休养，使疾病早日彻底痊愈。

第5节 体质调护

一、体质的形成及影响因素

体质禀赋于先天，得养于后天。先天禀赋是重要因素，而体质的形成、发展与变化又依赖于社会环境、饮食起居、情志等后天因素。

（一）先天因素

先天因素即"先天禀赋"，指父母的遗传及胎儿在母体里的发育营养状况。体质是从先天禀赋而来，与父母生殖之精的质量、父母生育的年龄、养胎及妊娠期疾病等均有一定关系。

（二）生理因素

1. 性别因素 男女性别不仅形成各自不同的解剖结构和体质类型，而且在生理特性方面，也会显示出各自不同的特点。《素问·上古天真论》讨论人体生长发育衰老的生理过程时，女子以七岁为期，男子以八岁为期，详细阐述了男女在整个生理发育衰老过程中存在的差异。男子以肾为先天，以精、气为本，病多在气分，多伤精耗气；女子以肝为先天，以血为本，病多在血分，多伤血。《灵枢·五音五味》提出"妇人之生有余于气，不足于血以其数脱血也"的论点，正是对妇女的体质特点作了概括说明。此外，女子具有经、带、胎、产、乳等特殊生理过程，出现月经期、妊娠期和产褥期的体质改变。

2. 年龄因素 体质随着个体发育的不同阶段而不断演变，人体有生、长、壮、老、已的变化规律，人体的脏腑经络及精气血津液的生理功能随之发生相应的变化，在不同的发育阶段中具有不同的体质特点。如小儿生机旺盛，故称之为"纯阳之体"；因精气阴阳均未充分成熟，又称为"稚阴稚阳之体"。说明小儿具有脏腑娇嫩，形气未充，筋骨未坚的生理特点。

3. 环境因素　个体生活在不同环境条件下，受不同水土、气候及生活条件的影响，一定程度地影响着个体的生长发育，逐渐形成不同地区个体体质的差异性。

（1）自然环境：地理、气候条件的差异性必然使不同自然条件下的群体在形态结构、生理功能、心理行为等方面产生适应性变化，因而不同地域人群的体质特征也就各不相同。如北方人形体多壮实，居住地多寒阴盛，易形成阳虚体质；南方之人形体多瘦弱，皮肤色赤，居住地多湿阴盛，易形成湿热体质。

（2）社会环境：人所处的社会地位、经济条件、家庭状况、人际关系以及社会的安定等都会对人体产生影响，引起脏腑气血阴阳的变化，进而影响个体的体质。生活条件优越之人，多居住高楼广厦之中，体力劳动较少，因而体质虚弱，腠理疏松，易患各种外感性疾病。同时脑力活动多，常耗损心神，影响气血运行，加之饮食多膏粱厚味，易形成痰瘀体质。生活条件艰苦之人，多居住在陋巷茅茨，过度劳作，易损伤筋骨，消耗气血，脏腑精气不足，易形成虚性体质。

4. 情志因素　七情的变化，通过影响脏腑精气的盛衰而影响人体的体质。情志调和，则气血调畅，体质强壮，反之则给体质造成不良影响。《素问·阴阳应象大论》里说："怒伤肝""喜伤心""思伤脾""忧伤肺""恐伤肾"，即指情志异常变化伤及内在脏腑。

5. 饮食因素　食物是精气血津液化生之源。饮食习惯与结构对体质有明显的影响。合理的饮食习惯和结构能保持和促进身体的正常生长发育，使脏腑功能协调，阴平阳秘，体质强壮。而长期的饮食习惯不当会引起人体疾病，可导致食物中的四性五味中某些成分的偏颇而影响体质。如饮食不足，影响精气血津液的化生，可使体质虚弱；嗜食肥甘厚味可助湿生痰，形成痰湿体质；嗜食辛辣之品易化火伤津，形成阴虚火旺体质。

二、体质的分类及调护

体质的差异现象是先天禀赋与后天多种因素共同作用的结果。由于地域性因素、年龄、性别等，可形成体质的群类趋同性；同时，又有先天禀赋、饮食、情志、疾病等不同而形成的个体差异。因此，对复杂的体质现象进行辨别分析，求同存异，把握个体的体质差异规律及体质特征，对临床实践有重要的指导意义。

（一）体质的分类

《黄帝内经》对体质类型的分类方法进行了系统而详尽的阐述，曾提出过阴阳划分法、五行划分法、形态与功能特征分类法等，初步形成了中医体质分类的理论体系。而历代医家在《黄帝内经》的基础上，紧密地结合临床实践，分别从不同的角度，应用不同的方法，对体质进行分类。张仲景提出了"强人""羸人""盛人"等多种体质特征。张景岳将体质分为阴脏型、阳脏型、平脏型三类。

在古代体质分类方法基础上，现代医家结合临床实践，应用文献学研究方法、流行病学调查方法及模糊聚类等方法，从临床角度根据发病群体中的体质变化、表现特征对体质类型进行划分。由于观察角度不同，出现了四分法、五分法、六分法、七分法、九分法和十二分法等多种分类方法。现常用的体质分类方法为"九分法"。

中华中医药学会发布的《中医体质分类与判定》是我国第一部指导和规范中医体质研究及应用的文件，规定了中医关于体质的定义，中医体质九种基本类型、特征及判定。即平和质、气虚质、阳虚质、阴虚质、痰湿质、湿热质、血瘀质、气郁质、特禀质九种基本类型。

（二）辨体施护

1. 平和质 平和质体质之人阴阳气血调和，以体态适中、面色红润、精力充沛等表现为主要特征。其体形匀称健壮，性格随和开朗，平素患病较少，对自然环境和社会环境适应能力较强。

（1）常见表现：面色、肤色润泽，头发稠密有光泽，目光有神，鼻色明润，嗅觉通利，唇色红润，不易疲劳，精力充沛，耐受寒热，睡眠良好，胃纳佳，二便正常，舌色淡红，苔薄白，脉和缓有力。

（2）施护措施：根据人体生长发育规律适当调养，不必刻意进补，防止出现体质的偏颇。

2. 气虚质 气虚质体质之人元气不足，以疲乏、气短、自汗等气虚表现为主要特征。其形体肌肉松软不实；性格内向，不喜冒险；易患感冒、内脏下垂等病，病后康复缓慢；对外界环境适应能力差，不耐受风、寒、暑、湿邪。

（1）常见表现：平素语音低弱，气短懒言，容易疲乏，精神不振，易出汗，舌淡红，舌边有齿痕，脉弱。

（2）施护措施

生活起居：居室环境应采用明亮的暖色调。起居宜有规律，注意休息，不妄劳作，以免损伤正气。气虚患者卫外功能较弱，故在冬春季注意防寒保暖。夏季防止汗出过度而使气虚症状加重。午间适当休息，保持充足睡眠。适当参加户外活动，提高机体对气候变化的适应能力。

饮食调养：气虚质宜健脾益气，药膳宜黄芪乌鸡汤、山药枸杞粥等；常食党参、山药、鸡肉、鳝鱼、鹌鹑、大枣、鸡蛋等。少食耗气的食物，如槟榔、萝卜等。

调节情志：气虚体质者大多性格内向，情绪易处于低落状态。故情志调养应多与别人交谈沟通，宜保持稳定乐观的心态，不可过度劳神。宜欣赏节奏明快的音乐，如笛子曲《喜相逢》等。

药物养生：宜补气养气。因先天之真气藏于肾，肺主一身之气，脾为气血生化之源，故肺脾肾三脏皆当补之。若肺气虚，常见自汗、感冒者可服用玉屏风散以固卫气；若见脾胃消化功能不佳，可选四君子汤或参苓白术散；若肾气虚，可服用肾气丸。

3. 阳虚质 阳虚质体质之人阳气不足，以畏寒怕冷、手足不温等虚寒表现为主要特征。其形体肌肉松软不实；性格多沉静、内向；易患痰饮、肿胀、泄泻等病；感邪易从寒化；耐夏不耐冬，易感风、寒、湿邪。

（1）常见表现：平素畏冷，手足不温，喜热饮食，精神不振，舌淡胖嫩，脉沉迟。

（2）施护措施

生活起居：阳虚质多形寒肢冷，喜暖怕凉，耐春夏而不耐秋冬，要注意在春夏之季培补阳气。夏季切勿贪凉，多晒太阳；冬季宜暖衣温食以固护阳气。

饮食调养：应多食甘温、壮阳之品，如羊肉、鹿肉。常用食疗方有当归生姜羊肉汤。根据"春夏养阳"的法则，夏日三伏，每伏可食附子粥或羊肉附子汤一次，配合天地阳旺之时，以壮人体之阳，最为有效。忌生冷寒凉之物，如螃蟹、田螺、苦瓜、绿豆、海带、雪梨、西瓜等。

调节情志：阳虚质人群其性格多沉静、内向。情绪常不佳，易于悲伤。因此要善于调节自己的感情，消除或减少不良情绪的影响。可多欣赏轻松欢快的音乐。

药物养生：可选用补阳祛寒、温养肝肾之品，常用药物有鹿茸、海狗肾、蛤蚧、冬虫夏草、巴戟天、淫羊藿、仙茅、肉苁蓉、补骨脂、胡桃、杜仲、续断、菟丝子等，成方可选用金匮肾气丸、右归丸、全鹿丸。若偏心阳虚者，桂枝甘草汤加肉桂常服；若偏脾阳虚者，选择理中丸加附子，成附子理中丸；脾肾两虚者可用济生肾气丸。

4. 阴虚质　阴虚质体质之人阴液亏少，以口燥咽干、手足心热等虚热表现为主要特征。其体形偏瘦；性情急躁，外向好动，活泼；易患虚劳、失精、不寐等病，感邪易从热化；耐冬不耐夏，不耐受暑、热、燥邪。

（1）常见表现：手足心热，口燥咽干，喜冷饮，大便干燥，舌红少津，脉细数。

（2）施护措施

生活起居：阴虚者常手足心热，口咽干燥，常畏热喜凉，冬寒易过，夏热难受。因此，每逢炎热的夏季，应注意避暑，有条件的可到海边、高山之地旅游。"秋冬养阴"对阴虚体质之人更为重要，故应保证充足的睡眠，避免熬夜及工作过度劳累，戒烟酒，房事有节，以不疲劳为度，节欲保精。

饮食调养：应保阴潜阳，滋阴与清热并用。宜芝麻、糯米、银耳、蜂蜜、乳品、甘蔗、蔬菜、水果、豆腐、鱼类等清淡食物，并着意食用沙参粥、百合粥、枸杞粥、桑椹粥、山药粥。忌食辛辣、香燥、温热刺激性食品，如羊肉、韭菜、辣椒等。

调节情志：阴虚体质之人性情急躁、外向好动、也常心烦易怒，这是阴虚火旺、火扰神明之故，应遵循《黄帝内经》"恬淡虚无""精神内守"之养神大法。平素加强自我涵养，常读自我修养的书籍，自觉地养成冷静、沉着的习惯。在生活和工作中，对非原则性问题，少与人争，以减少激怒，要少参加争胜负的文娱活动。多听轻音乐，或吟诗作画怡情养性。

药物养生：可选用滋阴清热、滋养肝肾之品，加女贞子、山茱萸、五味子、旱莲草、麦门冬、天门冬、黄精、玉竹、玄参、枸杞子、桑椹、龟版诸药，这些均有滋阴清热之作用，可依证情选用。常用中药方剂有六味地黄丸、大补阴丸等。由于阴虚体质又有肾阴虚、肝阴虚、肺阴虚、心阴虚等不同，故应随其阴虚部位和程度而调补之，如肺阴虚，宜服百合固金汤；心阴虚，宜服养心汤或天王补心丸；脾阴虚，宜服慎柔养真汤；肾阴虚，宜服左归丸或六味地黄丸；肝阴虚，宜服一贯煎。

5. 痰湿质　痰湿质体质之人痰湿凝聚，以形体肥胖、腹部肥满、口黏苔腻等痰湿表现为主要特征。其体形肥胖，腹部肥满松软；性格偏温和、稳重，多善于忍耐；易患消渴、中风、胸痹等病；对梅雨季节及湿重环境适应能力差。

（1）常见表现：面部皮肤油脂较多，多汗且黏，胸闷，痰多，口黏腻或甜，喜食肥甘甜黏，苔腻，脉滑。

（2）施护措施

生活起居：不宜居住在潮湿的环境里；在阴雨季节，要注意湿邪的侵袭。居室宜保持空气流通，衣物选用透气吸汗或纯棉质的为主，并常在阳光下暴晒。

饮食调养：宜健脾祛湿化痰之品，如白萝卜、荸荠、紫菜、海蜇、洋葱、枇杷、白果、大枣、扁豆、薏苡仁、赤小豆。食疗方可用茯苓粥、荷叶粥、冬瓜皮瘦肉粥、山药冬瓜汤，以改善痰湿体质。少食肥甘厚味，酒类也不宜多饮，且勿过饱。痰湿阻滞易导致津液运行障碍，而变生心脑血管疾病。因此痰湿质人群在服用利湿食物时可佐以活血之品，如益母草、山楂、三七、玫瑰花等。

调节情志：痰湿质人群性格偏稳重、温和、恭谦，多善于忍耐。"胖人多痰湿"，痰湿质人群由于体型通常偏肥胖，腹部肥满松软，容易对自己的形象失去自信，故应嘱其保持平和心态。

药物养生：痰湿的产生与肺脾肾三脏关系最为密切，故重点在于调补肺脾肾三脏。若因肺失宣降，津失输布，液聚生痰者，当宣肺化痰，方选二陈汤；若因脾失健运，湿聚成痰者，当健脾化痰，方选六君子汤，或香砂六君子汤；若肾虚不能制水，阳虚水泛者，当温阳化痰，方选金匮肾气丸。

6. 湿热质　湿热质体质之人湿热内蕴，以面垢油光、口苦、苔黄腻等湿热表现为主要特征。其形体中等或偏瘦；性格容易心烦急躁；易患疮疖、黄疸、热淋等病，对夏末秋初湿热气候，湿重或气温偏高环境较难适应。

（1）常见表现：面垢油光，易生痤疮，口苦口干，身重困倦，大便黏滞不畅或燥结，小便短黄，男子易阴囊潮湿，女子易带下增多，舌质偏红，苔黄腻，脉滑数。

（2）施护措施

生活起居：居室宜干燥、通风良好，避免居处潮热，可在室内用除湿器或空调改善湿、热的环境。选择款式宽松，透气性好的天然棉、麻、丝质服装。注意个人卫生，预防皮肤病变。保持充足而有规律的睡眠，保持二便通畅，防止湿热积聚。

饮食调养：多吃甘寒、甘平、清利湿热的食物，如薏苡仁、莲子、茯苓、红小豆、绿豆、冬瓜、丝瓜、葫芦、苦瓜、黄瓜、西瓜、白菜、芹菜、卷心菜、莲藕、空心菜、苋菜等。少吃胡桃仁、鹅肉、羊肉、香菜、辣椒、花椒、酒、饴糖、胡椒、蜂蜜等甘酸滋腻之品及火锅、烹炸、烧烤等辛温助热法烹饪食物。食疗方可用老黄瓜赤小豆煲猪肉汤，本方具有清热利湿、理气和中的功效。

调节情志：宜安神定志，保持稳定的情绪。湿热质人群应尽力避免情绪过激，合理安排自己的工作、学习，培养广泛的兴趣爱好。少参加竞争性的文娱活动。宜欣赏曲调悠扬的乐曲，如古筝曲《高山流水》等。

药物养生：湿热质以调理脾胃、肝胆或膀胱为主。中药宜健脾利水、清热化湿，或宣透化湿和通利化湿。宣透化湿以散热、泻火、解毒为主要方法；通利化湿则以利水、清热、渗湿、泻下为主要方法，如参苓白术散。

7. 血瘀质　血瘀质体质之人血行不畅，以肤色晦暗、舌质紫暗等血瘀表现为主要特征。其形体胖瘦均见；性格易烦，健忘；易患癥瘕及痛证、血证等，不耐受寒邪。

（1）常见表现：肤色晦暗，色素沉着，容易出现瘀斑，口唇暗淡，舌暗或有瘀点，舌下络脉紫暗或增粗，脉涩。

（2）施护措施

生活起居：居室宜温暖舒适，不宜在阴暗、寒冷的环境中长期工作和生活。衣着宜宽松，注意保暖，保持大便通畅。不宜贪图安逸，宜在阳光充足的时候进行户外活动。避免长时间打麻将、久坐看电视等。

饮食调养：根据心、肝、脾、肺不同脏腑虚弱的偏重进行调补。助以活血化瘀的食物，如黑豆、山楂、玫瑰花、桃仁等。同时佐以行气之剂，如红糖、醋、黄酒、葡萄酒等以助药力。但高血压和冠心病等患者不宜饮用。少吃肥猪肉等滋腻之品。女子月经期间慎用活血类食物。可选用食疗方黑豆川芎粥，其具有活血祛瘀功效。

调节情志：血瘀质人群易见心烦、急躁、健忘等情况，因常有疼痛而出现抑郁、苦闷、多疑等不良情绪。应嘱其树立正确的名利观，主动参加有意义的社会活动。遇事宜沉稳，努力克服浮躁情绪。气为血帅，故亦需注意情志舒畅，勿恼怒郁愤。宜欣赏流畅抒情的音乐，如《春江花月夜》等。

药物养生：可选用活血养血之品，如地黄、丹参、川芎、当归、五加皮、地榆、续断、茺蔚子等。可间断服用桂枝茯苓丸。

8. 气郁质 气郁质体质之人气机郁滞，以神情抑郁、忧虑脆弱等气郁表现为主要特征。其形体瘦者为多；性格内向不稳定、敏感多虑；易患脏躁、梅核气、百合病及郁证等，对精神刺激适应能力较差，不适应阴雨天气。

（1）常见表现：神情抑郁，情感脆弱，烦闷不乐，舌淡红，苔薄白，脉弦。

（2）施护措施

生活起居：气郁日久易致血行不畅，衣着方面宜选择宽松透气性好的款式，还应注意鞋袜也不宜约束过紧，否则易影响气血运行，出现肢体麻木或发凉等症状。居室环境宽敞明亮，温度、湿度适宜。尽量增加户外活动和社交，防止独处时心生凄凉。平日保持有规律的睡眠。

饮食调养：气郁质人群形体偏瘦者居多，饮食宜选用理气解郁，调理脾胃功能的食物，如大麦、高粱、蒿子秆、香菜、葱、蒜、萝卜、洋葱、苦瓜、黄花菜、海带、海藻、橘子、柚子、槟榔、玫瑰花、梅花等行气、解郁、消食、醒神之品。食疗方可用橘皮粥或黄花菜瘦肉汤，其具有疏肝解郁的功效。睡前避免饮茶、咖啡等提神醒脑的饮料。

调节情志：宜乐观开朗，多与他人相处，不苛求自己也不苛求他人。如心境抑郁不能排解时，要积极寻找原因，及时向朋友倾诉。宜欣赏节奏欢快、旋律优美的乐曲，如《金蛇狂舞》等，可多看喜剧、励志剧，以及轻松愉悦的相声表演。

药物养生：肝主疏泄，舒畅全身气机。故药物可用香附、乌药、川楝子、青皮、郁金等疏肝理气解郁之品。方剂可选逍遥散、柴胡疏肝散。若气郁导致血瘀者，可配以活血化瘀药。

9. 特禀质 特禀质体质之人先天禀赋不足，有生理缺陷、过敏反应等主要特征。其形体在过敏体质者一般无特殊，先天禀赋异常者或有畸形，或有生理缺陷；性格随禀质不同情况各异；过敏体质者易患哮喘、荨麻疹、花粉症及药物过敏等，遗传疾病如血友病、唐氏综合征等，胎传疾病如五迟（立迟、行迟、发迟、齿迟和语迟）、五软（头软、项软、手足软、肌肉软、口软）、解颅、胎惊、胎痫等；对外界环境适应能力差，如过敏体质者对易致敏季节适应能力差，易引发宿疾。

（1）常见表现：过敏体质者常见哮喘、风团、咽痒、鼻塞、喷嚏等；患遗传性疾病者有垂直遗传、先天性、家族性特征；患胎传性疾病者具有母体影响胎儿个体生长发育及相关疾病特征。

（2）施护措施

生活起居：应依据个体差异顺应四时变化。注意日常保健，避免接触各种致敏的动植物或物品，如尘螨、花粉、油漆等，适当服用预防性药物，减少发病机会。季节更替之时，及时增减衣被，增强机体对环境的适应能力。戒烟酒。

饮食调养：饮食宜均衡、粗细粮食搭配适当、荤素配伍合理，宜多食益气固表的食物，尽量少食辛辣、腥发食物，不食含致敏物质的食品，如蚕豆、白扁豆、羊肉、鹅肉、鲤鱼、虾、蟹、茄子、辣椒、浓茶、咖啡等。食疗方可用黄芪山药粥：黄芪 10 克，山药 50 克，大米 100 克。将黄芪、山药、大米一起入锅加清水适量煮粥，煮熟即成。

调节情志：过敏体质的人因对过敏原敏感，容易产生紧张、焦虑等情绪，因此要在尽量避免过敏原的同时，还应避免紧张情绪。

药物养生：宜益气固表，养血消风。代表方玉屏风散，常用药物有黄芪、白术、荆芥、防风、蝉衣、益母草、当归、丹皮等。不宜乱进补药，以免适得其反。

自测题

A₁ 型题

1. 舌质颗粒细腻致密，融和成片，擦之不去，刮之不脱，属于
   A. 润苔　　　　B. 腐苔　　　　C. 老舌
   D. 腻苔　　　　E. 剥落苔

2. 《诸病源候论》中记载 "诸山水黑土中出泉流者，不可久居，常食令人作瘿病动气增患"，这种说法高度概括了 "三因" 制宜中的
   A. 因时制宜　　　　　B. 因人制宜
   C. 因病制宜　　　　　D. 因地制宜
   E. 因证制宜

3. 夏季起居方面应遵循
   A. 早卧早起　　B. 早卧晚起　　C. 晚卧早起
   D. 晚卧晚起　　E. 卧床休息

4. 《理瀹骈文》说到 "七情之病者，看书解闷，听曲消愁，有甚于服药者矣"，是指的以下何种情志护理方法
   A. 说理开导　　B. 释疑解惑　　C. 移情易性
   D. 发泄解郁　　E. 暗示疗法

（聂　莎　刘桂瑛）

第6章

中医护理基本技能

第1节 针 灸

针灸亦称刺灸法，是刺法和灸法的总称。刺法，古称"砭刺"，后来又称"针法"；灸法，古称"灸焫"，又称"艾灸"。

一、针法

针法（又称针刺法）是指使用不同的针具，通过一定的手法或方式，刺激人体经络腧穴，从而激发经络气血，调节脏腑功能，达到防治疾病目的的一种方法。传统的针刺技术包括毫针刺法、皮肤针法、皮内针法、三棱针刺法、火针刺法、耳针法等。发展至今，针刺技术与现代理疗手段相结合后，又产生了电针、电磁针、激光针、微波针等治疗方法，为临床提供了多种选择可能，扩大了针刺技术的适应证，提高了临床疗效。

（一）毫针刺法

1. 毫针的构造 毫针是针灸临床最常用的一种针具，多以不锈钢制作而成，由针尖、针身、针根、针柄、针尾五部分构成（图6-1）。针尖指针身的尖端部分，是毫针刺入腧穴的关键部位；针身指针尖至针根的部分，是毫针刺入腧穴内相应深度的主要部分；针根指针身与针柄的连接处，是观察针身刺入腧穴深度和提插幅度的外部标志；针柄指从针根到针尾的部分，常用金属丝缠绕成螺旋状，是施术者持针、运针的主要部位，也是温针灸装置艾绒之处；针尾是针柄的末端部分，多为缠柄金属丝的延续。

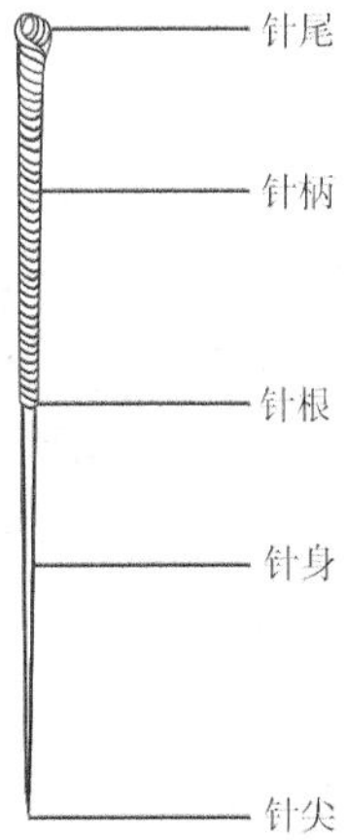

图6-1 毫针的构造

2. 毫针的练习 毫针针体细软，若无一定的指力和熟练的手法，很难随意进行各种手法操作，还会引起患者疼痛，影响针刺效果。因此，初学者必须勤练指力和手法。针刺的练习，一般分指力练习、手法练习和手感练习。

3. 适用范围 毫针刺法适用于各科病证，尤其各种痛证，效果迅速而显著，如头痛、胃脘痛、胁痛、腹痛、腰痛、痛经、牙痛、咽喉肿痛等。

4. 用物准备 治疗盘、一次性毫针、皮肤消毒液、无菌棉签、镊子、弯盘等，必要时备毛巾被、屏风。

5. 毫针基本操作技术

（1）进针方法：临床上一般以右手持针操作，采用拇、示、中指夹持针柄，如持毛笔状，持针手被称为"刺手"（图6-2）；左手手指切按在所刺部位或辅助固定针身，被称为"押手"。两手协调配合，可减轻患者痛感。常用进针方法有单手进针法、双

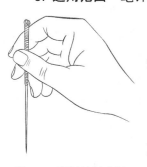

图6-2 毫针持针方法

手进针法和针管进针法。

单手进针法：即以刺手拇、示指夹持针柄，中指指端靠近穴位，指腹抵住针尖及针身下端，当拇、示指向下用力时，中指随之屈曲，将针尖迅速刺入腧穴。此法多用于较短毫针的进针。

指切进针法：属双手进针法。押手拇指或示指或中指的指端切按在穴位旁，刺手持针，紧靠押手指甲面刺入腧穴。此法适用于较短毫针的进针。

提捏进针法：属双手进针法。用押手拇、示指将针刺部位的皮肤捏起，刺手持针，从捏起的皮肤上端刺入。此法适用于印堂穴等皮肉浅薄部位的进针。

舒张进针法：属双手进针法。用押手拇、示指将针刺部位的皮肤向两侧撑开绷紧，刺手持针，从拇、示指的中间刺入。此法适用于皮肤松弛的部位。

夹持进针法：属双手进针法。以押手拇、示指夹持消毒的干棉球，夹住针身的下端，露出针尖，将针尖固定在腧穴的皮肤表面，刺手持针柄，两手同时用力将针刺入腧穴。此法适用于长针进针。

针管进针法：指利用特制的针管（多用不锈钢、玻璃或塑料等材料制成）代替押手进针的一种方法。此法进针可减少进针时的疼痛，多用于儿童和惧针者。

（2）针刺的角度和深度

角度：指针身与皮肤表面的夹角，有直刺、斜刺和平刺三种。直刺是针身与皮肤表面成 90°刺入体内，适用于肌肉丰满的腰、臀、腹、四肢等部位的腧穴；斜刺是针身与皮肤表面成 45°刺入体内，适用于肌肉浅薄处和内有重要脏器的胸、背部的腧穴；平刺又称沿皮刺或横刺，是针身与皮肤表面成 15°刺入体内，适用于皮薄肉少部位，如头部、胸胁部的腧穴等。

深度：指针身刺入腧穴内的深浅度。一般根据患者的体质、年龄、病情及针刺部位而定。如消瘦者、虚证、头面、胸背部宜浅刺；肥胖、实证、肌肉丰厚部可适当深刺。

（3）得气与行针手法

得气：也称针感，是指毫针刺入腧穴一定深度后，施以一定的行针手法，使针刺部位产生酸、麻、胀、重，甚至扩散传导等感觉，术者也会感到针下有沉紧之感。得气迅速，一般疗效较好；得气缓慢或不得气，疗效较差。

行针：又称运针，是指进针后为使患者产生或增强针感而采取的操作方法。包括基本手法（提插法和捻转法）和辅助手法（刮柄法、震颤法、弹法、摇法、循法、飞法等）两类。

提插法，指毫针刺入腧穴后，将针从浅层插向深层，再由深层提到浅层，如此反复上提下插的操作手法（图 6-3）。使用此法时保持幅度相同，指力均匀。注意幅度不宜过大，频率不宜过快。幅度大，频率快，刺激量就大；反之刺激量小。

捻转法，指毫针刺入一定深度后，以刺手捏持针柄，施以前后来回捻动的操作手法（图 6-4）。捻转的幅度越大，频率越快，刺激量也越大。注意不要单向转动，防止肌纤维缠绕针身，引起局部疼痛或滞针。

刮柄法，指毫针刺入一定深度后，以拇指腹抵住针尾，用示指或中指指甲从下向上频频刮动针柄的操作手法，能激发经气，增强针感的传导和扩散。

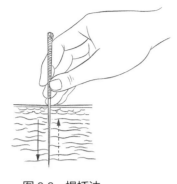

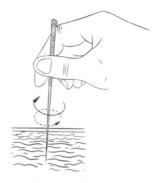

图 6-3　提插法　　　　　　　　　　　　　图 6-4　捻转法

震颤法，是指毫针刺入腧穴后，用持针手拇、示、中三指捏住针柄，做小幅度、快频率的提插、捻转动作，使针身发生轻微震颤的方法，以增强针感。

（4）毫针补泻：是通过针刺腧穴，运用适当的手法激发经气以补益正气、疏泄病邪而调节脏腑经络功能，促使阴阳平衡而恢复健康的方法。

补法：能鼓舞人体正气，使低下的功能恢复旺盛。手法要求：进针慢且浅，重插轻提，捻转幅度小，留针不捻转；快出针，出针后多按揉针孔。适用于虚证患者。

泻法：能祛除病邪，使亢进的功能恢复正常。手法要求：进针快且深，轻插重提，捻转幅度大，留针后多次捻转；慢出针，出针后多不按针孔。适用于实证患者。

（5）留针与出针

留针：毫针刺入腧穴并施行手法后，将针留置在腧穴内一定时间，称为留针。目的在于加强针感和针刺的持续作用。一般留针 15～30 分钟。对顽固性疼痛和慢性疾病，可适当延长留针时间。

出针：又称起针，是以押手拇、示指挟无菌干棉球按住针孔周围皮肤，刺手持针轻微捻转，并随势慢慢提至皮下，然后迅速出针。出针后，除特殊需要，都要用无菌棉球按压针孔防止出血。最后检查针数，防止遗漏。出针后让患者休息片刻，再行活动。

6. 注意事项

（1）治疗环境整洁安静、光线明亮、温度适宜，并注意遮挡。

（2）了解患者病情，把针刺有关事宜告知患者，帮助其消除紧张心理和树立战胜疾病的信心。

（3）为患者安排好适当体位，既舒适不致疲劳，又利于术者操作。

（4）根据患者具体情况选择长短粗细适宜的针具，用前应做好针具检查，看是否针根有松动，针身有弯折、锈蚀，针尖有毛钩等。

（5）严格无菌操作，针刺前应对针具、患者皮肤、术者手指进行消毒。

（6）患者过于饥饿、疲劳、精神高度紧张等，不宜立即进行针刺；对身体瘦弱、气血亏虚的患者，应取卧位，针刺手法不宜过重。

（7）胸背部不宜直刺或深刺，以免刺伤重要脏器。

（8）在对位于神经干或神经根部位的腧穴进行针刺时，如患者出现电击样放射感，应立即停针或退针少许，不宜再做大幅度反复提插捻转，以免损伤神经组织。

（9）怀孕3个月以内的孕妇，下腹部禁针，3个月以上者，腹部及腰骶部不宜针刺；孕妇禁针合谷、三阴交、昆仑、至阴等具有活血化瘀作用的腧穴；女子月经期，慎用针刺。小儿囟门未闭合者，头部不宜针刺。

（10）有皮肤感染、溃疡、瘢痕或肿瘤的部位，不宜针刺。有自发性出血倾向的疾病，不宜针刺。

（11）针刺过程中应密切观察患者的反应，如有针刺意外情况发生，应及时正确处理。

（12）嘱咐患者针刺治疗后不宜马上洗澡，以防感染。

考点
针刺异常情况及其护理

7. 针刺异常情况及其护理

（1）晕针：在针刺中，患者突然出现头晕目眩、面色苍白、心慌汗出、恶心欲呕、甚至晕厥等，称晕针。

多因患者精神紧张，体质虚弱，或过度劳累、饥饿、大汗、大失血，或体位不当，或医者手法过重所致。

应将针立即取出，让患者平卧，呈头低脚高位，松开衣带，注意保暖。轻者休息片刻，饮些温开水或温糖水；重者可在上述处理的基础上，针刺或指压人中、内关、足三里，或灸百会、气海、关元等穴，必要时配合其他治疗或急救措施。

（2）滞针：行针时或留针后，术者感到针下非常滞涩，捻转、提插、出针均感困难，同时患者诉说局部疼痛异常，称滞针。

多因患者精神紧张，使局部肌肉强烈收缩；或因术者捻转幅度过大，使肌纤维缠绕针身所致；或留针时间过长。

惧针者，应给予精神抚慰，分散其注意力，或在局部循按，或在附近1～2寸处再刺一针，肌肉紧张状况一经缓解即可起针；如因肌纤维缠绕针身，可将针向反方向捻转，待针松动后即可出针。

（3）弯针：是进针时或将针刺入腧穴后，针身在体内发生了弯曲的现象。

多因患者在留针过程中移动了体位；或术者进针手法不熟练，用力过猛所致；或针柄受外力压迫。

出现弯针时，可顺针身弯势将针退出。切忌用力强拔，以免使针身断在体内。如由患者体位改变导致弯针，则应使患者慢慢恢复原来的体位，待局部肌肉放松后，再缓缓将针退出。

（4）断针：是指针身折断在人体内。

多因针身或针根有腐蚀损伤，用前失于检查；或针身全部刺入，行针手法过重；或留针时患者随意改变体位，致使针身折断在人体内。

出现断针，嘱患者切勿移动体位，以免断端进一步下陷。如断端部分尚留于皮外，可用手或镊子将残针拔出；如断端与皮肤相平，可用押手拇、示二指轻轻垂直下压针孔周围皮肤，使断针显露于皮外，再用镊子等器械将其取出；如断针较深，应手术取出。

（5）血肿：是指针刺部位出现的皮下出血。

若微量出血，一般不必处理，可自行消退。若出血不止，可先压迫止血，同时给予冷敷促使止血，血止后24小时再行局部热敷，促使瘀血消散。

（6）刺伤内脏：由于针刺的深度和角度不当，有时可刺伤脏器，引起严重后果，如气胸，甚至造成死亡。因此必须引起重视，迅速做出急救处理。

一旦有气胸发生，轻者可作对症处理，如咳嗽者给予镇咳药等，同时给予抗菌药，防止感染。一般休息 5～7 天后，即可自行吸收痊愈。重者需及时采取一系列抢救措施，如胸穿抽气、吸氧、抗休克等。

（二）皮肤针法

皮肤针法是运用皮肤针叩刺人体腧穴或一定部位，使叩刺部位皮肤充血红晕或渗出微量血液的一种针刺方法。由于针刺仅深及皮肤，属多针浅刺的一种方法，所以又称"皮刺疗法"。十二皮部与经络、脏腑联系密切，运用皮肤针叩刺皮部，可激发调节脏腑经络功能，以达到防治疾病之目的。

1. 针具　皮肤针是由数枚不锈钢短针集成一束，如莲蓬状散固在针柄一端而成。针头呈小锤形，根据短针数目不同，分别称为梅花针（5 根针）、七星针（7 根针）、罗汉针（18 根针）等。

2. 适用范围　皮肤针法广泛应用于临床各科，尤以功能失调性疾病疗效更佳，如近视、失眠、头痛、胁痛、脊背痛、腰痛、皮肤麻木、神经性皮炎、慢性肠胃病、痛经、便秘等。

3. 用物准备　治疗盘、皮肤针、皮肤消毒液、无菌棉签、弯盘等，必要时备屏风。

4. 操作方法　常规消毒针具和皮肤后，施术者以右手拇指、中指夹持针柄，示指伸直按压在针柄上，环指、小指将针柄末端固定于小鱼际处握牢（图 6-5a），或将针柄末端固定在掌心，拇指在上，示指在下，其余手指呈拳状握住针柄末端（图 6-5b），针头对准皮肤叩击，借用腕力，使针尖垂直地刺入皮肤后立即弹起，如此反复叩击，以叩至局部皮肤充血红晕或隐隐出血为度。

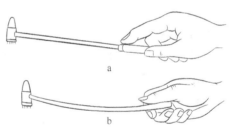

图 6-5　皮肤针持针方法

治疗过程中叩刺速度要均匀，借用腕力，即叩即起，并可根据病情需要循经叩刺、穴位叩刺或局部叩刺。

5. 注意事项

（1）检查针具。不得出现针尖毛钩或缺损、针锋参差不齐，针柄与针头联结处需牢固。

（2）严格遵循无菌操作原则。叩刺后皮肤如有出血点或渗出，须用无菌棉签擦拭干净，并嘱患者保持针刺部位清洁。

（3）注意叩刺手法。操作时针尖须垂直上下，用力均匀，避免斜刺或钩挑。

（4）局部皮肤有创伤、瘢痕、溃疡、不明肿物等部位，不宜操作。

（5）凝血功能障碍、急重病症、传染性疾病等患者，不宜操作。

二、灸法

灸法是指借助灸火热力和药物作用，对体表腧穴或病变部位进行熏灼、温熨，通过经络腧穴的传导作用以刺激机体，从而达到防病保健、治病强身目的的方法。此法具有温通经络、调和气血、消瘀散结、祛湿散寒、扶阳固脱、升提中气等作用。

因灸法常以艾绒为主要原材料，加工制成艾炷或艾条进行施灸，故又称"艾灸"。常用的艾灸法有艾炷灸、艾条灸、温针灸、温灸器灸等。

（一）适用范围

灸法多用于虚证、寒证。如虚寒性胃痛、腹痛、腹泻；妇女气虚引起的崩漏及阴挺；脾肾阳虚所致阳痿、遗尿、久泻、脱肛；风寒湿所致关节痹痛等。个别阳热证，如丹毒、疮疡、痄腮等也用灸法，属于温热散结的方法。

（二）用物准备

治疗盘，艾条或艾炷，凡士林，或蒜片、姜片、附子饼、食盐、灸盒，以及火柴、镊子、弯盘、灭火装置等。

（三）操作方法

1. **艾炷灸**   用手工或器具将艾绒制成大小不等的圆锥状物，称为艾炷。将艾炷置于腧穴或患处上进行施灸的方法，即为艾炷灸，分直接灸和间接灸两种。施灸时每燃尽 1 个艾炷，称灸 1 壮。

（1）直接灸：将艾炷直接置于皮肤上施灸的方法。根据灸后对皮肤的烧灼、刺激程度不同，又分瘢痕灸和无瘢痕灸。

瘢痕灸，又称"化脓灸"。施灸前用蒜汁或少量凡士林，涂抹在施灸的穴位，以增加黏附性和刺激作用，然后放置大小适宜的艾炷点燃，燃尽，除去灰烬后再换 1 壮点燃，一般灸 5～10 壮。此灸法可使局部皮肤烧伤，起疱化脓，5～6 周左右灸疮自愈，留有瘢痕。适用于某些慢性顽固性疾病，如哮喘、风湿病、瘰疬、慢性胃肠病等。灸前须征求患者的同意。

无瘢痕灸，又称"非化脓灸"。施灸处涂以少量凡士林，便于艾炷黏附。然后将大小适宜的艾炷置于腧穴上，从艾炷上端点燃，当艾炷燃剩 1/4 左右，患者感到微有灼痛时，即换炷再灸，以局部皮肤出现红晕而不起疱为度。此灸法皮肤无灼伤，故灸后不化脓，不留瘢痕。适用于虚寒性疾患。

考点
艾炷灸的
间接灸的
操作及注
意事项

（2）间接灸：又称"隔物灸"。是用药物或其他材料将艾炷与皮肤之间隔开而施灸的一种方法。常用隔物灸有以下四种。

隔姜灸，将鲜生姜切成直径 2～3cm，厚约 0.3cm 的薄片，中间用针刺数孔后置于施术部位，上置艾炷点燃施灸。一般灸 5～10 壮，以皮肤红晕不起疱为度。适用于虚寒性疾患，如寒湿痹痛、面瘫、虚寒腹痛、泄泻、痛经、遗精等。

隔蒜灸，将鲜大蒜切成厚约 0.3cm 的薄片，中间用针刺数孔后置于施术部位，上置艾炷点燃施灸。一般灸 5～7 壮。适用于痈疽初起、肺痨、毒虫咬伤等。

隔盐灸，用纯净的细食盐填平脐窝，上置艾炷施灸。此法可回阳救逆，适用于中风脱证等。但需连续施灸，不拘壮数，以脉起、肢温、证候改善为止。

隔附子饼灸，将附子研末，以黄酒调和成直径约 3cm、厚约 0.8cm 的附子饼。中间用针刺数孔后置于施术部位，上置艾炷施灸。一般灸 5～7 壮，附子辛温大热，此灸法有温补肾阳等作用，适用于寒冷痼疾、疮疡久溃不敛等病证。

2. **艾条灸**　又称"艾卷灸"。用桑皮纸包裹艾绒卷成圆柱形长条艾卷，即为艾条。将艾条的一端点燃，对准腧穴或患处进行施灸的方法，即艾条灸。按操作方法又分为温和灸、雀啄灸、回旋灸等。

（1）温和灸：将艾条的一端点燃，对准应灸的腧穴或患处，距皮肤 2～3cm 处进行熏烤，使患者局部有温热感而无灼痛为宜（图 6-6）。一般每穴灸 5～10 分钟，至皮肤红晕为度。常用于治疗慢性疾病。

（2）雀啄灸：施灸时，艾条点燃的一端与施灸部位皮肤的距离并不固定，而是像鸟雀啄食一样上下活动施灸（图 6-7），至皮肤红晕为度。

考点　艾条灸的操作及注意事项

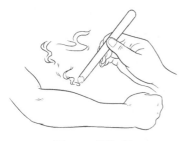

图 6-6　温和灸

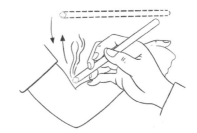

图 6-7　雀啄灸

（3）回旋灸：施灸时，艾条点燃的一端与施灸部位的皮肤虽保持一定的距离，但艾条并不固定，而是左右移动或反复旋转施灸（图 6-8）。

3. **温针灸**　是针刺和艾灸相结合的一种方法。针刺得气后，将艾绒捏裹在针柄上，或用一小段艾条套在针柄上，点燃施灸，使热力通过针身传入体内（图 6-9）。适用于针刺后既需要留针又要施灸的疾病，如风寒湿痹等。

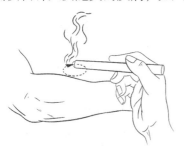

图 6-8　回旋灸

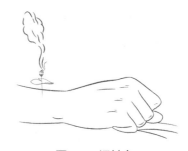

图 6-9　温针灸

4. **温灸器灸**　温灸器又称灸疗器，指专门用于施灸的器具。临床常用的温灸器有灸架、灸盒和灸筒。用温灸器施灸的方法称为温灸器灸。施灸时，将艾绒或艾条装入温灸器，点燃后置于腧穴或应灸部位进行熨灸，以所灸部位的皮肤红晕为度。温灸器灸具有调和气血、温中散寒的作用，适用于灸治腹部、腰部的一般常见疾病。此法对小儿、妇女及畏灸者尤为适宜。

（四）注意事项

（1）施灸应注意在通风环境中进行，以利空气流动。

（2）施灸过程要防止燃烧的艾绒脱落烧伤皮肤和衣物。

（3）实热证及阴虚发热者不宜灸。

（4）颜面、五官、乳头、大血管等部位不宜灸，以免烫伤形成瘢痕；关节活动部位亦不适宜用化脓灸，以免化脓溃破，不易愈合，甚至影响功能活动。孕妇的腹部和腰骶部不宜灸。

（5）施灸应注意先后顺序。一般应先灸阳经，后灸阴经；先灸上部，后灸下部；就壮数而言，先灸少而后灸多；就大小而言，先灸艾炷小者而后灸大者。

（6）灸后的处理：施灸后，局部皮肤出现微红、灼热均属正常现象，无须特殊处理，短时间内即可自行消退。若施灸过量，时间过长，局部会出现水疱，只要不擦破，可任其自然吸收；如水疱较大，可用消毒毫针刺破，放出水液，再涂以烫伤油或消炎药膏等。瘢痕灸者，在灸疮化脓期间，要保持局部清洁，并用敷料保护灸疮，以防感染；若灸疮脓液呈黄绿色或有渗血现象者，可用消炎药膏或玉红膏涂敷。

第2节　推　拿

一、推拿治疗概述

推拿，又称按摩，指运用一定的手法技巧或借助器具，在人体的腧穴及经脉或某个部位上施术操作，以达到防病治病、养生保健目的的一种中医外治方法。一般分为成人推拿和小儿推拿两类。

（一）推拿技术的原理和特点

随着推拿医学的发展及现代研究的深入，人们对推拿的作用原理有了进一步认识，概括起来即推拿具有疏通经络、调和气血、理筋整复、滑利关节、调整脏腑功能、增强抗病能力等作用。

适应证广、疗效显著、操作方便、经济安全、科学性强等是推拿技术显著的临床特点。

（二）推拿治疗适用范围

推拿常用于治疗临床各种疾病及减肥、美容与养生保健。如内科病中的胃痛、头痛、失眠、便秘、中风后遗症、疲劳综合征等；儿科病中的咳嗽、腹泻、腹痛、疳积等；五官科病中的面神经麻痹、慢性鼻炎、颞颌关节紊乱症等；骨伤科病中的颈椎病、落枕、肩周炎、腕管综合征、肱骨外上髁炎、坐骨神经痛、急性腰扭伤、腰肌劳损、腰椎间盘突出症等。

（三）推拿操作注意事项

（1）年老体弱、久病体虚、极度疲劳、剧烈运动后、过饥过饱或酒醉者均不宜用或慎用推拿；孕妇的腰骶部、臀部和下腹部禁用推拿；妇女经期不宜用或慎用推拿。

（2）某些感染性和传染性疾病，如丹毒、骨髓炎、化脓性关节炎、肝炎、肺结核不宜用推拿。

（3）有自发出血倾向、血液病或出血症，如尿血、便血、消化道出血、血小板减少性紫癜、血友病等不宜用推拿。

（4）严重的心、肺、脑、肾等脏器疾病及外伤出血、骨折早期、截瘫初期、烫伤和溃疡性皮炎的局部、骨质疏松症等禁用推拿。

二、成人常用推拿手法

成人推拿手法的操作要求遵循持久、有力、均匀、柔和、深透的原则。根据手法的动作形态、不同作用，成人推拿手法常分为六类，即摆动类、摩擦类、挤压类、振动类、叩击类和运动类。以下介绍常用的几种推拿手法。

（一）摆动类

1. **滚法** 是以第 5 掌指关节背面吸定于体表，通过腕关节的伸屈运动和前臂的旋转摆动，用手背近小指侧及部分小鱼际着力在体表一定部位或穴位上，进行连续往返滚动的一种手法。

动作要领：滚法的吸定点是小指掌指关节背侧，吸定部位要紧贴体表。以肘部为支点，前臂做主动摆动，带动腕部做伸屈和前臂旋转运动。压力要均匀、柔和、有明显的滚动感，滚动频率为每分钟 120～160 次。

适用部位：适用于颈项、肩背、腰臀与四肢等肌肉较丰厚的部位。

2. **揉法** 是用手掌，或大小鱼际，或掌根，或手指指面部分等着力，吸定于一定部位或穴位上，做轻柔缓和、有节律的环旋、上下、左右运动的一种手法。根据术者着力部位的不同，可分为掌揉法（掌根揉法、鱼际揉法、掌心揉法）、指揉法（拇指揉法、中指揉法、多指揉法）和肘揉法。

动作要领：揉法的运动以环旋运动为主，且必须带动皮下组织一起运动。

适用部位：适用于全身各部、腧穴及压痛点。如鱼际揉法常用于前额部、颞部；全掌揉法适用于大面积体表；掌根揉法可揉冈上窝、臀部；指揉法用于腧穴；肘揉法多用于臀部。

（二）摩擦类

1. **推法** 是用指、掌或肘部着力于施术部位上，做单方向直线推动的一种手法。根据术者着力部位的不同，分为指推法、掌推法、肘推法、分推法。

动作要领：单向操作，直线移动；指、掌或肘部紧贴皮肤，压力均匀速度适中，动作平稳。分推法是用双手拇指的螺纹面（或双手鱼际），从受术部位的中点向两旁对称分开推动。

适用部位：适用于肩背部、胸腹部、腰部、四肢部和头面部，以及腧穴和经络。

2. **摩法** 是运用手掌掌面或示、中、环指指腹附着于施术部位上，做节律性的环旋摩擦的一种手法。用手掌掌面着力摩动的称为掌摩法，用手指指腹着力摩动的称为指摩法。

动作要领：肘关节自然屈曲，腕部放松，指掌自然伸直；着力部位做环旋抚摩动作而不带动皮下组织；动作要缓和而协调，指面或掌面要紧贴体表，做顺时针或逆时针方向环旋摩擦，以患者舒适为度。掌摩法以肩肘的运动带动手掌做环旋摩擦，摩动频率为每分钟 100 次左右；指摩法应沉肩、垂肘，以肘关节为支点，前臂轻度屈伸，带动手指做环旋摩擦，摩动频率为每分钟 120 次左右。

适用部位：适用于全身各部，尤其以腹部、面部最常用。有摩腹、摩面、摩命门、摩涌泉等操作法。

（三）挤压类

1. **拿法** 即捏而提起。拿法是用大拇指与其他四指指面，或与示、中两指指面相对用力，捏住施术部位肌肉并将其垂直提起，再慢慢放松，反复进行节律性提捏的一种手法。

动作要领：沉肩，垂肘，悬腕，以指面和指峰为着力部，对称用力由轻而重，再由重而轻。动作要缓和而有连续性。不可突然用力，不可断断续续，或忽轻忽重。指端微带揉捏动作。

适用部位：适用于四肢、肩、颈项等部位。拿后宜采用摩、揉、搓等手法，缓解因刺激引起的不适感。

2. 捏法　是用拇指与其余手指指面夹住施术部位并相对用力挤压的手法。以使用不同手指操作分为二指捏法、三指捏法和五指捏法。

动作要领：捏法操作为多手指的相对用力挤压，随即放松，再挤压，再放松，如此反复有节律的操作，并循序沿施术部位纵轴移动。

适用部位：适用于背脊、四肢和颈项部。常有捏风池，捏内关、外关，捏合谷，捏指间关节，捏三角肌，捏跟腱。捏法用于背部又称为"捏脊法"，多用于小儿推拿。

3. 按法　是用拇指端，或中指端，或手掌，或前臂尺侧上端近肘部为着力点，垂直施术部位有节律向下按压的一种手法。可分指按法、掌按法、肘按法。

动作要领：按压宜垂直向下用力。用力应由轻渐重，使刺激深透，以有"得气感"为度。可用叠指、叠掌、伸肘、上身前倾等姿态调整来增加按压的力度，不能用暴力猛然按压。按压胸背或脊柱时，患者不宜说话。

适用部位：指按法适用于全身腧穴及阿是穴，如指按天宗、足三里等。掌按法适用于腰背部、脘腹部、下肢部。肘按法刺激较强，一般用于臀部、股后部等肌肉丰厚部。

4. 点法　是以指端、屈指骨突部或肘尖为着力部位，在施术部位垂直下压的一种手法。点法由按法演化而来，分为指点法和肘点法。

动作要领：沉肩，垂肘，意念在着力部位。点压时要垂直向下用力。用力宜由轻渐重，再由重而轻，以"得气"或患者能耐受为度，不宜久点。

适用部位：适用于全身各部位腧穴或压痛点，尤其多用在背臀部腧穴及肌肉浅薄的骨缝处。

5. 搓法　用双手掌面相对夹住肢体，做方向相反的快速来回搓动的一种手法。

动作要领：以肩肘关节为支点，前臂与上臂主动施力，两手掌做反向快速搓动，并由上向下缓慢移动，即保持紧搓慢移，如此反复操作数遍，不可反方向操作。

适用部位：主要适用于四肢部、胸胁部、腰背部，尤以上肢部最多用。

（四）振动类

抖法　以双手或单手握住并着力于受术者肢体远端，做小幅度快频率的连续抖动，称为抖法。

动作要领：受术者的肢体要自然伸直、放松。术者沉肩，垂肘，手握患者肢体的腕上或踝上，同时做快速小幅度的抖动，使被抖动的肢体有轻松感。动作要轻松、连续，幅度要小，频率要快。抖动的频率，抖下肢每分钟约100次，抖上肢每分钟约200次。

适用部位：适用于四肢，常用于上肢。

（五）叩击类

拍法　是用虚掌或实掌，平稳而有节奏地拍打体表一定部位的一种手法。

动作要领：沉肩，垂肘，五指自然并拢，掌指关节微屈，腕关节要自然放松。拍打时用力要均匀而有节律性，拍打后迅速提起。不要在被拍打处停顿，不可暴力拍打，不可忽快忽慢。可单手拍，也可双手交替拍。拍打频率为每分钟 80～160 次。

适用部位：适用于肩背、腰骶及下肢部。

三、小儿推拿技术

小儿推拿是推拿学的一个重要分支，主要适用于学龄前小儿，即 0～7 岁的小儿。7岁以上小儿运用小儿推拿时，应增加时间和力度，并配合成人手法。

（一）小儿推拿手法

小儿推拿手法的基本要求为轻快、柔和、平稳、着实。常用手法有推法（直推、旋推、分推与合推）、揉法、摩法、运法、按法、掐法、捏法、捣法、拿法等；复式操作手法有黄蜂入洞、按弦走搓摩、打马过天河、运水入土、运土入水、调五经（脏）等。具体操作及应用结合小儿特定穴进行介绍。

（二）小儿特定穴及手法操作、应用

小儿推拿特定穴是指具有固定名称、穴区、主治功用和专门用于小儿的特殊穴位，也常称之为小儿特定穴（图 6-10）。

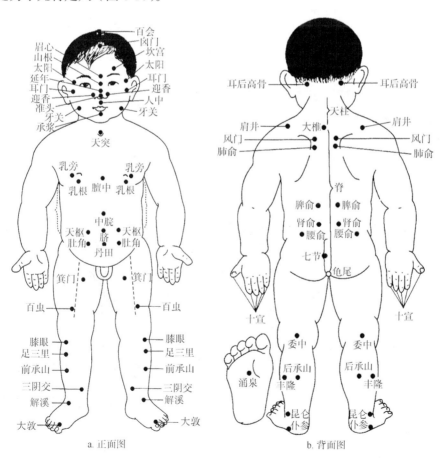

a. 正面图　　b. 背面图

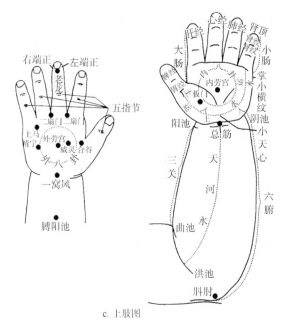

c. 上肢图

图 6-10　小儿特定穴

小儿特定穴不仅有"点"状,还有"线"状和"面"状。且许多重要特定穴多分布于两掌,故有"百脉皆汇于两掌"之说。因此,小儿推拿常以手掌操作作为重点。

1. 天门

位置:两眉正中至前发际呈一条直线。

操作:两拇指交替从两眉正中推向前发际,称开天门(图 6-11),30～50 次。

临床应用:作为起式的开天门,在古代小儿推拿中每人必用,每病必用。多与推坎宫、运太阳、掐揉耳后高骨同用,称为小儿推拿"头面四大手法"。

2. 坎宫

位置:自眉头起沿眉向眉梢呈一条横线,左右对称排列。

操作:两拇指自眉心同时向眉梢做分推,称推坎宫(图 6-12),又称推眉弓,30～50 次。

临床应用:治疗外感发热、头痛等,多与开天门、揉太阳等合用。

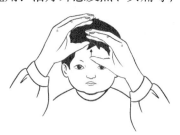

图 6-11　开天门

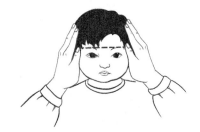

图 6-12　推坎宫

3. 太阳

位置:眉梢与目外眦连线的中点后方的凹陷处。

操作:以两拇指桡侧自前向后直推,称推太阳。以两拇指或中指指腹揉动称揉太阳。

如在太阳穴表面转圈称运太阳。

临床应用：作为起式与开天门、推坎宫同用，是治疗各种外感、头痛、头昏、项强的重要穴位。

4. 耳后高骨

位置：耳后入发际高骨下凹陷处。

操作：拇指指端或中指指端揉，称揉耳后高骨，30～50 次；或每揉三掐一，称掐揉耳后高骨。

临床应用：感冒头痛，常与开天门、推坎宫、运太阳合用，为小儿推拿起式。有较强的镇静作用，能改善小儿睡眠，用于夜啼、抽动秽语综合征、多动症等。

5. 胁肋

位置：从腋下两胁至天枢穴。

操作：患儿坐位，医者坐于患儿身后。以两手掌面着力，由两侧腋下胁肋部自上而下搓摩至天枢穴，此法称为搓摩胁肋，又称按弦走搓摩（图 6-13），50～100 次。

临床应用：多用于治疗小儿由于食积、痰壅、气逆所致的胸胁胀满、脘腹疼痛等。

6. 腹阴阳

位置：中脘斜向两胁下软肉处呈一条直线。

操作：以两拇指指端沿肋弓边缘向两旁分推，称分推腹阴阳（图 6-14），50～100 次。

临床应用：治疗消化功能紊乱效果较好，常与捏脊、按揉足三里合用，也是小儿保健手法之一。

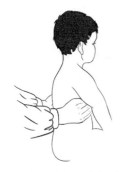
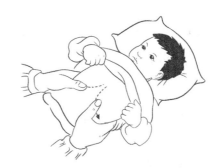

图 6-13　按弦走搓摩　　　　图 6-14　分推腹阴阳

7. 脊柱

位置：从第 1 胸椎至尾椎末端呈一条直线。

操作：以示、中指指面自上而下直推，称推脊（图 6-15），100～300 次；以拇指与示、中两指对捏，自下而上捏，称捏脊，捏 3～5 遍，每捏三下，再将脊背皮肤向上提一下，称捏三提一。

临床应用：小儿腹泻、疳积、先后天不足等，常用捏脊，多与补脾经、推三关、按揉足三里等合用。经常捏脊，能增强体质，增益智慧，增加小儿的协调性和灵活性，亦能增强脏腑功能。

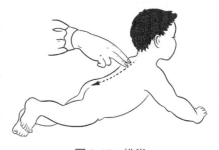

图 6-15　推脊

8. 脾经

位置：拇指桡侧缘一线（另说为拇指末节螺纹面）。

操作：循拇指桡侧由指根直推向指尖方向称清脾经（图 6-16a）；由指尖直推至指根方向称补脾经（图 6-16b），亦有旋推拇指螺纹面为补脾经；如来回直推为平补平泻，补脾经和清脾经统称为推脾经，100～500 次。

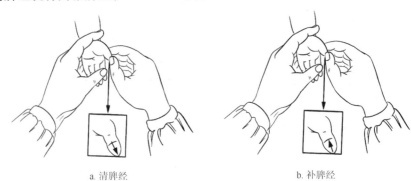

　　　　a. 清脾经　　　　　　　　　　　　　b. 补脾经

图 6-16　推脾经

临床应用：脾胃虚弱引起的食欲不振、消化不良、腹泻、疳积等，常用补脾经，多与揉脾俞、揉中脘、揉足三里、摩腹等合用；湿热熏蒸、恶心呕吐、皮肤发黄、腹泻痢疾等，常用清脾经，多与清胃经、揉板门、清大肠、揉中脘等合用。

9. 肝经

位置：示指末节螺纹面。

操作：自示指掌面指根向指尖方向直推称清肝经；由指尖直推至指根方向或旋推患儿示指螺纹面称补肝经；如来回直推为平补平泻，补肝经和清肝经统称为推肝经，100～500 次。

临床应用：惊风、抽搐、烦躁不安、五心烦热等，常用清肝经，多与掐人中、掐揉小天心、掐老龙等合用。肝经宜清不宜补。

10. 心经

位置：中指末节螺纹面。

操作：循中指掌面由指根直推向指尖方向称清心经；由指尖直推至指根方向或旋推中指螺纹面称补心经。补心经和清心经统称为推心经，100～500 次。

临床应用：心火亢盛所致高热神昏、五心烦热、小便赤涩、口舌生疮等，常用清心经，多与清天河水、清小肠等合用。心经宜清不宜补。

11. 肺经

位置：环指末节螺纹面。

操作：自环指掌面由指根直推向指尖方向称清肺经；由指尖直推至指根方向或旋推患儿环指螺纹面称补肺经。补肺经和清肺经统称为推肺经，100～500 次。

临床应用：肺经实热证所致感冒发热、咳嗽、气喘、痰鸣、便秘等，常用清肺经，多与清天河水、退六腑等合用；肺气虚损所致的咳嗽气喘、畏寒、自汗、盗汗等，常用补肺经，多与补脾经、补肾经、推三关等合用。

12. 肾经

位置：小指末节螺纹面。

操作：由指尖直推向小指掌面指根方向称清肾经；由小指掌面指根直推至指尖方向或旋推患儿小指螺纹面称补肾经。补肾经和清肾经统称为推肾经，100～500 次。

临床应用：先天不足、肾虚泄泻、久病体虚、遗尿等，常用补肾经，多与补脾经、揉肾俞、捏脊、揉足三里等合用；膀胱湿热、小便淋漓赤涩等，常用清肾经，多与清天河水、清小肠等合用。

13. 胃经

位置：手掌面，拇指近端指节。

操作：由掌根直推向拇指指根方向称清胃经；由拇指指根推至掌根方向或旋推患儿拇指近端指间关节称补胃经。补胃经和清胃经统称为推胃经，100～500 次。

临床应用：脾胃虚弱引起的消化不良、纳呆腹胀，常用补胃经，多与补脾经、揉中脘、摩腹、按揉足三里等合用；胃肠实热、脘腹胀满、便秘纳呆、发热烦渴，常用清胃经，多与清脾经、清大肠、退六腑、揉天枢、推下七节骨等合用。

14. 大肠

位置：示指桡侧，自示指指尖至虎口呈一条直线。

操作：循示指桡侧边缘自虎口推向示指指尖称清大肠；由示指指尖推向虎口称补大肠。补大肠和清大肠统称为推大肠，100～500 次。

临床应用：虚寒腹泻、脱肛，常用补大肠，多与补脾经、补肾经、摩腹、推上七节骨等合用；食积、身热、腹痛、痢下赤白、便秘，常用清大肠，多与退六腑、清脾经、推下七节骨、揉龟尾等合用。

15. 小肠

位置：小指尺侧缘，指尖至指根呈一条直线。

操作：循小指尺侧缘由指根推向指尖称清小肠；循小指尺侧缘由指尖推向指根称补小肠。补小肠和清小肠统称为推小肠，100～500 次。

临床应用：下焦虚寒所致的多尿、遗尿，常用补小肠，多与补脾经、补肺经、补肾经、揉肾俞等合用；小便短赤、尿闭，常用清小肠，多与清天河水、掐揉小天心等合用。

16. 四横纹（四缝）

位置：掌面示指、中指、环指、小指近端指间关节横纹处。

操作：以拇指指甲掐揉，称掐揉四横纹，掐 3～5 次；患儿四指并拢，从示指横纹处横推向小指横纹处，称推四横纹，100～300 次。

临床应用：治疗小儿疳积的要穴，善消导食积。用于疳积、腹胀、消化不良、气血不和等症，多与补脾经、揉中脘、揉板门、分推腹阴阳等合用。可用毫针或三棱针点刺本穴放血，治疗小儿疳积。

17. 板门

位置：手掌侧大鱼际平面。

操作：用拇指指端揉，称揉板门（图 6-17a）；用推法自拇指指根推向腕横纹，称板门推向横纹（图 6-17b），反之称横纹推向板门。100～300 次。

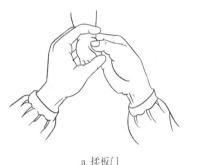

a. 揉板门   b. 板门推向横纹

图 6-17　推拿板门

临床应用：揉板门常用于乳食积滞、腹胀、食欲不振、嗳气等，多与补脾经、揉中脘、分推腹阴阳等合用；板门推向横纹能止泻，多与推脾经合用；横纹推向板门能止呕，多与清胃经等合用。

18. 小天心

位置：手掌面，大、小鱼际交接凹陷处。

操作：以中指指端揉，称揉小天心；以拇指指甲掐，称掐小天心；以中指指尖或屈曲的指间关节捣，称捣小天心。揉 100～300 次，掐、捣 5～20 次。

临床应用：心经有热的口舌生疮、目赤肿痛、惊惕不安等症，心经有热下移小肠引起的小便短赤等，常用揉小天心，多与清天河水、清心经、清肝经等合用；惊风抽搐、惊惕不安等，常用掐、捣小天心，多与掐老龙、掐人中、清肝经等合用。小天心为清心安神要穴。

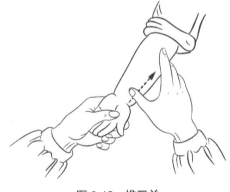

图 6-18　推三关

19. 三关

位置：前臂桡侧，阳池（腕部掌侧横纹的桡侧端）至曲池呈一直线。

操作：用拇指桡侧面或示、中指指腹从患儿前臂桡侧腕横纹推至肘部，称推三关（图 6-18）；如自拇指桡侧推向肘部称大推三关。100～300次。

临床应用：本法主治一切虚寒证。多与补脾经、补肾经、捏脊、摩腹等合用。

20. 天河水

位置：前臂掌侧正中，腕横纹中点至曲泽呈一条直线。

操作：一手握住手掌，另一手拇指或示、中二指指腹从腕推向肘，称推天河水，又称清天河水（图 6-19），推 100～300 次；从内劳宫向上推至肘，称大推天河水。先运内劳宫数遍，后以一手拇指按于内劳宫，示、中指指腹从腕至肘一起一落弹打，称打马过天河，操作 1～3 分钟，拍打至局部红赤。

临床应用：主要用于治疗热性病证。多用于小儿五心烦热、口舌生疮、咽干口燥、夜啼等，多与清肝经、退六腑、揉小天心等合用；外感风热所致发热、头痛、咽痛等症，多与推坎宫、揉太阳等合用。打马过天河的清热之力大于清天河水，多用于实热、高热等症。

21. 六腑

位置：前臂尺侧，肘至阴池（腕部掌侧横纹的尺侧缘）呈一条直线。

操作：小儿屈肘，一手握其腕，另一手以拇指或示、中指指腹自肘推向腕，称退（推）六腑（图6-20），100～300次。

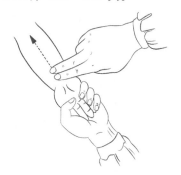 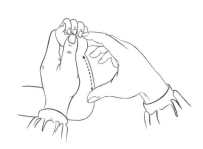

图6-19　清天河水　　　　　　　　　　图6-20　退六腑

临床应用：主治脏腑郁热、壮热烦渴、腮腺炎等实热证。退六腑与推三关是大凉大热之法，两法可合用，可平衡阴阳，防止大凉大热伤正气。如寒热错杂，以热为主，则可退六腑三数，推三关一数，即3∶1，常称为退三推一；如以寒重，退六腑一数，推三关三数，即1∶3，称为推三退一。

第3节　其他传统疗护技术

一、拔罐法

拔罐法，指以罐为工具，利用燃烧、抽气等方法，排出罐内空气，造成负压，使罐吸附于腧穴或应拔部位的体表，使局部皮肤充血甚至瘀血，以达到防治疾病目的的一种外治方法。最早以兽角为罐具，用作外科吸脓排血，故又称"角法""吸筒疗法"。

（一）适用范围

拔罐具有开泄腠理、祛风散寒、通经活络、消肿止痛、行气活血、祛瘀生新等作用。适用范围较广，常用于急、慢性疼痛如风湿痹痛、腰腿痛、肩背痛、头痛、各种神经麻痹、痛经等，感冒、咳嗽、哮喘、胃痛、腹痛、腹泻等脏腑功能紊乱的病症，以及外科疾病如急性腰扭伤、慢性腰肌劳损有瘀血者，部分皮肤病如丹毒、神经性皮炎、红丝疔、毒蛇咬伤、疮疡初起未溃等。此外，人们也开始选用拔罐法消除疲劳及进行养生保健。

（二）罐具的种类

拔罐法历史悠久，罐的质料、种类均有了较大的改进与发展。传统罐具有竹罐、陶罐、玻璃罐等，新型拔罐器有橡胶罐、抽气罐、多功能罐等。在以上罐具不具备时，可选用玻璃罐头瓶、杯子、小口碗等。

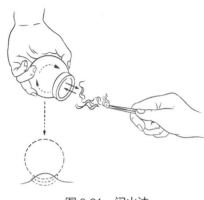

图 6-21　闪火法

（三）罐的吸附方法

常用火罐法、水罐法及抽气罐法。其中火罐最常用，手法多用闪火法。

1. 闪火法　用止血钳夹住 95%乙醇棉球，点燃后伸入罐内旋绕数圈即抽出，迅速将罐扣在应拔部位（图 6-21）。原理是利用罐内空气排空产生负压吸附于体表。此法较安全，不受体位限制，适用于全身任何部位。注意操作时不要烧灼罐口，以免烫伤皮肤。

2. 水罐法　利用蒸汽、水煮等方法使罐内升温，形成负压，使罐吸附在皮肤上的方法。此法多选用竹罐，将罐放在水或药液中煮沸 2 分钟左右，使用时将罐子倾倒用镊子夹出，迅速用折叠的干毛巾捂紧罐口，以吸去罐内的水液，降低罐口温度，然后趁热按在皮肤上，吸牢即可。此法操作时应注意将罐的水珠擦干或甩净，以免热水珠烫伤皮肤。

3. 抽气罐法　将抽气罐紧扣在施术部位上，用抽气筒将罐内的空气抽出，使之产生负压吸附于体表的方法。本法能避免烫伤，适用于身体任何部位。也便于自身操作。

考点
拔罐的操作方法及注意事项

（四）拔罐的操作方法

1. 留罐法　又称坐罐法，即将罐吸附在体表后，留置 5～15 分钟，然后起罐。此法对一般疾病，无论单罐、多罐均可应用。

2. 闪罐法　指将罐拔住后，又立即取下，然后又拔上，如此反复多次，直至皮肤潮红、充血或瘀血。多用于局部皮肤麻木、疼痛或功能减退等疾患，尤其适用于不宜留罐的患者及部位，如小儿、年轻女性面部。

3. 走罐法　又称推罐法，即先在罐口或施术部位涂适量润滑油，再将罐拔住，然后医者用右手或双手握住罐体，上、下来回沿一定线路往返推移，直至所拔部位皮肤潮红、充血甚或瘀血时，将罐起下即可（图 6-22）。此法用于面积较大、肌肉丰厚的部位，如脊背、腰臀、大腿等。

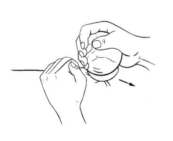
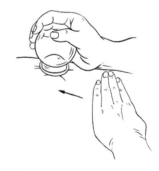

图 6-22　走罐法

4. 刺络拔罐法　又称作刺血拔罐法，即先将应拔罐部位的皮肤消毒，用三棱针点刺或用皮肤针叩刺，然后将火罐吸拔于点刺或扣刺部位上，使之出血，以加强刺血治疗作用。一般留罐 5～15 分钟。此法多用于治疗急慢性软组织损伤、神经性皮炎、痤疮、皮肤瘙痒、丹毒、扭伤、乳痈、坐骨神经痛。

5. 留针拔罐法　简称针罐，即先以毫针针刺，待得气后留针，再以针为中心点，将火罐拔上，留置 10～15 分钟，然后起罐、起针。

（五）起罐的方法

起罐又称启罐、脱罐。起罐时，一手握住罐体中下部，另一手示指或拇指轻压罐口边缘的皮肤，使罐口与皮肤之间产生空隙，空气进入罐内，即可将罐取下。

（六）注意事项

（1）拔罐时，要选择适当体位和肌肉相对丰满的部位。

（2）拔罐手法要熟练，动作要轻、快、稳、准。用火罐、水罐时，要防止烫伤皮肤。

（3）起罐时，若罐具吸附力过强，切不可强行硬拉或旋转提拔，以免引起疼痛，甚至损伤皮肤。

（4）皮肤有溃疡、过敏、水肿和大血管分布的部位，及孕妇的腰骶部、腹部等部位，均不宜拔罐。

（5）有出血性疾病的患者不宜拔罐。

（6）带有心脏起搏器等金属物体的患者，禁用电磁拔罐器具。

（7）留针拔罐时，选择罐具宜大，毫针针柄宜短，以免吸拔时罐具触碰针柄导致损伤。

二、刮痧法

刮痧法，是指用边缘钝滑的器具，蘸取适量的润滑介质，在机体体表的一定部位或经络、腧穴上反复刮拭，使局部出现痧斑或痧痕（即瘀血点或瘀血斑）的一种治疗方法。主要通过刺激体表皮肤及经络，改善气血流通状态，从而达到扶正祛邪、调节阴阳、活血祛瘀、清热消肿、软坚散结、预防保健等目的。

（一）适用范围

刮痧疗法简便易行，流传甚久。多用于夏秋季时病，如外感、中暑、胃肠道疾病等。此外，刮痧还可用于消化系统、呼吸系统疾病的预防及保健强身。

（二）用物准备

治疗盘、刮痧板、刮痧介质、毛巾、纱布、75%乙醇棉球、消手液等，必要时备浴巾、屏风等。

（三）刮痧器具

1. 刮痧工具　刮痧板是刮痧使用的主要工具。常用的刮痧板因材质不同，有牛角、玉质、砭石等，临床上以天然水牛角制品使用最为广泛。此外，还可以用边缘光滑的瓷匙、瓷器片、铜钱、硬币等作为刮痧工具。从形状上讲，刮痧板有鱼形板、长方形板、三角板和梳板。

2. 刮痧介质　刮痧治疗时，为减少刮拭阻力，避免皮肤损伤，增强刮痧疗效，操作前必须在刮痧部位涂一层刮痧介质。常用的刮痧介质有刮痧油、刮痧乳、红花油、植物油、凡士林、白酒或温水等。

（四）刮痧的基本操作方法

1. 持板方法　单手握住刮痧板，将刮痧板的底边横靠在手掌心部位，大拇指和其余四个手指呈弯曲状，分别放在刮痧板的两侧。刮痧时用手掌心部位施加向下的按压力。

2. 刮拭方法　刮痧部位常规消毒，再以刮板涂适量刮痧油后，施术者手持刮痧板，在施术部位按一定的力度刮拭，直至皮下出现轻微紫红色或紫黑色痧点、条索状斑块，并伴有局部热感或轻微疼痛即可。

3. 刮痧技术要领

（1）点、线、面结合：点即腧穴；线就是指经脉；面即指刮区皮肤。

（2）刮拭的力度：刮痧时，除了向刮拭的方向用力施加一定的力外，还要对刮拭部位向下按压。注意用力要均匀，力度由轻渐重，以患者能够耐受为度。

一般以皮肤出现潮红、紫红色等颜色变化，或出现丘疹样斑点、条索状斑块等形态变化，并伴有局部热感或轻微疼痛即可。

（3）刮拭应有长度：在刮拭经络时，应有一定的刮拭长度，如治疗的经络较长，可分段刮拭，如背腰部每条6～15cm。重点腧穴的刮拭除凹陷部位外，也应有一定长度。

（4）刮拭顺序和方向：一般由上而下，由内而外，单方向刮拭，或按皮肤肌肉纹理方向，切不可来回刮拭。顺序是头→颈项→背→腰→胸→腹→四肢，即先头面后手足、先背腰后胸腹、先躯干后四肢、先上肢后下肢、先阳经后阴经。但对于下肢静脉曲张或下肢肿胀者，应采用由下而上的逆刮法。

（五）注意事项

（1）做好患者思想工作，告知刮后会出现瘀紫等表现，消除紧张心理，取得信任与配合。

（2）患者在过饥、过饱及过度紧张的情况下，不宜进行刮痧治疗。

（3）刮痧治疗前须仔细检查刮具，避免损伤皮肤。施术者双手消毒，刮痧工具严格消毒，防止交叉感染。

（4）刮拭手法要用力均匀，手法不宜过重，不可一味片面追求出痧。尤其幼儿及老人的刮拭手法用力宜轻。

（5）每次刮拭时间以10～15分钟为宜，每个部位刮20次左右，并以患者能耐受为度。

（6）刮痧后24～48小时，出痧部位皮肤微痛、微热、酸胀、麻木及疲乏等，属正常反应，一般5～7天即可恢复。

（7）两次刮痧治疗应间隔5～7天或患处无痛感时再实施。通常连续治疗7～10次为1个疗程，间隔10天再进行下一疗程。

（8）刮拭过程如遇晕刮，出现精神疲惫、头晕目眩、面色苍白、恶心欲吐、出冷汗、心慌、四肢发凉，甚或血压下降、神志昏迷时，应立即停止刮痧，抚慰患者勿慌张，助其平卧，注意保暖，饮温开水或糖水，重者需要采取相应急救措施。

（9）严重心脑血管病、肝肾功能不全、全身浮肿的患者禁用本法。

（10）有出血倾向者、传染性疾病患者、消瘦体弱者不宜刮痧。

（11）五官孔窍处、孕妇腹部和腰骶部、囟门未合的小儿头部不宜刮痧。

（12）皮肤局部有感染、疮疖、溃疡、瘢痕、肿瘤、严重过敏、外伤骨折处不宜刮痧。

三、耳穴压豆法

耳穴压豆法是用胶布将药豆或磁珠准确地粘贴于耳穴处，给予适度的揉、按、捏、压，使其产生热、麻、胀、痛等刺激感应，以达到防治疾病目的的一种外治疗法。又称耳穴贴压法、耳郭穴区压迫疗法，属耳针的范畴。此法能持续刺激穴位，疼痛轻微，无副作用，是目前最常用的方法。

（一）耳郭与耳穴

1. 耳郭的表面解剖　见图 6-23。

（1）耳轮：耳郭最外缘的卷曲部分。

（2）耳轮脚：耳轮深入耳甲的横行突起部分。

（3）对耳轮：在耳轮内侧，与耳轮相对呈 "Y" 形的隆起部，由对耳轮体、对耳轮上脚、对耳轮下脚三部分组成。

（4）对耳轮体：对耳轮下部呈上下走向的主体部分。

（5）对耳轮上脚：对耳轮向上分支的部分。

（6）对耳轮下脚：对耳轮向前分支的部分。

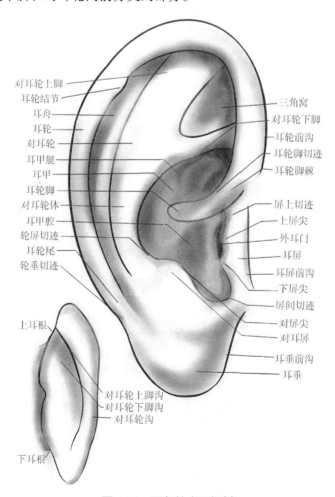

图 6-23　耳郭的表面解剖

（7）三角窝：对耳轮上、下脚与相应耳轮之间的三角形凹窝。

（8）耳甲：部分耳轮和对耳轮、对耳屏、耳屏及外耳门之间的凹窝。由耳甲艇、耳甲腔两部分组成。

（9）耳甲艇：耳轮脚以上的耳甲部分。

（10）耳甲腔：耳轮脚以下的耳甲部分。

（11）耳舟：耳轮与对耳轮之间的凹沟。

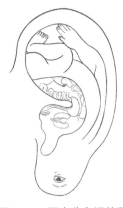

图6-24　耳穴分布规律图

（12）耳屏：耳郭前方呈瓣状的隆起。

（13）屏上切迹：耳屏上缘与耳轮脚之间的凹陷处。

（14）对耳屏：对耳轮下方与耳屏相对的隆起部。

（15）屏间切迹：耳屏与对耳屏之间的凹陷处。

（16）耳垂：耳郭最下部，无软骨的部分。

2. 耳穴的分布　耳穴是指分布在耳郭上的一些特定区域。

耳穴在耳郭的分布犹如一个倒置在子宫内的胎儿，其分布规律是与头面部相对应的耳穴分布在耳垂，与上肢相对应的耳穴分布在耳舟，与躯干和下肢相对应的耳穴在对耳轮体部和对耳轮上、下脚处，与内脏相对应的耳穴集中在耳甲艇和耳甲腔，其中与消化道相应的耳穴弧形排列在耳轮脚周围（图6-24）。

3. 常用耳穴的定位及主治　耳穴定位见图6-25。

（1）交感：在对耳轮下脚前端与耳轮内缘交界处。主治胃肠痉挛、心绞痛、胆绞痛、输尿管结石、自主神经功能紊乱。

（2）神门：在三角窝后1/3处上部，对耳轮上、下脚交叉前。主治失眠、多梦、戒断综合征、癫痫、高血压、神经衰弱。

（3）肾上腺：在耳屏游离缘下部隆起的尖端。主治低血压、风湿性关节炎、腮腺炎、眩晕、哮喘、休克。

（4）脑（皮质下）：在对耳屏内侧面。主治痛证、失眠、多梦、神经衰弱、眩晕、假性近视。

（5）内分泌：在屏间切迹内，耳甲腔的底部。主治痛经、月经不调、更年期综合征、痤疮等皮肤病、甲状腺功能亢进或减退等。

（6）胃：在耳轮脚消失处。主治胃痉挛、胃炎、胃溃疡、恶心、呕吐、呃逆、消化不良、前额痛、牙痛。

（7）膀胱：在对耳轮下脚下方中部。主治膀胱炎、遗尿、尿潴留、腰痛、坐骨神经痛、后头痛。

（8）肾：在对耳轮下脚下方后部。主治泌尿、生殖（妇科）疾病及腰痛、耳鸣、神经衰弱、失眠、眩晕。

（9）肝：在耳甲艇的后下部。主治胁痛、眩晕、月经不调、经前期紧张症、更年期综合征、高血压、近视、单纯性青光眼。

（10）脾：在肝穴下方，耳甲腔的后上部。主治消化不良、腹胀、慢性腹泻、胃痛、便秘、功能性子宫出血、白带过多、内耳性眩晕。

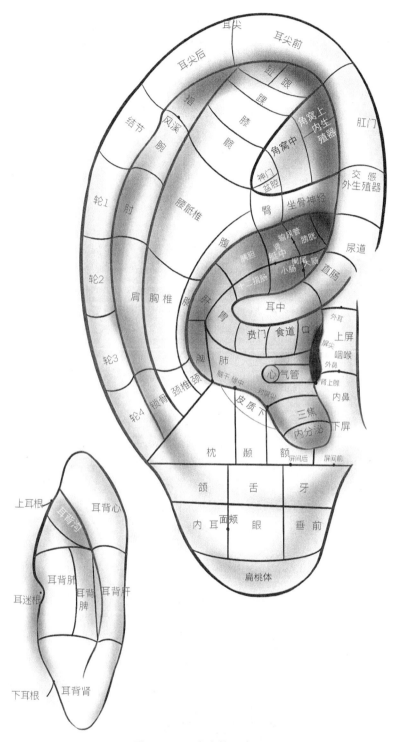

图 6-25　耳穴定位示意图

（11）心：在耳甲腔正中凹陷处。主治心动过速、心律不齐、心绞痛、无脉证、神经衰弱、癔症、口舌生疮。

（12）肺：在心穴的上、下、外面。主治咳嗽、胸闷、声音嘶哑、皮肤瘙痒症、荨麻疹、感冒、戒断综合征。

（13）耳尖：在耳郭向前对折的上部尖端处。主治发热、高血压、急性结膜炎、睑腺炎、牙痛、失眠。

4. 耳穴的探查方法

（1）望诊法：通过肉眼直接观察耳郭有无形态、色泽等方面的改变，如硬结、丘疹、凹陷、水疱、充血、脱屑、色素沉着以及血管的形状、颜色变异等。

（2）压痛法：用弹簧探棒、火柴棒或毫针针柄等，在与疾病相应的耳郭部位，以轻、慢、均匀的压力，从周围逐渐向中心进行探压；或自上而下、自内而外对整个耳郭进行普查。压痛点即为阳性反应点。

（3）皮肤电阻测定法：用耳穴探测仪测定耳郭皮肤电阻、电位等变化。如电阻值降低，形成良导点者（耳穴探测仪报警），即为阳性反应点。

（二）适用范围

耳穴压豆法适用于内、外、妇、儿、五官、伤科及内分泌代谢等疾病，又可用于催产、催乳，以及治疗和预防输液反应、输血反应等，还可用于美容、戒烟、戒毒、延缓衰老、预防保健。

（三）用物准备

治疗盘、药豆（多用王不留行籽）或磁珠、皮肤消毒液、棉签、镊子、探棒、医用胶布、弯盆等。

（四）操作方法

（1）进行耳穴探查，找出阳性反应点，并结合病情，确定主、辅穴位。

（2）以耳穴为中心，进行常规消毒。操作者一手固定耳郭，另一手用镊子夹取耳穴压丸贴片（剪好小方块胶布，中心粘上一粒王不留行籽），对准穴位紧贴压其上，并轻轻按揉。每次以贴压5～7穴为宜，两耳交替或同时贴用。每日定时按压3～5次，每次每穴按压1～2分钟。夏季可留置1～3天，冬季留置3～7天。

（五）注意事项

（1）贴压耳穴应注意防水，以免脱落。夏季易出汗，贴压耳穴不宜过多，时间不宜过长，以防胶布潮湿或皮肤感染。

（2）如对胶布过敏者，可用粘合纸代之。

（3）对过度饥饿、疲劳、精神高度紧张、年老体弱者和孕妇按压宜轻，急性疼痛性病证宜重手法强刺激。

（4）观察患者情况，注意耳部皮肤有无红肿、破溃等。若有不适，应立即停止治疗，并通知医生，配合处理。

（5）耳郭皮肤有湿疹、溃疡、瘢痕、冻伤破溃者不宜采用。

（6）习惯性流产者、妊娠期妇女应慎用。

四、热熨法

热熨法是将药物或其他物品加热，装入布袋中，在患处或特定腧穴适时来回移动或回旋运转，利用温热之力和药物作用达到治疗作用的一种方法。常用的有药熨法、坎离砂法、盐熨法等。

（一）适用范围

热熨法可用于中医各科，尤其适用于各种慢性、虚寒性疾病，膝关节骨性关节炎、扭挫伤、颈椎病、腰椎病及各种痛证。

（二）用物准备

治疗盘、治疗碗、凡士林、棉签、双层纱布袋 2 个、遵医嘱准备药物、坎离砂、盐、炒具、白酒或食醋、大毛巾、屏风。

（三）操作方法

（1）准备药袋。将遵医嘱准备的药物用少许白酒或食醋搅拌均匀后置于炒锅中，用文火炒至 60～70℃，装入双层纱布袋中，用大毛巾保温。

（2）协助患者取合适卧位，充分暴露热熨部位，注意保暖，遮挡屏风。

（3）局部皮肤涂少量凡士林，将药熨袋置于患处或相应的腧穴上，用力均匀，来回推熨。开始用力要轻，速度可稍快，随着药袋温度降低，用力增强，同时速度减慢。药袋温度过低时，及时更换药袋。

（4）热熨时间一般 15～30 分钟，可每日 1～2 次。

（四）注意事项

（1）热熨过程保持药袋的温度，冷却后及时更换或加热。同时询问患者对温度的反应，随时调整，以患者耐受为宜，防止烫伤。一般成人不宜超过 70℃，年老、婴幼儿不宜超过 50℃。

（2）热熨过程中注意观察患者反应及皮肤情况，如有头晕、心慌或感到局部疼痛，出现红疹、瘙痒、水疱，应立即停止操作，并做相应处理。

（3）热熨前嘱患者排空小便。

（4）实证、热证、溃疡、水疱、出血性疾病禁用。

（5）女性患者月经期或妊娠期腹部、腰骶部禁用。

（6）身体大血管处、皮肤破损处、局部无知觉处、癌症肿块处禁用。

五、熏洗疗法

熏洗疗法是将药物煎沸后，先利用蒸气熏蒸，待药液降温适度后，再淋洗患处的一种外治方法。此法借助药力和热力共同作用，发挥疏通腠理、调和气血、消肿止痛、祛腐生肌、祛风除湿、杀虫止痒、改善局部营养状况和全身机能的作用，从而达到治愈疾病的目的。

（一）适应范围

熏洗疗法对皮肤科、肛肠科、骨伤科、妇产科、儿科及五官科等许多领域的疾病都有独特疗效，如脓疱疮、手足癣、神经性皮炎、银屑病、软组织损伤、关节炎、脱肛、肛门湿疹、阴道炎、眼疾等。

（二）用物准备

治疗盘、弯盘、水温计、镊子、纱布、熏洗液、熏洗盆（如浴盆、搪瓷脸盆、坐浴盆、木桶等）；根据病情和熏洗部位可备小木凳、带孔木架、坐浴椅，布单或浴罩，毛巾或浴巾。若换药需备器械，必要时备屏风。

（三）操作方法

1. 全身熏洗　药液倒入浴盆中，温度保持在 50～70℃。盆内放一小木凳，高出药液面约 10cm，患者坐在小木凳上，用浴罩或布单围盖，仅暴露头部，勿使热气外泄，待水温适宜时（37～40℃），取出小木凳，再进行浸洗。

2. 四肢熏洗　将煎好的药液趁热倒入脸盆或小木桶内，将带孔木架置于盆上或桶内（木架略高于桶内药液面），先将患肢置于架上进行熏蒸，上覆盖布单使热气不外泄，待温度适宜，再把患肢浸入药液中浸洗。

3. 眼部熏洗　将煎好的药液趁热倒入治疗碗内，碗口盖上纱布，中间露一个小孔，患者端坐，微前倾，将患眼对准小孔进行熏蒸，注意不要烫伤。待药温适宜，用镊子夹纱布蘸药液洗患眼。

4. 坐浴法　将煎好的药液趁热倒入坐浴盆内，将盆置于坐浴椅下，患者暴露臀部坐在椅上进行熏蒸。待药液温度适宜，将臀部浸入盆中坐浴或用纱布淋洗。

（四）注意事项

（1）环境整洁安静，室温适宜，关闭门窗，必要时屏风遮挡。

（2）药液熏蒸温度一般为 50～70℃，洗浴温度宜在 40℃以下。以局部皮肤红润，患者自感舒适为宜。注意温度过高会烫伤皮肤，过低会影响疗效，药液变凉可再加热。

（3）熏洗时间不宜过长，一般以 20～30 分钟为宜。

（4）患者熏洗完成后，慢慢起身，防止猛然站起，引起体位性低血压而致眩晕。

（5）熏洗后及时擦干汗液，以防感冒。

（6）妇女妊娠期及月经期，不宜熏洗阴部。

（7）饱餐后、饥饿及过度疲劳时不宜熏洗，以防止大汗虚脱甚至晕厥。

（8）在伤口部位熏洗时，严格按照无菌技术操作进行。

六、敷贴法

敷贴法是将中药研成细末，加适量赋形剂制成糊状，贴敷于患者体表局部或腧穴上的一种外治疗法。亦可将新鲜中草药洗净捣烂直接应用。

（一）适用范围

敷贴法适用于外科的疮疡、关节肿痛、跌打损伤等，内科的哮喘、肺痈、高血压等，妇科的月经不调、痛经，儿科的厌食、遗尿、流涎等。

（二）用物准备

治疗盘、油膏刀、涂药板、纱布或棉球、棉纸或纱布、绷带或治疗巾、生理盐水、医用酒精。按医嘱备药粉及赋形剂，或提前调制好。

（三）操作方法

（1）协助患者取合适体位，充分暴露敷药部位，注意保暖，必要时屏风遮挡。

（2）用生理盐水纱布或酒精棉球清洁局部皮肤。根据病灶范围，取调制好的药物，用涂药板均匀摊在棉纸或纱布上，厚薄适中（一般 0.2～0.3cm）。再将药贴敷在患处或腧穴上，用胶布、治疗巾或绷带固定，松紧适宜、美观牢固。

（3）协助患者穿好衣着，安排舒适体位，整理床单位，清理用物，洗手。

（四）注意事项

（1）调敷药物要现调现用。

（2）刺激性小的药物，每隔 1～3 天换药一次；刺激性强、毒性大的药物，贴敷部位不宜过多，面积不宜过大，时间数分钟至数小时不等，以免局部发疱或中毒。

（3）贴敷期间若局部皮肤出现发红、瘙痒、丘疹、水疱、糜烂时，停止用药，及时告知医师配合处理。

（4）贴敷当日可温水洗澡，忌受寒等。

（5）糖尿病患者、瘢痕体质者、皮肤过敏者慎用。

（6）久病体弱或有严重心脏病、肝病者要慎用，必须用时要密切观察有无不良反应。

（7）孕妇腹部、腰骶部禁用。

七、中药保留灌肠法

中药保留灌肠法是将中药药液从肛门灌入直肠至结肠，使药液保留在肠道内，通过肠黏膜的吸收，达到治疗疾病目的的一种方法。

（一）适用范围

中药保留灌肠法可起到通腑泻热、润肠通便、清热解毒的作用。不仅可以治疗结肠、直肠的局部病变，还可以通过肠黏膜吸收治疗全身性疾病，如慢性结肠炎、麻痹性肠梗阻、慢性痢疾、慢性肾衰竭、慢性盆腔炎、带下病、盆腔肿块等。

（二）用物准备

治疗盘、灌肠器、弯盘内放消毒肛管（20 号以下）、止血钳、温开水、液状石蜡、棉签、水温计、橡胶单、治疗巾、手消毒剂，以及小垫枕、卫生纸、便盆、生活垃圾桶、医用垃圾桶等。按医嘱准备药液。必要时备屏风。

（三）操作方法

（1）协助患者取侧卧屈膝位，暴露臀部，将小垫枕、橡胶单和治疗巾垫于臀下，使臀部抬高约 10cm。

（2）将药液倒入灌肠器内，连接肛管；润滑肛管前端，排气后用止血钳夹住肛管；嘱患者深呼吸，将肛管轻轻插入直肠 10～15cm，固定肛管，松开止血钳，缓缓注入药液。灌完后轻轻拔出肛管，拭净肛门并稍作按揉。嘱患者卧床休息。

（四）注意事项

（1）操作前，嘱患者排空大便，并说明目的及操作方法，防止患者精神紧张。必要时遵医嘱先行清洁灌肠。

（2）中药保留灌肠溶液量不超过 200ml，药液温度 39～41℃。

（3）操作时，应做到肛管细、插入深（勿用力过猛，以免损伤肠道）、注入药液量少且速度慢，压力要低，以减少刺激，使灌入的药液能保留较长时间，利于肠黏膜吸收。

（4）操作过程中询问患者的感受，并嘱患者深呼吸，可减轻便意，延长药液的保留时间。如有不适应立即停止灌肠并通知医师做好相应处理。

（5）药液灌完后，协助患者取舒适卧位，并尽量保留药液在 1 小时以上，以提高疗效。

（6）灌肠后患者排便，需要观察大便颜色、质量、次数，如有特殊臭气或夹脓液、血液等，应留标本。

自测题

A₁型题

1. 使用毫针针刺治疗时，斜刺的角度应为
　　A. 15°左右　　　　B. 25°左右　　　C. 35°左右
　　D. 45°左右　　　　E. 60°左右

2. 毫针针刺时，一般留针
　　A. 5～10分钟　　　　　B. 10～15分钟
　　C. 15～30分钟　　　　D. 40～50分钟
　　E. 50～60分钟

3. 针刺入腧穴后，针刺部位产生的酸、麻、胀、重等感觉和向远处传导放射，称为
　　A. 行针　　　　　B. 补泻手法
　　C. 提插捻转　　　D. 运针　　　　E. 得气

4. 毫针刺法出现的异常情况不包括
　　A. 血肿　　　　　B. 弯针　　　　C. 晕针
　　D. 酸胀痛　　　　E. 断针

5. 患者发生晕针时不正确的处理是
　　A. 灸百会、气海、关元等穴
　　B. 保暖、饮温开水或温糖水
　　C. 停针、拔针
　　D. 患者平卧，呈头高脚低位
　　E. 指压人中、内关等穴

6. 最适宜于隔盐灸的部位是
　　A. 脐中　　　　　B. 中脘　　　　C. 气海
　　D. 中极　　　　　E. 关元

7. 针灸并用的方法是
　　A. 太乙神针　　　B. 雷火神针　　　C. 灯火灸
　　D. 温针灸　　　　E. 温灸器灸

8. 施灸后，若出现水疱较大，正确的处理方法是
　　A. 用针挑破　　　B. 只需注意不擦破即可
　　C. 不需处理　　　D. 敷以消毒纱布
　　E. 可用消毒毫针从基底刺破，放出水液，再涂以消炎药膏等

9. 间接灸不包括
　　A. 隔附子饼灸　　　　B. 隔姜灸
　　C. 无瘢痕灸　　　　　D. 隔蒜灸
　　E. 隔盐灸

10. 下列哪项不属于艾炷灸

　　A. 直接灸　　　　B. 化脓灸　　　C. 隔姜灸
　　D. 间接灸　　　　E. 温和灸

11. 推拿是物理疗法，十分重视的是
　　A. 经络学说　　　B. 解剖学　　　C. 生理学
　　D. 病理学　　　　E. 生物力学

12. 以下哪项不属于推拿的适应证
　　A. 小儿发热、脱肛　　B. 妇女月经不调
　　C. 强直性脊柱炎　　　D. 严重的骨质疏松
　　E. 面神经麻痹

13. 关于推拿操作的注意事项中以下哪项不正确
　　A. 患者有思想顾虑时，应先做好解释工作
　　B. 手法要尽可能轻柔，以避免医源性损伤
　　C. 妇女月经期腰臀部、腹部穴位要重用力
　　D. 推拿前术者应注意指甲是否需要修剪
　　E. 患者过于饥饿、饱胀、疲劳时不宜立即推拿

14. 小儿推拿手法特点强调
　　A. 轻快　　　　　B. 着实　　　　C. 柔和
　　D. 平稳　　　　　E. 以上都是

15. 小儿特定穴多分布在
　　A. 头面　　　　　B. 上肢肘以下　　C. 胸腹
　　D. 下肢膝以下　　E. 腰背

16. 在临床运用中，对小儿推拿手法描述错误的是
　　A. 手法刺激强弱不会影响补泻效果
　　B. 手法经常和具体穴位结合在一起
　　C. 手法操作方向决定补泻效果
　　D. 手法操作时常使用介质
　　E. 每个操作常常规定具体操作时间或次数

17. 拔罐治疗不适用于
　　A. 感冒咳嗽　　　B. 急性腰扭伤　　C. 肩背痛
　　D. 痛经　　　　　E. 高热抽搐

18. 拔罐时如需留罐，留罐时长一般在
　　A. 5～15分钟　　　　　B. 15～20分钟
　　C. 20～25分钟　　　　D. 25～30分钟
　　E. 3～5分钟

19. 走罐时须在罐口或欲拔罐部位涂一些润滑油，不可用
　　A. 凡士林油膏　　B. 乳液　　　　C. 香油

D. 刮痧油   E. 酒精

20. 拔罐最为常用又不易烫伤皮肤的方法

    A. 闪火法   B. 投火法   C. 贴棉法

    D. 架火法   E. 滴酒法

21. 拔罐起疱处理不正确的是

    A. 保持局部干燥清洁

    B. 水疱已破可外涂碘伏或消炎药膏

    C. 必须服用抗生素预防感染

    D. 小水疱可不处理

    E. 水疱较大时，用消毒针将疱液放出，外涂碘伏等

22. 下列晕罐的处理措施中，不当的是

    A. 头高足低位   B. 立即起罐

    C. 患者平卧   D. 患者饮用温开水

    E. 保暖

23. 刮痧疗法总的原则不包括

    A. 点、线、面结合

    B. 先头面后手足

    C. 刮拭应有长度

    D. 每次刮拭时间以 30～40 分钟为宜

    E. 注意用力要均匀，力度由轻渐重

24. 在实施刮痧治疗时，患者突然出现胸闷、面色苍白、出汗不止，以下哪项护理措施是错误的？

    A. 平卧位休息   B. 继续刮痧

    C. 吸氧   D. 饮适量温开水

    E. 室内适当温湿度

25. 关于采用刮痧技术不正确的说法是

    A. 严重心脑血管疾病、全身浮肿的患者禁用刮痧

    B. 孕妇腹部和腰骶部不宜刮痧

    C. 患者在过饥、过饱情况下不宜刮痧

    D. 刮痧后洗浴的时间没有要求

    E. 有出血倾向者、消瘦体弱者不宜刮痧

26. 在刮痧时，多用于背部、腰部、臀部和下肢部位刮拭的体位是

A. 俯伏坐位   B. 俯卧位

C. 站位   D. 侧卧位

E. 端坐位

27. 关于耳穴压豆法叙述不正确的是

    A. 属耳针的范畴

    B. 用王不留行籽或磁珠

    C. 只具有保健作用

    D. 操作时应常规消毒

    E. 对胶布过敏，耳郭皮肤有炎症、冻疮者不宜贴压

28. 耳穴的分布规律，正确的是

    A. 与头面相应的耳穴分布在耳垂，与上肢相应的耳穴分布在耳轮

    B. 与头面相应的耳穴分布在耳垂，与上肢相应的耳穴分布在耳舟

    C. 与头面相应的耳穴分布在耳屏，与上肢相应的耳穴分布在耳舟

    D. 与头面相应的耳穴分布在耳屏，与上肢相应的耳穴分布在耳垂

    E. 与头面相应的耳穴分布在耳舟，与上肢相应的耳穴分布在耳屏

29. 关于热熨法叙述不正确的是

    A. 包括药熨法、坎离砂法、盐熨法等

    B. 热熨时间一般 15～30 分钟，可每日 1～2 次

    C. 适用于各种慢性、虚寒性疾病

    D. 老年人使用的药袋的温度不宜超过 70℃

    E. 出现红疹、瘙痒，应立即停止操作

30. 中药熏洗持续的时间一般为

    A. 25～50 分钟   B. 20～30 分钟

    C. 10～20 分钟   D. 10～15 分钟

    E. 5～10 分钟

31. 药液熏蒸温度一般为

    A. 50～70℃   B. 30～50℃

    C. 37～40℃   D. 40～50℃

    E. 20～30℃

（张立群）

第7章

中医养生保健

中医养生，就是"治未病"，在我国具有悠久的历史积淀，理论源于《黄帝内经》，《素问·上古天真论》载："上古之人，其知道者，法于阴阳，和于术数，食饮有节，起居有常，不妄作劳，故能形与神俱，而尽终其天年，度百岁乃去。"此处的"道"，就是养生之道。中医养生保健就是在遵循整体性和系统性前提下，通过养精神、调饮食、练形体、慎房事、适寒温等各种方法，颐养生命、增强体质、预防疾病，最终达到延年益寿的目的。

当前，人们的衣食住行等物质生活需求得到很大满足，但快速的生活节奏，不断变化的生存环境，使得亚健康群体日益增多，尤其是我国老龄化社会的到来，公众的保健需求日益凸显。而养生则是为了培养生机、预防疾病、提高生存质量、争取健康长寿，与人们当前的需求相契合。中医养生保健将为社会和谐持续健康发展提供有价值的指导意见。

第1节 中医养生的原则与特点

一、中医养生的原则

考点
中医养生
的原则

中医养生保健源远流长，理论与方法多种多样。为了便于掌握，总结和归纳为若干基本原则，用以指导养生实践。事实上，千百年来所产生的诸多形式的养生方法，正是遵循了这些基本原则。

（一）天人相应

中医养生的精髓就是"天人相应"。《黄帝内经》指出"人与天地相参也，与日月相应也。"《老子》曰："人法地，地法天，天法道，道法自然。"均表明人与自然界是保持一致的，人的生命活动都与大自然息息相关。在自然界的变化中，存在着以四时、朔望、昼夜为标志的年、月、日等周期性节律变化，并由此产生了气候变化和物候变化所呈现的生、长、化、收、藏规律等。人类自身的生存和发展应当建立在与自然界的规律协调一致的基础之上。人若能顺应自然来养生，人体内外的阴阳即可达到平衡协调，各脏腑的生理活动规律有序，身体才得以保持健康；若不能顺应自然，适应自然环境的变化，人体内外的阴阳则会失衡，各种脏腑的生理活动也会紊乱无序，人体的健康便会受到威胁。所以中医养生首先强调的就是"天人相应"。

（二）正气为本

正气不足是发生疾病和早衰的根本原因。中医学十分重视人体的正气，强调人体正气在发病过程中的主导作用。正气充足，人体阴阳协调、气血充盈、脏腑经络功能正常、卫外固密，病邪难于侵犯人体，疾病则无从发生，或虽有邪气侵犯，正气亦能抗邪外出而免于发病。人体正气是抵御外邪、防病健身和促进机体康复的最根本的要素，疾病的过程就是"正气"和"邪气"相互作用的结果。正气不足是机体功能失调产生疾病的根本原因。《素问·刺法论》指出"正气存内，邪不可干"，《素问·评热病论》强调"邪之所凑，其气必虚"，《灵枢·百病始生》进一步指出"风雨寒热，不得虚邪，不能独伤人。卒然逢疾风暴雨而不病者，盖无虚，故邪不能独伤人。此必因虚邪之风，与其身形，两虚相得乃客其形"，这些论述从正反两个方面阐明了中医的正虚发病观。就是说，正气充沛，虽有外邪侵犯，也能抵抗，而使机体免于生病，患病后亦能较快地康复。

历代医家和养生家都非常重视护养人体正气。《寿亲养老新书》对保养人体正气作了概括："一者少言语，养内气；二者戒色欲，养精气；三者薄滋味，养血气；四者咽津液，养脏气；五者莫嗔怒，养肝气；六者美饮食，养胃气；七者少思虑，养心气……"。人体诸气得养，脏腑功能协调，使机体按一定规律生生化化，则正气旺盛，人之精力充沛，健康长寿；正气虚弱，则精神不振，多病早衰。一旦人体生理活动的动力源泉断绝，生命运动也就停止了。因此，保养正气亦是延年益寿之根本大法。

（三）形神合一

"形"，主要是指脏腑、经络、精、气、血、津液、五官九窍、肢体及筋、脉、皮、肉、骨等形体和组织器官。"神"有广义和狭义之分，广义之神是指整个人体生命活动的外在体现，包括表现在外的各种生理病理征象；狭义之神，主要是指精神、意识和思维活动，包括情绪、思想、性格等一系列的心理活动。"形"与"神"二者的辩证关系是相互依存、相互影响，是密不可分的一个整体。神本于形而生，依附于形而存，形为神之基；神为形之主，神为生命的主宰。

神是先天之精所化生，出生之后，又依赖于后天之精的滋养。《黄帝内经》指出"人有五脏化五气，以生喜怒悲忧恐"。有了健康的形体，才能产生正常的精神情志活动。所以，保形全神是养生的重要法则。神在人体中起统率和协调的作用，由于神的统率作用，生命活动才表现出整体特性、整体功能、整体行为、整体规律等。中医养生保健强调"形神共养，养神为先"的养生法则，认为只有做到"形与神俱"才能保养和提升人的内在生命力，从而达到健康长寿的目的。

（四）动静相宜

动与静是自然界物质运动的两种形式，有动才有静，动中包含着静，静中蕴伏着动，二者相辅相成。明代张景岳《类经附翼·医易》强调"天下之万理，出于一动一静"。我国古代养生家们一直很重视动静适宜，主张动静结合、刚柔相济。从《黄帝内经》的"不妄作劳"，到孙思邈的"养性之道，常欲小劳"，都强调动静适度，只有把形与神、动和静有机结合起来，才能符合生命运动的客观规律，有益于强身防病。

"动"包括劳动和运动。形体的动静状态与精气神的生理功能状态有着密切关系。静而乏动则易导致精气郁滞、气血凝结，久则患病伤正。适当的运动可促进气血顺畅，提高抗御病邪的能力。中医养生保健主张"动以养形"，并创造了许多行之有效的动形养生的方法，如五禽戏、八段锦、太极拳等。"静"是相对"动"而言，包括精神上的清静和形体上的相对安静状态。《素问·痹论》指出"静则神藏，躁则消亡"，故中医养生保健提出"静以养神"的原则。

动静相宜，则身体无虞。《素问·宣明五气》指出："久视伤血，久卧伤气，久坐伤肉，久立伤骨，久行伤筋，是谓五劳所伤。"动静适宜是养生一大法则，养生实践中应通过权衡来决定动静适宜的具体量度，灵活运用以达到形神共养的效果。

（五）据因调养

据因调养，主要包括因时、因地、因人不同而分别施养。强调养生要有针对性，应根据实际情况，具体问题，具体分析，找出适合个体的保健方法。

《灵枢》指出："智者之养生也，必顺四时而适寒暑，和喜怒而安居处。"在一年四季中，要遵循四季自然界春生、夏长、秋收、冬藏的变化特点和"春夏养阳，秋冬养阴"的原则。春季要顺应自然界阳气的生发，"春生"重点是养好肝；夏季自然界万物繁茂，更要保护人体的阳气，"夏长"重点是养好心；秋季是收获季节，要保护阴气，"秋收"重点是养好肺；冬季万物潜藏，要保护阴精，"冬藏"重点是养好肾。另外，一日也分四时。中医四时养生法，就是从精神、起居、饮食、运动等方面进行相应调养。地域环境对人类健康和疾病的影响与作用是非常重要的。地域环境不同，人们对其环境产生不同适应性而形成不同体质，掌握地域环境特点，是古今养生家辨证施养的重要体现。俗话说："一方水土养一方人。"说明了因地施养的道理。因人养生，就是根据年龄、性别、体质、职业、生活习惯等的不同特点，有针对性地选择相应的养生保健方法，方可有的放矢。

（六）综合调养

人是一个统一的有机体，养生必须从整体全局着眼，注意到生命活动的各个环节，全面考虑，综合调养。无论哪一个环节发生了障碍，都会影响整体生命活动的正常进行。

综合调养的内容，不外着眼于人与自然的关系，以及脏腑、经络、精神情志、气血等方面，具体说来，大致有顺四时、慎起居、调饮食、戒色欲、调情志、动形体，以及针灸、推拿按摩、药物养生等诸方面内容。恰如李梴在《医学入门·保养》中指出的："避风寒以保其皮肤、六腑""节劳逸以保其筋骨五脏""戒色欲以养精，正思虑以养神""薄滋味以养血，寡言语以养气"。避风寒就是顺四时以养生，使机体内外功能协调；节劳逸就是指慎起居、防劳伤以养生，使脏腑协调；戒色欲、正思虑、薄滋味等，是指精、气、神的保养；动形体、针灸、推拿按摩，是调节经络、脏腑、气血，以使经络通畅、气血周流，脏腑协调；药物养生则是以药物为辅助作用，强壮身体、益寿延年。从上述各个不同方面，对机体进行全面调理保养，使机体内外协调，适应自然变化，增强抗病能力，避免出现失调、偏颇，达到人与自然、体内脏腑气血阴阳的平衡统一，便是综合调养。

（七）预防为主

古代医家很早就认识到治未病的重要性，《素问·四气调神大论》指出"圣人不治已病治未病，不治已乱治未乱，此之谓也。夫病已成而后药之，乱已成而后治之，犹渴而穿井，斗而铸锥，不亦晚乎"。这种预防为主、防微杜渐的思想受到历代医家，特别是养生家的推崇，成为中医养生保健的一条重要原则。

预防为主的原则包括未病先防、既病防变和瘥后防复。其中最主要的是未病先防，要善于防微杜渐，体察已经出现的或将可能出现的健康不利因素，提前采取相应的养生保健措施，防患于未然。其次，如果未能采取未病先防，或养生保健失误、失败，导致疾病出现，则疾病始萌就采取有效手段进行治疗以防其加重，同时采取相应措施防范疾病的继发和传变。再者，疾病治愈后，由于瘥后正气未复，容易因起居、饮食、外邪等再次发病。因此瘥后同样应采取有针对性的养生措施以增强体质，预防复发。

（八）坚持不懈

养生应贯穿人的一生，养生应从胎教胎养、优生优育开始。医圣张仲景早就提出"胎养"一词。刘完素在《素问病机气宜保命集》中指出："人欲抗御早衰，尽终天年，应从小入手，苟能注重摄养，可收防微杜渐之功。"明代张景岳特别强调胎孕养生保健和中年调理的重要性，其在《类经》中指出："凡寡欲而得之男女，贵而寿，多欲而得之男女，浊而夭。"告诫为人父母者，小生命出生之前常为一生寿夭强弱的决定性时期，应当高度重视节欲，以保全精血，造福后代，不要让孩子的健康输在起跑线上。出生之后，从婴幼儿到青少年，以至中老年的不同年龄阶段，都要进行相应的养生保健。张景岳更强调指出："人于中年左右，当大为修理一番，则再振根基，尚余强半。"刘完素指出："其治之之道，餐精华，处奥庭，燮理阴阳，周流和气，宜延年之药，以全其真。"就是要根据老年人的生理特点，注意饮食和生活起居，取天地精华之气，以保养自身，顺应阴阳变化之理，保持心理平衡，促使气血通畅，适当锻炼，辅以药养，以延年益寿。养生之道，知之不易，而行之更难。《庄子》强调："善养生者，若牧羊然，视其后者而鞭之。"指出养生要时时刻刻鞭策自己，坚持不懈，才能持续改善脏腑功能和体质，达到健康长寿之目的。

二、中医养生的特点

（一）整体动态

中医养生理论，都是以"天人相应""形神合一"的整体观念为出发点，去认识人体生命活动及其与自然、社会的关系。特别强调人与自然环境与社会环境的协调，讲究体内气化升降，以及心理与生理的协调一致。并用阴阳五行学说、脏腑经络理论来阐述人体生老病死的规律。尤其把精、气、神作为人体之三宝，作为养生保健的核心，进而确定了指导养生实践的种种原则，提出养生之道必须"法于阴阳，和于术数""起居有常"。即顺应自然，保护生机，遵循自然变化的规律，使生命过程的节奏，随着时间、空间的移易和四时气候的改变而进行调整。

（二）和谐适度

无论在理论上还是在方法上，中医养生保健都强调和谐适度、不偏不倚。中医养生保健必须整体协调，寓养生于日常生活之中，贯穿在衣、食、住、行、坐、卧之间，事事处处都有讲究。其中一个突出特点，就是和谐适度。使体内阴阳平衡，守其中正，保其冲和，则可健康长寿。例如，情绪保健要求不卑不亢，中和适度。又如，节制饮食、节欲保精、睡眠适度、形劳而不倦等，都体现了这种思想。晋代养生家葛洪提出"养生以不伤为本"的观点，不伤的关键即在于遵循自然及生命过程的变化规律，掌握适度，注意调节。

考点
中医养生
的特点

（三）综合辨证

人类健康长寿并非一蹴而就，而是要针对人体的各个方面，采取多种调养方法，持之以恒地进行审因施养，才能达到目的。因此，中医养生学一方面强调从自然环境到衣食住行，从生活爱好到精神卫生，从食药强身到运动保健等，进行较为全面的、综合的防病保健。另一方面又十分重视按照不同情况区别对待，反对千篇一律、一个模式，而是针对各自的不同特点有的放矢，体现中医养生的动态整体平衡和审因施养的思想。历代养生家都主张养生要因人、因时、因地制宜，全面配合。例如，因年龄而异，注意分阶段养生；顺乎自然变化，四时养生；重视环境与健康长寿的关系，注意环境养生等。又如传统健身术的运用原则，提倡根据各自的需要，可分别选用动功、静功或动静结合之功，又可配合导引、按摩等法。这样，不但可补偏救弊、导气归经，有益寿延年之效，又有开发潜能和智慧之功，从而收到最佳摄生保健效果。

（四）适应广泛

养生不只是老年人的事，它实可与每个人的一生息息相关，每个年龄阶段都有与之相适应的养生内容。人在未病之时、患病之际、病愈之后，都有养生的必要。不同体质、不同性别、不同地区的人也都有各自适宜的养生方法。因此，中医养生保健的适用范围非常广泛。随着社会的发展、人类的进步，人们在追求生命延长的同时，也在不断追求更高的生存质量，具有广泛适应性的中医养生保健应引起人们的高度重视。应对养生保健理念及方法进行全面普及，提高全民养生保健的自觉性，让养生保健活动成为人们生活的重要组成部分。

第2节　中医养生保健的方法

常用的中医养生保健方法众多，主要包括四时养生、情志养生、药物养生、针灸推拿养生、运动养生等。

一、四时养生

考点
中医养生保健的方法

自然界四时气候的变化对人体的生活和健康产生了多方面的影响。一年四时的春温、夏热、秋凉、冬寒都有一定的限度，不能太过，亦不能不及，人体顺应这种变化则健康无虞；当气候出现反常变化，或人体不能随季节更替做相应的调整时，则会产生不适，甚至导致疾病的发生。

养生应了解和掌握人体在四时的生理特点和发病规律，从而采取积极主动、有针对性的预防保健措施，以达到防病养生的目的。

（一）春季养生

春三月，从立春至立夏前，包括立春、雨水、惊蛰、春分、清明、谷雨六个节气。春为四时之首，万象更新之始，《素问·四气调神大论》指出："春三月，此谓发陈。天地俱生，万物以荣"，春归大地，阳气生发，冰雪消融，蛰虫苏醒。自然界生机勃发，一派欣欣向荣的景象。所以，春季养生在精神、饮食、起居诸方面，都必须顺应春季阳气生发，万物始生的特点，注意保护阳气，着眼于一个"生"字。

1. 精神调养　春属木，与肝相应。肝主疏泄，在志为怒，恶抑郁而喜条达。故春季养生，既要戒躁平怒，更忌情怀忧郁，要做到心胸开阔，乐观愉快。而历代养生家则一致认为，在春光明媚，风和日丽，万物复苏的春季，应该外出健步走，踏青问柳，赏花戏水，唱歌起舞，陶冶性情，使自己的精神情志与春季的大自然相适应，充满勃勃生气，以利春阳生发之机。

2. 起居调养　春回大地，人体的阳气开始趋向于表，皮肤腠理逐渐舒展，肌表气血供应增多而肢体反觉困倦，故有"春眠不觉晓，处处闻啼鸟"之说，往往日高三丈，睡意未消。然而，睡懒觉不利于阳气生发。因此，在起居方面要求夜卧早起，免冠披发，松缓衣带，舒展形体，或信步慢行，克服情志上倦懒思眠的状态，以助生阳之气升发。春季气候变化较大，极易出现乍暖乍寒的情况，加之人体腠理开始变得疏松，对寒邪的抵抗能力有所减弱。《老老恒言》云："春冻未泮，下体宁过于暖，上体无妨略减，所以养阳之生气。"因此，春季不宜顿去棉衣。特别是年老体弱者，减脱冬装尤宜审慎，不可骤减。

3. 饮食调养　春季阳气初生，宜食辛甘发散之品，而不宜食酸收之味。故《素问·脏气法时论》说："肝主春……肝苦急，急食甘以缓之，……肝欲散，急食辛以散之，用辛补之，酸泻之。"酸味入肝，且具收敛之性，不利于阳气的生发和肝气的疏泄，且足以影响脾胃的运化功能，故《摄生消息论》说："当春之时，食味宜减酸增甘，以养脾气。"一般说来，为适应春季阳气生发的特点，为扶助阳气，此时，在饮食上应遵循上述原则，适当食用辛温升散的食品，如麦、枣、豉、花生、葱、香菜等，而生冷黏杂之物，则应少食，以免伤害脾胃。

4. 运动调养　在寒冷的冬季里，人体的新陈代谢，藏精多于化气，各脏腑器官的阳气都有不同程度的下降，因而入春后，应加强锻炼。到空气清新之处，如公园、广场、树林、河边、山坡等地，玩球、跑步、打拳、做操，形式不拘，取己所好，尽量多活动，使春气升发有序，阳气增长有路，符合"春夏养阳"的要求。年老行动不便之人，乘风日融和，春光明媚之时，可在园林亭阁虚敞之处，凭栏远眺，以畅生气。但不可默坐，免生郁气，碍于舒发。

5. 防病保健　初春，由寒转暖，温热毒邪开始活动，致病的微生物细菌、病毒等，随之生长繁殖。许多疾病如流行性感冒、肺炎、麻疹、猩红热等多有发生、流行。预防措施，一是讲卫生，除害虫，消灭传染源。二是多开窗户，使室内空气流通。三是加强保健锻炼，提高机体的防御能力。

（二）夏季养生

夏三月，从立夏至立秋前，包括立夏、小满、芒种、夏至、小暑、大暑六个节气。夏季烈日炎炎，雨水充沛，万物竞长，日新月异。阳极阴生，万物成实。正如《素问·四气调神大论》所说："夏三月，此谓蕃秀；天地气交，万物华实。"所以，夏季养生要顺应夏季阳盛于外的特点，注意养护阳气，着眼于一个"长"字。

1. 精神调养　夏属火，与心相应，所以在赤日炎炎的夏季，要重视心神的调养。《素问·四气调神大论》云："使志无怒，使华英成秀，使气得泄，若所爱在外，此夏气之应，养长之道也。"这是说，夏季要神清气和，快乐欢畅，胸怀宽阔，精神饱满，培养乐观外向的性格，以利于气机的通泄。

2. **起居调养**　夏季作息，宜晚些入睡，早些起床，以顺应自然界阳盛阴衰的变化。"暑易伤气"，炎热可使汗泄太过，令人头昏胸闷、心悸口渴、恶心，甚至昏迷。所以，安排劳动或体育锻炼时，要避开烈日炽热之时，并注意加强防护。午饭后，需安排午睡，一则避炎热之势，二则可缓解疲劳。酷热盛夏，每天洗一次温水澡，是一项值得提倡的健身措施。不仅能洗掉汗水、污垢，使皮肤清爽，消暑防病，而且能够锻炼身体。因为温水冲洗时水压及机械按摩作用，可使神经系统兴奋性降低，扩张体表血管，加快血液循环，改善肌肤和组织的营养，降低肌肉张力消除疲劳，改善睡眠，增强抵抗力。夏日炎热，腠理开泄，易受风寒湿邪侵犯，睡眠时空调温度不宜过低，更不宜夜晚露宿。

3. **饮食调养**　夏季出汗多，则盐分损失亦多。宜多食酸味以固表，多食咸味以补心。《素问·脏气法时论》指出："心苦缓，急食酸以收之""用咸补之，甘泻之"。阴阳学说则认为，夏月伏阴在内，饮食不可过寒，否则导致寒伤脾胃，令人吐泻。西瓜、绿豆汤、乌梅小豆汤，为解渴消暑之佳品，但不宜冰镇。夏季气候炎热，人的消化功能较弱，饮食宜清淡，不宜肥甘厚味。夏季致病微生物极易繁殖，食物极易腐败、变质。肠道疾病多有发生。因此，讲究饮食卫生，谨防"病从口入"。

4. **运动调养**　夏季运动锻炼，最好在清晨或傍晚较凉爽时进行，场地宜选择公园、河湖水边、庭院空气新鲜处，锻炼项目以散步、慢跑、太极拳、气功、广播操为好，有条件最好能到高山森林、海滨地区去疗养，夏季不宜做过分剧烈的运动。因为剧烈运动，可致大汗淋漓，汗泄太多，不仅伤阴，也伤损阳气。出汗过多时，可适当饮用盐开水或绿豆盐汤，切不可饮用大量凉开水；不要立即用冷水冲头、淋浴。否则，会引起寒湿痹证、黄汗等多种疾病。

5. **防病保健**　夏季酷热多雨，暑湿之气容易乘虚而入，如果出现全身明显乏力、头昏、胸闷、心悸、注意力不能集中、大量出汗、四肢发麻、口渴、恶心等症状，是中暑的先兆。应立即将患者移至通风处休息，给患者喝些淡盐开水或绿豆汤，或西瓜汁、芦根水、酸梅汤等。预防中暑要合理安排工作，注意劳逸结合；避免在烈日下暴晒过久，注意室内降温；睡眠要充足；讲究饮食卫生，注重"冬病夏治"保健。从小暑到立秋，人称"伏夏"，即"三伏天"，是全年气温最高，阳气最盛的时节。对于一些每逢冬季发作的慢性病，如慢性支气管炎、肺气肿、支气管哮喘、腹泻、痹证等阳虚证，是最佳的防治时机，在此时防治称为"冬病夏治"。如内服中成药，也可外敷药于穴位之上。内服药，以温肾壮阳为主，如金匮肾气丸、右归丸等，每日 2 次，每次 1 丸，连服 1 个月。外敷药可以用白芥子 20g、元胡 15g、细辛 12g、甘遂 10g，研细末后，用鲜姜 60g 捣汁调糊，分别贴在双侧肺俞、心俞、膈俞，或贴在双侧肺俞、百劳、膏肓等穴位上。一般贴 4～6 小时，如感灼痛，可提前取下；局部微痒或有温热舒适感，可多贴几小时。每伏贴 1 次，每年 3 次。连续 3 年，可增强机体免疫力，均能获得较好的保健效果。

（三）秋季养生

秋季，从立秋至立冬前，包括立秋、处暑、白露、秋分、寒露、霜降六个节气。气候由热转寒，是阳气渐收，阴气渐长，由阳盛转变为阴盛的关键时期，是万物成熟收获的季节，人体阴阳的代谢也开始向阳消阴长过渡。因此，秋季养生，凡精神情志、饮食起居、运动锻炼，皆以养收为原则。

1. **精神调养**　秋内应于肺。肺在志为忧，悲忧易伤肺。肺气虚，则机体对不良刺激耐受性下降，易生悲忧情结。秋高气爽，秋季是宜人的季节，但气候渐转干燥，日照减少，气温渐降；草枯叶落，花木凋零，常在一些人心中引起凄凉、垂慕之感，产生忧郁、烦躁等情绪变化。因此，《素问·四气调神大论》指出"使志安宁，以缓秋刑，收敛神气，使秋气平；无外其志，使肺气清，此秋气之应，养收之道也"，说明秋季养生首先要培养乐观情绪。保持神志安宁，以避肃杀之气；收敛神气，以适应秋季容平之气。

2. **起居调养**　秋季，自然界的阳气由疏泄趋向收敛，起居作息要相应调整。《素问·四气调神大论》说："秋三月，早卧早起，与鸡俱兴。"早卧以顺应阳气之收，早起，使肺气得以舒展，且防收之太过。初秋，暑热未尽，凉风时至，天气变化无常，因此，需酌情增减衣物，防止受凉感冒。深秋时节，风大转凉，应及时增加衣服，体弱的老人和儿童，尤应注意。

3. **饮食调养**　《素问·脏气法时论》说："肺主秋……肺欲收，急食酸以收之，用酸补之，辛泻之。"酸味收敛补肺，辛味发散泻肺，秋季宜收不宜散。所以，要尽可能少食葱、姜等辛味之品，适当多食一点酸味果蔬。秋燥易伤津液，故饮食应以滋阴润肺为佳。《饮膳正要》说："秋气燥，宜食麻以润其燥，禁寒饮。"总之，秋季时节，可适当食用柔润食物，以益胃生津，有益于健康。

4. **运动调养**　秋季，天高气爽，是开展各种运动锻炼的好时期。可根据个人具体情况选择不同的锻炼项目，亦可采用《道藏·玉轴经》所载秋季养生功法，即秋季吐纳健身法，对延年益寿有一定好处。具体做法：每日清晨洗漱后，于室内闭目静坐，先叩齿36 次，再用舌在口中搅动，待口里液满，漱炼几遍，分 3 次咽下，并意送至丹田，稍停片刻，缓缓做腹式深呼吸。吸气时，舌舐上腭，用鼻吸气，用意将气送至丹田。再将气慢慢从口呼出，呼气时要稍撮（音 wèn）口，默念呬（音 xì，运气吐纳一法），但不要出声。如此反复 30 次。秋季坚持练此功，有保肺强身之功效。

5. **防病保健**　秋季是肠炎、痢疾、疟疾、流行性乙型脑炎等病的多发季节。预防工作显得尤其重要。要搞好环境卫生，消灭蚊蝇。注意饮食卫生，不喝生水，不吃腐败变质和被污染的食物。秋季总的气候特点是干燥，故常称之为"秋燥"。燥邪伤人，容易耗人津液，常见口干、唇干、鼻干、咽干、舌上少津、大便干结、皮肤干，甚至皲裂。预防秋燥除适当多服一些维生素外，还应服用宣肺化痰、滋阴益气的中药，如人参、沙参、西洋参、百合、杏仁、川贝等，对缓解秋燥多有良效。

（四）冬季养生

冬三月，从立冬至立春前，包括立冬、小雪、大雪、冬至、小寒、大寒六个节气，是一年中气候最寒冷的季节。严寒凝野，朔风凛冽，阳气潜藏，阴气盛极，草木凋零，蛰虫伏藏，用冬眠状态养精蓄锐，为来年春季生机勃发做好准备，人体的阴阳消长代谢也处于相对缓慢的水平。因此，冬季养生之道，应眼于一个"藏"字。

1. **精神调养**　为了保证冬令阳气伏藏的正常，不受干扰，首先要求精神安静。《素问·四气调神大论》指出"冬三月，此为闭藏……使志若伏若匿。若有私意，若已有得"，意思是欲求精神安静，必须控制情志活动，使之如伏似藏，如此，才能"无扰乎阳"，养精蓄锐,有利于来年春季的阳气萌生。

2. 起居调养　冬季起居作息,正如《素问·四气调神大论》中记载:"早卧晚起,必待日光……去寒就温,无泄皮肤,使气亟夺,此冬气之应,养藏之道也。"在寒冷的冬季里,不应当扰动阳气。因此,要早睡晚起,日出而作,以保证充足的睡眠时间,以利阳气潜藏,阴精积蓄。至于防寒保暖,也必须根据"无扰乎阳"的养藏原则,做到恰如其分。衣着过少过薄,室温过低,则既耗阳气,又易感冒。反之,衣着过多过厚,室温过高,则腠理开泄,阳气不得潜藏,寒邪亦易于入侵。

3. 饮食调养　冬季饮食对正常人来说,应当遵循"秋冬养阴""无扰乎阳"的原则,既不宜生冷,也不宜燥热,最宜食用滋阴潜阳,热量较高的膳食。为避免维生素缺乏,应摄取新鲜蔬菜。顺从五味与五脏关系,《素问·脏气法时论》云:"肾主冬……肾欲坚,急食苦以坚之,用苦补之,咸泻之。"这是因为冬季阳气衰微,腠理闭塞,很少出汗,减少食盐摄入量,可以减轻肾脏的负担,增加苦味可以坚肾养心。具体地说,在冬季为了保阴潜阳,宜食谷类、羊肉、鳖、龟、木耳等食品,宜食热饮食,以保护阳气。由于冬季重于养"藏",此时进补是最好的时机。

4. 运动调养　冬日虽寒,仍要持之以恒进行自身锻炼,但要避免在大风、大寒、大雪、雾露中锻炼。冬季锻炼可因人而异,可开展室内活动,如健身器械、体操等。但应注意室内必须通风换气,运动量不宜过大。

5. 防病保健　冬季是麻疹、白喉、流行性感冒、腮腺炎等疾病的好发季节,除了注意精神、饮食运动锻炼外,还可用中药预防,如大青叶、板蓝根对流行性感冒、麻疹、腮腺炎有预防作用;黄芩可以预防猩红热;兰花草、鱼腥草可预防百日咳;生牛膝能预防白喉。这些方法简便有效,可以酌情采用。冬寒也常诱发痼疾,如支气管哮喘、慢性支气管炎等。心肌梗死等心血管病、脑血管病,以及痹证等,也多因触冒寒凉而诱发加重。因此防寒护阳,是至关重要的。同时,也要注意颜面、四肢的保健,防止冻伤。

二、情志养生

所谓"健康",不仅仅是没有疾病和虚弱现象,而且还要有良好的精神状态和社会的适应能力。中医情志养生,就是在"天人相应""整体观念"的指导下,通过怡养心神、调摄情志、调节生活等方法,保护和增强人的心理健康达到形神高度统一、提高健康水平的目的。

《淮南子》说:"神清志平,百节皆宁,养性之本也;肥肌肤,充肠腹,供嗜欲,养性之末也。"调养精神是历代养生家养生寿老之本法,防病治病之良药,人的精神活动是在"心神"的主导作用下,脏腑功能活动与外界环境相适应的综合反应,所以精神调摄必然涉及多方面的问题。不懂得养神之重要,单靠饮食营养、药物滋补,难以达到健康长寿的目的。调神之法概括起来可有立志养德、清静养神、四气调神、开朗乐观、心理平衡等几方面。

(一)立志养德

理想和信念是生活的主宰和战胜疾病的动力。正确的精神调养,必须要有正确的人生观。只有对生活充满信心，有目标、有追求的人，才能很好地进行道德风貌的修养和精神调摄，更好地促进身心健康。

养生，首先要立志，所谓立志，就是要有远大志向，树立起生活的信念，对生活充满希望和乐趣。也就是说要有健康的心理、高尚的理想和道德情操，这是每个人的生活基石和精神支柱。孔子提出"德润身""仁者寿"的理论。他在《中庸》中进一步指出："修身以道，修道以仁""大德必得其寿"。他认为讲道德的人，待人宽厚大度，才能心旷神怡，体内安详舒泰得以高寿。古代的道家、墨家、法家、医家等，也都把养性养德列为摄生首务。

理想和信念是老年人延长生命活力、提高生活质量的"增寿剂"，不畏老是健康长寿的精神支柱，产生不畏老精神的重要思想基础就是晚年的理想和追求。从生理上来讲，道德高尚，光明磊落，性格豁达，心理宁静，有利于神志安定，气血调和，人体生理功能正常而有规律地进行，精神饱满，形体健壮。这说明养德可以养气、养神，使"形与神俱"，健康长寿。老年人应重视健身养体，心胸开阔，情绪稳定，热爱生活，为社会发挥"余热"，从而使内心感到无愧于一生的无限快乐的思想，这种思想有益于健康。因此，树立理想，坚定信念，充满信心，量力而行，保持健康的心理状态，是养生保健的重要一环。

（二）清静养神

因神气清净而无杂念，可以使真气存于身体内部，心神平安。清静，是指人体的精神情志保持淡泊宁静的状态。此处之"清静"是指思想清静，即心神之静。我们提倡的思想清静主要是思想专一，排除杂念，不想入非非，专心致志地从事各项工作、学习。调神摄生是调养心神养生之本，首在静养。这种思想源于老庄道家学说，后世在内容和方法上不断有所补充和发展。养生家认为静养之要在于养心，心为人之主宰，亦为精气神之主宰。心静则神清，心定则神凝。经常保持思想清静，调神养生，多练气功，可以有效地增强抗病能力，减少疾病发生，有益身心健康。静志安神，清心静养，古人把摄生养性总结为坚持"十二少"，戒除"十二多"。"十二少"指　"少思、少念、少欲、少事、少语、少笑、少愁、少乐、少喜、少怒、少好、少恶"。"十二多"指　"多思则神殆、多念则志散、多欲则损志、多事则形疲、多语则气争、多笑则伤藏、多愁则心慑、多乐则意溢、多喜则忘错惛乱、多怒则百脉不定、多好则专迷不治、多恶则憔煎无欢。此十二多不除，丧生之本也。"清静养神的主要方法有以下几种。

1. 少私寡欲　少私，是指减少私心杂念；寡欲，是降低对名利和物质的嗜欲。因为私心太重，嗜欲不止，欲望太高太多，达不到目的，就会产生忧郁、幻想、失望、悲伤、苦闷等不良情绪，从而扰乱清静之神。使心神处于无休止的混乱之中，导致气机紊乱而发病。如果能减少私心、欲望，从实际情况出发，节制对私欲和对名利的奢望，则可减轻不必要的思想负担，使人变得心地坦然，心情舒畅，从而促进身心健康。而要做到少私寡欲，必须注意明确私欲之害，以利收心。

2. 养心敛思　养心，即保养心神；敛思，即专心致志，志向专一，排除杂念，驱逐烦恼。《医钞类编》说："养心则神凝，神凝则气聚，气聚则神全，若日逐攘扰烦，神不守舍，则易衰老。"所谓凝神，即是心神集中专注一点，不散乱，不昏沉。可见，这种凝神敛思的养神方法，并非无知、无欲、无理想、无抱负，毫无精神寄托的闲散空虚。因此，它与饱食终日，无所用心者是截然不同的。从养生学角度而言，神贵凝而恶乱，思贵敛而恶散。凝神敛思是保持思想清静的良方。只有精神静谧，从容温和，排除杂念，专心致志，才能做到安静和调，心胸豁达，神清气和，乐观愉快，这样不仅有利于学习和工作，而且能使整体协调，生活规律，有利于健康长寿。

（三）四气调神

人的脏腑活动必须与外在的环境协调统一，才能保持阴阳平衡，精神意识作为人体内在脏腑活动的主宰，同样要顺应自然界四时气候的变化，使精神情志适应自然界生、长、收、藏的规律，达到养生防病的目的。

1. 春季养神　春与肝相应。春季养神，既要力戒暴怒，更忌情怀忧郁，要做到心胸开阔，乐观愉快，对于自然万物要"生而勿杀，予而勿夺，赏而勿罚"，在保护生态环境的同时，培养热爱大自然的良好情怀和高尚品德。而历代养生家则一致认为，在春光明媚的春季，应该踏青问柳、登山赏花、临溪戏水等，使自己的精神情志与春季的大自然相适应，充满勃勃生气。

2. 夏季养神　夏与心相应。夏季要神清气和，快乐欢畅，胸怀宽阔，精神饱满，如同含苞待放的花朵需要阳光那样，对外界事物要有浓厚兴趣，培养乐观外向的性格，以利于气机的通泄。与此相反，凡懈怠厌倦，恼怒忧郁，则有碍气机，皆非所宜，嵇康《养生论》指出："更宜调息静心，常如冰雪在心，炎热亦于吾心少减，不可以热为热，更生热矣。"这里指出了"心静自然凉"的夏季养生法，很有参考价值。

3. 秋季养神　秋与肺相应。秋季是宜人的季节，但气候渐转干燥，日照减少，气温渐降草枯叶落，花木凋零，常在一些人心中引起凄凉、垂暮之感，产生忧郁、烦躁等情绪变化。故秋季养生首先要培养乐观情绪，保持神志安宁；收敛神气，以适应秋季容平之气，我国古代民间有重阳节登高赏景的习俗，也是养收之一法，登高远眺，可使人心旷神怡，一切忧郁、惆怅等不良情绪顿然消散，是调节精神的良剂。

4. 冬季养神　冬与肾相应。为保证冬令阳气伏藏的正常生理不受干扰，首先要求精神安静。故《素问·四气调神大论》有"冬三月，此为闭藏……使志若伏若匿。若有私意，若已有得"之说。意思是欲求精神安静，必须控制情志活动。做到如同对待他人隐私那样秘而不宣，如同获得了珍宝那样感到满足。如是，则"无扰乎阳"，养精蓄锐，有利于来春的阳气萌生。

（四）开朗乐观

性格开朗，情绪乐观是健身的要素、长寿的法宝。

1. 性格开朗　性格是人的一种心理特征，它主要表现在人已经习惯了的行为方式上。性格开朗是胸怀宽广、气量豁达所反映出来的一种心理状态。性格虽然与人的基因和遗传因素直接相关，但随着环境和时间的变化，是可以改变的。人们都有一个使自己的性格适应于自然、社会和自身健康的改造任务。性格开朗，活泼乐观，精神健康者，不易患精神病、重病和慢性病，即使患了病也较易治愈，容易康复。不良性格对人体健康的影响是多方面的，它可以从各方面对人体大脑、内脏及其他部位产生危害。培养良好性格的基本原则是，从大处着眼，从具体事情入手，通过自己美好的行为，塑造开朗的性格。要认识到不良性格对身心健康的危害，树立正确的人生观，正确对待自己和别人，看问题、处理问题要目光远大，心胸开阔，宽以待人，大度处事，不斤斤计较。科学、合理地安排自己的工作、学习和业余生活，丰富生活内容，陶冶性情。

2. 情绪乐观　乐观的情绪是调养精神，舒畅情志，防衰抗老的最好的精神营养。情绪乐观可使营卫流通，气血和畅，生机旺盛，从而身心健康。要想永葆乐观的情绪，就要培养开朗的性格，因为乐观的情绪与开朗的性格是密切相关的。要培养"知足常乐"的思想，这样可以感到生活和心理上的满足。

（五）心理平衡

当代社会的特点之一是竞争。长期处在快节奏的竞争环境中，容易产生焦虑、心理疲劳等心理问题，处理不好就会影响心理健康。为了适应社会的发展，保证健康的体魄，就必须培养在竞争中保持心理平衡的能力。就是培养正确的拼搏精神，即树立欢迎别人超过自己，更有勇气超过别人的正确观念。摆脱一切不良情绪，发挥自己的长处，在可能的范围内达到最佳水平。社会的发展将会促进合理的竞争，培养竞争意识，适应社会的需要，就能在当代环境中保持健康的平衡心理，保证旺盛的精力，健康的体魄，这对自己、对社会都是有益的，也是每个人应该具备的心理素质。

三、药物养生

药物养生是在中医药理论指导下，运用药物来达到养生保健、防治疾病、延年益寿等目的的方法。药物养生保健要遵循中医药的基本理论，合理地使用药物才能起到防治疾病、延年益寿的功效。

（一）药物养生的原则

1. 谨慎用药，切忌滥用　养生保健的药物中有不少属于补益药物。一般来说，补益药物主要用于年老体弱之人，特别是老年人，适当使用补法确可获得效果。然而，滥用补药，非但无益，反而有害。而且养生保健药物不只限于补药，要根据具体情况，当补则补，当泻则泻。如果只限于用补法，病邪留恋不去，则养痈遗患。反之，不顾老人体质多虚的特点，激用攻下，则会诛伐太过，加重虚弱，促其早衰。

2. 天人相应，顺时选药　药物养生也要顺应主时脏腑的生理特点，五脏分主五季，"肝主春，心主夏，脾主长夏，肺主秋，肾主冬"。春季是多病之季，肝病也多在春季复发。肝气旺盛致脾胃功能受到抑制，故药物养生以清补、柔补、平补为原则；夏季阳气蒸腾，万物生长最为茂盛，药物养生以甘平、甘凉之品为宜，不宜用燥热补药，以防燥热伤津助火；长夏暑热交蒸，湿气较重，脾最恶湿喜燥，故长夏多患脾胃病，药物养生以清补之品为宜，辅以芳化运脾之药，以防滋腻困脾；秋季万物由"长"到"收"，自然界阳气渐收，阴气渐长，气候干燥，易伤人体阴津，肺旺肝弱，脾胃易受影响，故药物养生以护阴润燥为主，辅以补养气血，忌服耗散伤津之品；冬季阳气潜伏，万物生机闭藏，肾气最易耗损，方药养生要遵循冬令进补的原则，宜用性温益精之品，以补益肾气，但同时要注意冬季为人体阳气内蕴之时，不可过服温热之品以免太过伤阴，适当给予滋补阴精之品，以使阴阳互生互化。

3. **注重体质，辨证用药**   体质的差异不同程度地反映了个体脏腑阴阳气血的盛衰及病理变化的不同特点。因人用药是根据个体的体质、年龄、性别等不同，有针对性地选择相应的药物进行养生保健的方法。如气虚体质者宜选用甘温益气之品，常用人参、党参、西洋参等，也可选用中成药四君子丸、人参健脾丸等。血虚体质者宜选用甘温补血之品，如熟地、阿胶、何首乌、当归等，也可选用中成药复方阿胶浆、人参归脾丸等。又如小儿脏腑娇嫩，形气未充，发病容易，传变迅速，故在药物养生方面要注意顾护脾胃，慎用大苦大寒、大辛大热、峻下有毒之品；老年人脏腑气血等逐渐衰退，在药物养生方面应注重脾肾，兼顾五脏，宜补多泻少，药量宜轻。男女性别不同，在生理上也有其不同的特点。妇女在生理上有经、带、胎、产等特点，在药物养生方面应结合这些特点，如妊娠期妇女要慎用通经祛瘀、行气破滞及辛热滑利之品，如红花、桃仁等，禁用毒性较大或药性猛烈的药物，如巴豆、麝香等。

4. **辨别虚实，审因择药**   人的禀赋不同，其体质有强弱之分，运用方药养生要有的放矢。体虚一般表现为气血阴阳的不足，但临床表现并不一定典型，也不一定单独出现。因此，在使用补法时，应注意补勿过偏，不可矫枉过正，以免对身体造成伤害。以补益为主的养生保健方必须注意君臣佐使的配伍，阴药与阳药的并举，寒药与热药的调和，气药与血药的同用。即所谓"善补阳者，必于阴中求阳，则阳得阴助，而生化无穷；善补阴者，必于阳中求阴，则阴得阳生，而泉源不竭"。

现代人生活优越，人们往往重补而轻泻。如嗜食膏粱厚味，形体肥胖，气血痰食壅滞而易成隐患。故泻实之法也是养生保健的重要方法之一。体盛邪实者，要注意祛邪，祛邪的方法有汗、下、清、消等。根据不同的情况采用不同的方法，但攻泻不可太过，太过则易伤正气，不但起不到养生保健的作用，反而适得其反。

5. **扶正祛邪，辨证遣药**   年老体虚者正气不足，往往无力抵御外邪，故易形成正虚邪盛的险候。虚则补之，实则泻之，二者截然不同，但又必须兼顾，应仔细衡量虚实孰轻孰重。虚少实多者应以攻为主，虚重实轻者应以补为主。因此，前人早有攻补兼施之法，如攻多补少，或补多攻少，或寓补于泻或寓泻于补等。祛邪又要兼顾正气，采用扶正祛邪的方法。脾胃为后天之本，是气血津液生化之源，历代医家扶正都重视调补脾胃。肾为先天之本，五脏之伤，穷必及肾，所以扶正又要注重补肾。

6. **渐进施药，不宜骤补**   衰老是一个缓慢的渐进过程，然而由于先天禀赋的不同，平素注重保养有别，所以生理年龄相同的人，体表征象却不完全一样。药物养生作为一种辅助方法，对推迟衰老有一定的疗效，但又有别于食物能饱腹之立竿见影，需要有一个循序渐进的过程，急于求成反而有害。故应渐进施药，不宜骤补，也是药物养生保健中应遵循的重要原则。

（二）常用养生中药

具有延年益寿作用的中药有很多，历代本草及医家著述均有所记载，这类药品，一般均有补益作用，同时也能疗疾。即有病祛病，无病强身延年。可以配方，亦可以单味服用。兹按其功用分补气、养血、滋阴、补阳四类，择要予以介绍。

1. **补气类**

（1）人参：味甘微苦，性温。《神农本草经》谓："主补五脏，安精神""明目开心益智，久服轻身延年"。本品可大补元气，生津止渴，对年老气虚，久病虚脱者，尤为适宜。人参一味煎汤，名独参汤，具有益气固脱之功效，年老体弱之人，长服此汤，可强身体，抗衰老。人参切成饮片，每日噙化，可补益身体，防御疾病，增强机体抵抗能力。

（2）黄芪：味甘，性微温。本品可补气升阳，益卫固表，利水消肿，补益五脏。《本草汇言》记载："黄芪，补肺健脾，卫实敛汗，驱风运毒之药也。"可用于气虚乏力、久泻脱肛、自汗、水肿、子宫脱垂、慢性肾炎蛋白尿、糖尿病、疮口久不愈合。

（3）茯苓：味甘淡，性平。《神农本草经》谓："久服安魂养神，不饥延年。"本品具有健脾和胃、宁心安神、渗湿利水之功用。历代医家均将其视为常用的延年益寿之品，因其药性缓和，可益心脾、利水湿，补而不峻，利而不猛，既可扶正，又可祛邪。故为平补之佳品。将白茯苓磨成细粉，取 15g，与粳米煮粥，名为茯苓粥，李时珍谓："茯苓粉粥清上实下"。

（4）山药：味甘，性平，《神农本草经》谓："补中益气力，长肌肉，久服耳目聪明。"本品具有健脾补肺、固肾益精之作用，因此，体弱多病的中老年人，经常服用山药，好处颇多。《瑞竹堂经验方》记载有山药粥，即用干山药片 45～60g（或鲜山药 100～120g，洗净切片），粳米 60～90g 同煮粥。此粥四季可食，早晚均可用，温热服食。常食此粥，可健脾益气、止泻痢。

（5）薏苡仁：味甘淡，性凉。《神农本草经》将其列为上品，谓："主筋急拘挛，不可屈伸，风湿痹，久服轻身益气。"本品具有健脾、补肺、利尿之效用。薏苡仁是一味可作杂粮食用的中药，用薏苡仁煮饭和煮粥。历代均有记载，沿用至今。将薏苡仁洗净，与粳米同煮成粥，也可单味薏苡仁煮粥，具有健脾胃、利水湿之作用。

2. 养血类

（1）熟地：味甘，性微温。《本草纲目》谓："填骨髓，长肌肉，生精血，补五脏内伤不足，通血脉，利耳目，黑须发。"本品有补血滋阴之功。《备急千金要方》载有熟地膏，即将熟地 300g，煎熬三次，分次过滤去滓，合并滤液，兑白蜜适量，熬炼成膏，装瓶藏之。每服二汤匙（9～15g），日服 1～2 次，白开水送服。对血虚、肾精不足者，可起到养血滋阴、益肾填精的作用。

（2）何首乌：味苦甘涩，性温。《开宝本草》谓："益气血，黑髭鬓，悦颜色。久服长筋骨，益精髓延年不老。"本品具有补益精血、涩精止遗、补益肝肾的作用。明代医家李中梓云："何首乌老年尤为要药，久服令人延年。"何首乌一般多为丸、散、煎剂所用，可水煎、酒浸，亦可熬膏，与其他药配伍合用居多。

（3）龙眼肉：味甘，性温。《神农本草经》谓："久服强魂聪明，轻身不老。"本品具有补心脾、益气血之功。清代养生家曹庭栋所著的《老老恒言》中有龙眼肉粥。即龙眼肉 15g、红枣 10g、粳米 60g，一并煮粥，具有养心、安神、健脾、补血之效用。每日早晚可服一二碗。该书云："龙眼肉粥开胃悦脾，养心益智，通神明，安五脏，其效甚大"，然而"内有火者禁用"。

（4）阿胶：味甘，性平。《神农本草经》谓："久服轻身益气。"本品具有补血滋阴、止血安胎、利小便、润大肠之功效。为补血佳品。本品单服，可用开水，或热黄酒烊化；

或隔水炖化，每次 6g 左右。适用于血虚诸证。

（5）紫河车：味甘咸，性微温。《本草经疏》谓："人胞（紫河车）乃补阴阳两虚之药，有返本还元之功。"本品具有养血、补气、益精等功效。紫河车可单味服用，也可配方服用。单味服用，可炖食，亦可研末服。用新鲜胎盘（紫河车）一个，挑去血络，漂洗干净后，炖熟食用。或洗净后，烘干，研为细末，每次 10g，温水冲服。

3. 滋阴类

（1）枸杞子：味甘，性平。《神农本草经》谓其："久服坚筋骨，轻身不老。"《本草经疏》曰："枸杞子，润血滋补，兼能退热，而专于补肾，润肺，生津，益气，为肝肾真阴不足，劳乏内热补益之要药。老人阴虚者十之七八，故取食家为益精明目之上品。"本品具有滋肾润肺、平肝明目之功效。《太平圣惠方》载有枸杞粥，用枸杞子 30g，粳米 60g，煮粥食用，对中老年因肝肾阴虚所致之头晕目眩，腰膝疲软，久视昏暗等有一定效用。《本草纲目》云："枸杞子粥，补精血，益肾气。"对血虚肾亏之老年人最为相宜。

（2）玉竹：味甘，性平。《本草拾遗》谓："主聪明，调气血，令人强壮"。本品可养阴润肺、除烦止渴，对老年阴虚之人尤为适宜。

（3）黄精：味甘，性平。《本经逢原》云："宽中益气，使五脏调和，肌肉充盛，骨髓坚强，皆是补阴之功。"本品有益脾胃、润心肺、填精髓之作用。《太平圣惠方》载有取黄精法。将黄精根茎不限多少，洗净，细切，用流水去掉苦汁。经九蒸九晒后，食之。此对气阴两虚、身倦乏力、口干津少有益。

（4）桑椹：味苦，性寒。《本草拾遗》云："利五脏、关节，通血气。久服不饥……变白不老。"《滇南本草》谓其："益肾脏而固精，久服黑发明目。"本品可补益肝肾，有滋阴养血之功。将桑椹水煎，过滤去滓，装于陶瓷器皿中，文火熬成膏，兑适量白蜜，贮存于瓶中。日服 2 次。每次 15g 左右（约一二汤匙），温开水调服。具有滋补肝肾、聪耳明目之功能。

（5）女贞子：味甘微苦，性平。《神农本草经》谓："主补中，安五脏，养精神，除百疾，久服肥健，轻身不老。"《本草纲目》云："强阴健腰膝，变白发，明目。"本品可滋补肝肾，强阴明目。其补而不腻，但性质偏凉，脾胃虚寒泄泻及阳虚者慎用。

4. 补阳类

（1）菟丝子：味甘、辛，微温。《神农本草经》谓："补不足，益气力。"《名医别录》云："久服明目，轻身延年。"本品具有补肝肾、益精髓、坚筋骨、益气力之功效。《太平圣惠方》载有服菟丝子法，云："服之令人光泽。唯服多甚好，三年后变老为少……久服延年。"具体方法是 "用酒一斗浸，曝干再浸，又曝，令酒尽乃止，捣筛"，每次酒服 6g，日服 2 次。此药禀气和中，既可补阳，又可补阴，具有温而不燥、补而不滞的特点。

（2）鹿茸：味甘咸，性温。《神农本草经》谓其："益气强志，生齿不老。"《本草纲目》云："生精补髓，养血益阳，强筋健骨。"本品具有补肾阳、益精血、强筋骨之功效。

单味鹿茸可冲服，亦可炖服。冲服时，鹿茸研细末，每服 0.5～1g。炖服时，鹿茸 1.5～4.5g，放杯内加水，隔水炖服。阴虚火旺患者及肺热、肝阳上亢者忌用。

（3）肉苁蓉：味甘咸，性温。《神农本草经》谓："养五脏，益精气。"《药性论》云：

"益髓，悦颜色，延年。"本品有补肾助阳、润肠通便之功效。本品单味服用，可以水煎，每次 15g 左右内服。亦可煮粥食用，《本经逢原》云："肉苁蓉，老人燥结，宜煮粥食之。"即肉苁蓉加大米、羊肉煮粥。有补肝肾、强身体之功用。

（4）杜仲：味甘，性温。《神农本草经》谓其："补中，益精气，坚筋骨，强志……久服轻身耐老。"本品有补肝肾、强筋骨、安胎之功效。

（三）常用养生方剂

1. 健脾益气方　本类方药均以培补后天脾胃为主，辅以其他法则，兼而用之。脾居中央，以溉四旁，脾胃健旺，斡旋之力充实，则周身皆得其养，气血充盛，便可延缓衰老。

（1）长寿粥（国医大师朱良春方）

成分：红枣、莲子、绿豆、薏苡仁、扁豆、枸杞、黄芪。

功效：健脾益气，缓解疲劳。

主治：过度劳累、体虚等。

（2）人参固本丸（《养生必用方》）

成分：人参、天门冬、麦门冬、生地黄、熟地黄、白蜜。

功效：益气养阴。

主治：气阴两虚，气短乏力，口渴心烦，头昏腰酸。

（3）大茯苓丸（《圣济总录》）

成分：白茯苓、茯神、大枣、肉桂、人参、白术、细辛、远志、石菖蒲、干姜、甘草、白蜜。

功效：补中益气，健脾散寒。

主治：五脏积聚气逆，心腹切痛，结气腹胀，吐逆食不下，姜汤下；羸瘦，饮食无味，酒下。

（4）神仙饵茯苓延年不老方（《普济方》）

成分：白茯苓、白菊花、松脂。

功效：健脾利湿，清热明目。原书云，服此药"百日颜色异，肌肤光泽，延年不老"。

主治：脾虚便溏，头昏眼花。

（5）仙术汤（《太平惠民和剂局方》）

成分：苍术、枣肉、杏仁、干姜、甘草黄、白盐。

功效：温中健脾。原书云："常服延年，明目。驻颜，轻身不老。"

主治：脾胃虚寒，痰湿内停。

（6）资生丸（《兰台轨范》）

成分：人参、白术、茯苓、山药、莲子肉、陈皮、麦芽、神曲、薏苡仁、白扁豆、山楂、砂仁、芡实、桔梗、甘草、藿香、白豆蔻、川黄连、白蜜。

功效：健脾益胃，固肠止泻。

主治：老年脾虚呕吐，脾胃不调，大便溏泄，纳食不振。

（7）八珍糕（《外科正宗》）

成分：茯苓、莲子、芡实、扁豆、薏米、藕粉、党参、白术、白糖。

功效：健脾养胃，益气和中。

主治：年迈体衰，脏腑虚损，脾胃薄弱，食少腹胀，面黄饥瘦，腹痛便溏等。

（8）阳春白雪糕（《寿世保元》）

成分：白茯苓、怀山药、芡实仁、莲肉、陈仓米、糯米、白砂糖。

功效：健脾益气。

主治：年老之人元气不足，脾胃虚衰。

2. 益肾保精方　历代方书所载之延年益寿方剂，以补肾者居多，其法有补阴、补阳、阴阳双补等。盖肾为先天之本，元阴元阳所居，肾气旺，肾精足，则延缓衰老而增寿。

（1）补天大造丸（《体仁汇编》）

成分：侧柏叶、熟地、生地、牛膝、杜仲、天冬、麦冬、陈皮、干姜、白术、五味子、黄柏、当归身、小茴香、枸杞子、紫河车。

功效：大补肾元。

主治：老人肾阴肾阳俱虚，腰膝无力，口渴烦热。

（2）彭祖延年柏子仁丸（《千金翼方》）

成分：柏子仁、蛇床子、菟丝子、覆盆子、石斛、巴戟天、杜仲、天门冬、远志、天雄、续断、桂心、菖蒲、泽泻、薯蓣、人参、干地黄、山茱萸、五味子、钟乳、肉苁蓉、白蜜。

功效：益肾填精。

主治：体虚、肾衰、记忆力减退等。

（3）不老丸（《寿亲养老新书》）

成分：人参、川牛膝、当归、菟丝子、巴戟天、杜仲、生地、熟地、柏子仁、石菖蒲、枸杞子、地骨皮、白蜜。

功效：补肾充元，益气安神。

主治：老年头昏头痛，烦躁不安，精神疲惫，倦怠乏力。

（4）何首乌丸（《太平圣惠方》）

成分：何首乌、熟地黄、地骨皮、牛膝、桂心、菟丝子、肉苁蓉、制附子、桑椹子、柏子仁、薯蓣、鹿茸、芸苔子、五味子、白蜜。

功效：滋补肝肾。

主治：老年人肾之阴阳俱虚，腰膝无力，心烦难寐。

（5）延寿丹（《丹溪心法》）

成分：天门冬、远志、山药、巴戟天、柏子仁、泽泻、熟地、川椒（炒）、生地、枸杞、茯苓、覆盆子、赤石脂、车前子、杜仲（炒）、菟丝子、牛膝、肉苁蓉、当归、地骨皮、人参、五味子、白蜜。

功效：滋肾阴，补肾阳。

主治：治疗老年人腰酸腿软，头晕乏力，阳痿尿频。

（6）八仙长寿丸（《寿世保元》）

成分：生地黄、山茱萸、白茯神、牡丹皮、五味子、麦门冬、干山药、益智仁、白蜜。

功效：滋补肾阴。

主治：老年人肾亏肺燥，喘嗽口干，腰膝无力。

（7）十全大补汤（《寿世保元》）

成分：人参、白术、白茯苓、当归、川芎、白芍、熟地黄、黄芪、肉桂、麦门冬、五味子、炙甘草、生姜、大枣。

功效：健脾益肾。

主治：治老年气血衰少，倦怠乏力，能养气益肾，制火导水，使机关利而脾土健。

（8）还少丸（《奇妙良方》）

成分：山药、牛膝、远志（去心）、山萸肉、楮实、五味子、巴戟天、石菖蒲、肉苁蓉、杜仲、舶茴香、枸杞子、熟地、白蜜、大枣。

功效：补益肾气。

主治：可大补真气虚损、肌体瘦、目暗耳鸣、气血凝滞、脾胃怯弱、饮食无味等。

四、针灸推拿养生

经络是古人在长期生活保健和医疗实践中逐渐发现并形成的理论，是经脉与络脉的总称，是周身气血运行的通道。经络养生法，就是运用针刺、艾灸、按摩等方法，刺激经络穴位，激发精气，达到运行气血、旺盛代谢、通利经络、增进人体健康等目的的一种养生方法。利用经络养生的方法有多种，效果也不同，一般人可根据自身病证的需要选择。

（一）针刺养生

针刺养生是通过刺激某些具有强壮效用的穴位，疏通经气，调节人体脏腑的气血功能，从而使正气充盛阴阳协调。针刺比较专业，需要专业医生的帮助才能施行。常用针刺养生保健腧穴介绍如下。

1. **足三里**　在小腿外侧，犊鼻下 3 寸，犊鼻与解溪连线上。足三里为全身性强壮首选要穴，可以健脾胃，助消化，益气增力，提高机体免疫功能和抗病能力。

2. **三阴交**　在小腿内侧，内踝尖上 3 寸，胫骨内侧缘后际。该穴对增强腹腔诸脏器，特别是生殖系统的功能有重要的作用。

3. **曲池**　屈肘成直角，当肘横纹外端与肱骨外上髁连线的中点。此穴能提高人体气力，调节血压、防止老人视力衰退。

4. **关元**　位于脐下 3 寸。关元为保健要穴，有强壮作用。

5. **气海**　在下腹部，脐中下 1.5 寸，前正中线上。此穴为养生要穴，常针或灸此穴，有强壮作用。

（二）艾灸养生

艾灸养生是用艾绒或其他药物在特定部位施灸，具有温通气血、扶正祛邪、益寿延年的作用，是我国独特的养生方法之一，流传已久。常用艾灸养生保健腧穴介绍如下。

1. **足三里**　腧穴定位见针刺养生。常灸此穴，具有健脾益胃，促进消化吸收，防老强身的功效。灸法：用艾炷或艾条施灸，时间为 5～10min。

2. **膏肓**　位于第 4 胸椎棘突下旁开 3 寸，常灸该穴有强壮作用。灸法：艾炷灸 7～

15 壮，艾条灸 15min。

3. 神阙 在脐中央。神阙为任脉要穴，具有补阳益气、温肾健脾的作用。灸法：隔盐灸，灸 7～15 壮。

4. 涌泉 在屈足蜷趾时足心最凹陷处。该穴具有补肾壮阳、养心安神作用。灸法：灸 3～5 壮。

5. 中脘 位于脐上 4 寸。中脘为强壮要穴，具有健脾益胃、培补后天的作用。灸法：用艾炷或艾条施灸，一般可灸 7～15 壮。

（三）推拿养生

通过各种手法刺激体表经络或腧穴，以疏通经络，调畅气血，调整脏腑，达到防病治病、促进病体康复的目的。常用的部位及手法如下。

1. 揉太阳 用两手中指端，按两侧太阳穴旋转揉动，先顺时针转，后逆时针转，各 10～15 次，有清神醒脑作用，可防治头痛头晕、眼花、视力下降。

2. 拿颈项 将手掌握在后颈部，以四指和掌根用力捏起后颈 6～9 次，每日 3 次，对颈椎保健很有好处。

3. 摩双手 双手合掌相互摩擦至热，一手五指掌面放在另一手五指背面，从指端至手腕来往摩擦，以局部有热感为度，双手交替。可促进血液循环，使肌肉强健，除皱悦泽。

4. 揉丹田 将双手搓热后，用右手示指、中指和环指在脐下 3 寸处旋转按摩。可补益肝肾，填精补髓，祛病延寿。

5. 摩中脘 双手搓热，重叠放在中脘穴处，顺时针方向按摩，然后再以同样手法逆时针方向按摩。能改善消化系统，调整胃肠道功能。

6. 擦涌泉 两手搓热，再用左手掌擦右足涌泉，右手掌擦左足涌泉，以感觉发热为度。有温肾健脑、调肝健脾安神、改善血液循环、健步的功效，也可防治失眠心悸、头晕耳鸣等。

五、运动养生

生、长、壮、老，已是人类生命的自然规律，健康与长寿是人类普遍的愿望。历代医学家、养生家都积极提倡运用传统的体育运动方式（如八段锦、五禽戏、太极拳等）进行锻炼。传统运动养生具有体育和医疗的双重属性，旨在发挥人的主观能动性，通过自身的锻炼，有意识地自我控制心理、生理活动，取得养身心、增强体质、预防疾病、延年益寿的效果。《吕氏春秋》中明确指明了运动养生的意义："流水不腐，户枢不蠹，动也。形气亦然，形不动则精不流，精不流则气郁。"这里以流水和户枢为例，说明运动的益处，并从形、气的关系上，明确指出了不运动的危害。

中医将精、气、神称为"三宝"，与人体生命息息相关。运动养生则紧紧抓住了这三个环节，调意识以养神；以意领气，调呼吸以练气，以气行推动血运，周流全身；以气导形，通过形体、筋骨关节的运动，使周身经脉畅通，营养整个机体。如是，则形神兼备，百脉流畅，内外相和，脏腑谐调，机体达到"阴平阳秘"的状态，从而增进机体健康，以保持旺盛的生命力。正因如此，勤运动，常锻炼，已成为广大人民健身防病的重要措施。

（一）运动养生的特点

传统运动养生的特点，归纳起来，有以下三点。

1. **基于中医理论**　无论哪一种传统的身法，都是以中医的阴阳、脏腑、气血、经络等理论为基础，以养精、练气、调神为运动的基本要点，以动形为基本锻炼形式，用阴阳理论指导运动的虚、实、动、静；用开阖升降指导运动的屈伸、俯仰；用整体观念说明运动健身中形、神、气、血、表、里的协调统一。所以，健身运动的每一招式，都与中医理论密切相关。

2. **谐调统一**　强调意念、呼吸和躯体运动的配合，即所谓意守、调息、动形的统一。意守指意念专注；调息指呼吸调节；动形指形体运动，统一是指三者之间的谐调配合，要达到形、神一致，意、气相随，形、气相感，使形体内外和谐，动、静得宜，方能起到养生、健身的作用。

3. **融汇一体**　传统的运动养生法是我国劳动人民智慧的结晶。千百年来，人们在养生实践中总结出许多宝贵的经验，使运动养生不断地得到充实和发展，形成了融导引、气功、武术、医理为一体的具有中华民族特色的养生方法。源于导引气功的功法如五禽戏、八段锦等；源于武术的功法如太极拳、太极剑等。然而，无论哪种功法，运用到养生方面，则都讲求调息、意守、动形，都是以畅通气血经络、活动筋骨、和调脏腑为目的。融诸家之长为一体，则是运动养生的一大特点。

（二）运动养生的原则

我国传统的运动养生法之所以能健身、治病、益寿延年，是因为它有一套较为系统的理论、原则和方法，注重和强调机体内外的协调统一，和谐适度。从其锻炼角度来看，归纳起来，原则有三。

考点
运动养生
的原则

1. **掌握要领**　传统运动养生的练功要领就是意守、调息、动形的统一。这三方面中，最关键的是意守，只有精神专注，方可宁神静息，呼吸均匀，导气血运行。三者的关系是以意领气，以气动形。这样，在锻炼过程中，内炼精神、脏腑、气血；外炼经脉、筋骨、四肢，使内外和谐、气血周流，整个机体可得到全面锻炼。

2. **强调适度**　运动养生是通过锻炼以达到健身的目的，因此，要注意掌握运动量的大小。运动量太小则达不到锻炼目的，起不到健身作用；太大则超过了机体耐受的限度，反而会使身体因过劳而受损。孙思邈在《备急千金要方》中指出："养性之道，常欲小劳，但莫大疲及强所不能堪耳。"所以，运动健身强调适量的锻炼，要循序渐进，不可急于求成。操之过急，往往欲速而不达。

3. **持之以恒**　锻炼身体并非一朝一夕的事，要经常而不间断。"流水不腐，户枢不蠹"，这句话一方面说明了"动则不衰"的道理，另一方面，也强调了经常、不间断的重要性，水常流方能不腐，户枢常转才能不被虫蠹。只有持之以恒、坚持不懈，才能收到健身效果，三天打鱼两天晒网是不会达到锻炼目的的。运动养生不仅是身体的锻炼，也是意志和毅力的锻炼。

（三）运动养生的功能

1. **培补元气**　元气的盈亏与盛衰决定了人体的健康状况。传统运动养生以肾为先天之本，命门为真火之源的理论基础，总结出意守丹田、命门之法，使肾中元精充固，而"精化为气"，元气得以充沛，这对于维持机体健康、延长寿命，具有积极而重要的意义。

2. 平衡阴阳   传统运动养生的各种功法都非常重视人体阴阳的消长变化，强调"阴平阳秘"，如春夏二季，阳气日升，阴长不足，练功当以静功为主，保护人体真阴不受伤耗。秋冬二季，阳气日衰，阴气日盛，练功当以动功为主，以振奋和鼓舞人体阳气，御寒防冻。因人、因时、因地制宜地开展传统运动养生方法可平衡阴阳，达到防病治病的目的。

3. 畅通经络   经络学说是中国传统运动养生学的重要理论依据之一。人体在练功时，以意引气，其实就是引导真气循经运行，通过呼吸锻炼，肢节活动，或按摩拍打，可以触动气血循经络互流，以促进百脉调和、气血充盈，从而发挥医疗保健的作用。

4. 调和气血   传统运动养生法通过意守、调身、调息、调心，从而起到调理气血的作用，恢复和重建气血的动态平衡。在练静功时，下意识地意守病变部位，以意领气，使气推动血达病灶，从而改善病变的供血状况，气行则血行，血行则百病消。在练动功时，则是在意守病变部位的同时，以意念和动作，使气推动血达病灶，加强营养，祛邪外出，恢复健康。

（四）传统运动养生保健的方法

传统运动养生保健法是通过呼吸吐纳、身心松弛、意念集中等有节律的动作来达到健身祛病、延年益寿目的的锻炼方法。因其动作简单，易学易练，深受人们喜爱。比较有代表性的有八段锦、五禽戏、太极拳等。

1. 八段锦   是由八种不同动作组成的健身术，故名"八段"。因为这种健身功法可以强身益寿，祛病除疾，其效果甚佳，有如展示给人们一幅绚丽多彩的锦缎，故称为"锦"。八段锦是我国民间广泛流传的一种健身术，据有关文献记载已有 800 多年历史。早在南宋时期，即已有《八段锦》专著。由于八段锦不受环境场地限制，随时随地可做，术式简单易记易学，运动量适中，老少皆宜，而强身益寿作用显著，故一直流传至今，仍是广大群众所喜爱的健身方法。

（1）作用：八段锦可以柔筋健骨、通经活络，具有行气活血、调和阴阳、协调脏腑之功能。长期坚持练习可增强体质，防病保健，对人体有较好的养生保健作用。八段锦的每一段都有锻炼的重点，而综合起来，则是对五官、头颈、躯干、四肢、腰、腹等全身各部位进行了锻炼，对相应的内脏以及气血、经络起到了保健、调理作用，是机体全面调养的健身功法。例如，"两手托天理三焦"，即说明双手托天的动作，对调理三焦功能是有益的。两手托天，全身伸展，又伴随深呼吸，一则有助于三焦气机运化，二则对内脏亦有按摩、调节作用，起到通经脉、调气血、养脏腑的效果。同时，对腰背、骨骼也有良好作用。"背后七颠百病消"法可疏通背部经脉，调整脏腑功能有保津益气、补肾强筋骨的作用。"攒拳怒目增气力"法可激发经气，加强血运，增强肌力。其他诸如"调理脾胃需单举""摇头摆尾去心火"等，均通过宣畅气血、展舒筋骸而达到养生的目的。

（2）动作要领：练习八段锦应精神安定，意守丹田，头似顶悬，闭口，舌抵上颚，双目平视，全身放松，呼吸自然。

呼吸均匀：练习八段锦时呼吸要自然、平稳，做到呼吸深、长、匀、静。同时呼吸、意念与每个动作的要领相配合，利用意识引导练功。

意守丹田：八段锦的运动要求"用意念引导动作"。意动形随、神形兼备，动作不僵不拘。保持心情愉悦，神安心定，意识与动作配合融会一体，促进真气在体内的运行，以达强身健体的功效。

刚柔相济：练习八段锦时要求全身肌肉、神经均放松而不松懈，身体重心平稳，虚实分明，轻飘徐缓。练习时始终注意松紧结合，动静相兼，松力时要轻松自如、舒展大方，用力时要均匀有力。

2. 五禽戏　禽，在古代泛指禽兽之类动物，五禽是指虎、鹿、熊、猿、鸟五种禽兽。戏，即游戏、戏耍之意。所谓五禽戏，就是指模仿虎、鹿、熊、猿、鸟五种禽兽的动作，组编而成的一套锻炼身体的功法。

以模仿禽兽动作来达到健身目的的方法，最早见于战国时期。《庄子·刻意》有"熊经鸟伸，为寿而已"的记载，至汉初《淮南子·精神训》则有"熊经、鸟伸、凫浴……虎顾，是养形之人也"的说法，而五禽戏之名相传出自华佗。《后汉书·方术传》载：华佗云："我有一术，名五禽之戏，一曰虎、二曰鹿、三曰熊、四曰猿、五曰鸟。亦以除疾，兼利蹄足，以当导引。"随着时间的推移，辗转传授，逐渐发展，形成了各种流派的五禽戏，流传至今。2011 年 5 月 23 日，五禽戏经国务院批准被列入第三批国家非物质文化遗产名录。

（1）作用：五禽戏要求意守、调息和动形协调配合。五种功法各有侧重，但又是一个整体，一套有系统的功法，如果能坚持不懈练习，则具有养精神、调气血、益脏腑、通经络、活筋骨、利关节的作用。神静而气足，气足而生精，精足而化气动形，达到三元（精、气、神）合一，则可以收到祛病、健身的效果。

（2）动作要领：五禽戏是一种外动内静、动中求静的功法，锻炼时要注意全身放松，意守丹田，呼吸均匀，做到外形和神气都要像五禽，达到有刚有柔、刚柔并济，练内练外、内外兼备的效果。

全身放松：练功时，首先要全身放松，保持愉悦情绪。要求松中有紧，柔中有刚，切不可用僵劲。

呼吸均匀：呼吸要自然平稳，用腹式呼吸，均匀和缓。吸气时，口要合闭，舌尖轻抵上颚。"吸气用鼻，呼气用嘴"。

专注意守：要排除杂念，精神专注，根据各戏意守要求，将意志集中于意守部位，以保证意气相随。

动作自然：五禽戏动作各有不同，如熊之沉缓、猿之轻灵，虎之刚健，鹿之温驯、鸟之活泼等。练功时，应据其动作特点而进行，动作宜自然舒展，不要拘紧。

3. 太极拳　是我国传统的健身拳术之一。太极拳以"太极"为名，取自《易·系辞》中"易有太极，是生两仪"之说，动而生阳，静而生阴，阴阳二气互为其根，此消彼长，相互转化，不断运动则变化万千。因而太极图呈浑圆一体，阴阳合抱之象。以"太极"

哲理指导拳路，拳路的一招一式又构成了太极图形。拳形为"太极"，拳意亦在"太极"，其动作舒展轻柔，动中有静，圆活连贯，形气和随，外可舒筋活骨，内可调气和血，激发人体自身的阴阳达到"阴平阳秘"的状态，不仅可用于技击、防身，而且可广泛地用于健身防病，深为广大群众所喜爱，是一种行之有效的传统养生法。2006 年，太极拳被列入中国首批国家非物质文化遗产名录。

（1）作用：太极拳是一项锻炼身心的整体运动，强调练身、练气、练脑的和谐统一，注重形体、呼吸、意识三者间的密切配合，内外兼修，对人体的各个系统都有积极的养生保健作用。

调节心血管系统功能：太极拳动作涉及各肌肉、关节的活动，其动作自然舒展，在放松肌肉的同时舒张了血管，有效促进了人体血液、淋巴的循环。经常练习太极拳，可以提高心肌功能、降低血管阻力和血黏度，能对心脑血管疾病起到良好的防治作用。

调节神经系统功能：练习太极拳要求做到心平气和、心无杂念、全神贯注、用意念引领动作，使人的意念始终集中在动作上，故使大脑专注于指挥全身各器官系统功能的变化和协调动作，提高神经系统自我意念控制能力，从而改善神经系统的功能，有利于大脑充分休息，消除机体疲劳。

调节呼吸系统功能：练太极拳时要求气沉丹田，呼吸匀、细、深、长、缓，有意识地运用腹式呼吸，加大呼吸深度，有效锻炼人的膈肌和腹部肌肉，有利于改善呼吸功能。

（2）动作要领

虚领顶劲：头颈似向上提升，并保持正直，要松而不僵可转动，颈正直了，身体的重心就能保持稳定。

含胸拔背、沉肩垂肘：指胸、背、肩、肘的姿势，胸要含不能挺，肩不能耸而要沉，肘不能抬而要下垂，全身要自然放松。

手眼相应，以腰为轴，移步似猫行，虚实分清：指打拳时必须上下呼应，融为一体，要求动作出于意，发于腰，动于手，眼随手转，两下肢弓步和虚步分清而交替，练到腿上有劲，轻移慢放没有声音。

意体相随，用意不用力：切不可片面理解不用力。如果打拳时软绵绵的，打完一套拳身体不发热，不出汗，心率没有什么变化，这就失去打拳的作用。正确理解应该是用意念引出肢体动作来，随意用力，劲虽使得很大，外表却看不出来，即随着意而暗用劲的意思。

意气相合，气沉丹田：就是用意与呼吸相配合，呼吸要用腹式呼吸，一吸一呼正好与动作一开一合相配。

动中求静，动静结合：即肢体动而脑子静，思想要集中于打拳，所谓形动于外，心静于内。

式式均匀，连绵不断：指每一招一式的动作快慢均匀，各式之间又是连绵不断，全身各部位肌肉舒松协调而紧密衔接。

自测题

A₁型题

1. 中医养生学的主要原则是
   A. 天人相应　　　　　B. 正气为本
   C. 动静结合　　　　　D. 综合调养
   E. 以上都是

2. 春季养生强调
   A. 长　　　　B. 生　　　　C. 化
   D. 收　　　　E. 藏

3. 冬季养生强调
   A. 长　　　　B. 生　　　　C. 化
   D. 收　　　　E. 藏

4. 在中医养生学中，先天之本是指
   A. 心　　　　B. 脾　　　　C. 肺
   D. 肾　　　　E. 肝

5. 中医养生学主要养生方法是
   A. 四时养生　　B. 情志养生
   C. 药物养生　　D. 药膳养生
   E. 以上均是

6. 与情志调节关系最为密切的脏腑是
   A. 肝、肺　　B. 心、肝　　C. 肾、脾
   D. 脑、心　　E. 肺、肾

7. 运动养生的主要功能包括
   A. 培补元气　　　　B. 平衡阴阳
   C. 畅通经络　　　　D. 调和气血
   E. 以上都是

8. 心理健康的内涵包括
   A. 心态平和，宠辱不惊
   B. 情绪安稳，不躁不怒
   C. 心胸开朗，乐观无忧
   D. 满怀希望，不懈努力
   E. 以上均是

9. 属于补气类中药的是
   A. 黄芩　　　　B. 白芥子　　　C. 人参
   D. 五灵脂　　　E. 乳香

10. 关于枸杞子的说法，正确的是
    A. 可煮粥食用
    B. 可补精血
    C. 可治肝肾阴虚所致头晕目眩
    D. 味甘性平
    E. 以上均正确

11. 针灸养生常用的穴位
    A. 足三里　　　B. 关元　　　C. 气海
    D. 三阴交　　　E. 以上均是

12. 按摩养生常用的方法
    A. 揉太阳　　　B. 揉丹田　　　C. 摩中脘
    D. 擦涌泉　　　E. 以上均是

13. 中医称人有"三宝"是指
    A. 肝心脾　　　B. 精气神　　　C. 肺脾肾
    D. 心眼手　　　E. 清气、宗气、营阴

14. 关于药物养生的描述正确的是
    A. 多吃补药都有好处
    B. 体虚可骤补
    C. 慎用药物，切忌滥用
    D. 老年人都应多用补药
    E. 体虚就应多用大补的药物

15. 下列不属于顺应自然养生的是
    A. 多吃补药
    B. 春夏养阳
    C. 顺应四时调摄，昼夜晨昏调养
    D. 起居有常
    E. 秋冬养阴

（张英军）

自测题参考答案

第1章

1. E   2. B   3. C   4. D   5. E   6. A   7. D   8. B   9. C   10. E

第2章

1. D   2. A   3. A   4. D   5. E   6. D   7. C   8. D   9. D   10. B
11. C   12. D   13. A   14. E   15. E   16. A   17. D   18. B   19. D   20. C
21. C   22. D   23. B   24. B   25. D   26. D   27. C   28. D   29. E   30. C
31. B   32. D   33. D   34. E   35. B   36. D   37. B   38. E   39. C   40. D
41. D   42. D   43. A

第3章

1. C   2. B   3. B   4. E   5. B   6. C   7. A   8. B   9. A   10. B
11. D   12. B   13. A   14. D   15. A   16. B   17. E

第4章

1. C   2. B   3. A   4. D   5. D   6. A   7. A   8. B   9. D   10. E
11. D   12. A   13. B   14. E   15. B

第5章

1. D   2. D   3. C   4. C

第6章

1. D   2. C   3. E   4. D   5. D   6. A   7. D   8. E   9. C   10. E
11. E   12. D   13. C   14. E   15. B   16. A   17. E   18. A   19. E   20. A
21. C   22. A   23. D   24. B   25. D   26. B   27. C   28. B   29. D   30. B   31. A

第7章

1. E   2. B   3. E   4. D   5. E   6. B   7. E   8. E   9. C   10. E
11. E   12. E   13. B   14. C   15. A